STRUCTURAL HEART
DISEASE CASE COLLECTION 2020

结构性心脏病
病例集萃
2020

主　审　林逸贤　吴永健　周达新
主　编　潘文志　宋光远　张晓春

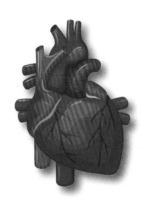

山东科学技术出版社
·济南·

图书在版编目（CIP）数据

结构性心脏病病例集萃 . 2020 / 潘文志 , 宋光远 , 张晓春主编 . —济南 : 山东科学技术出版社 , 2021.3

ISBN 978-7-5723-0813-0

Ⅰ . ①结… Ⅱ . ①潘… ②宋… ③张… Ⅲ . ①心脏病 – 病案 – 汇编 Ⅳ . ① R541

中国版本图书馆 CIP 数据核字 (2021) 第 021442 号

结构性心脏病病例集萃 2020

JIEGOUXING XINZANGBING BINGLI JICUI 2020

责任编辑：冯　悦

装帧设计：李晨溪

主管单位：山东出版传媒股份有限公司

出 版 者：山东科学技术出版社

　　　　地址：济南市市中区英雄山路 189 号

　　　　邮编：250002　电话：（0531）82098088

　　　　网址：www.lkj.com.cn

　　　　电子邮件：sdkj@sdcbcm.com

发 行 者：山东科学技术出版社

　　　　地址：济南市市中区英雄山路 189 号

　　　　邮编：250002　电话：（0531）82098071

印 刷 者：济南新先锋彩印有限公司

　　　　地址：济南市工业北路 188-6 号

　　　　邮编：250101　电话：（0531）88615699

规格：16 开（184mm×260mm）

印张：19.25　印数：1~3000

版次：2021 年 3 月第 1 版　　2021 年 3 月第 1 次印刷

定价：190.00 元

前　言

近年来，治疗结构性心脏病的新技术层出不穷。以经导管主动脉瓣置换为代表的结构性心脏病介入新技术被誉为"心脏介入的第四次革命"。我国也进入了相关领域的快速发展期。2020年，在疫情影响下，我国当年TAVR手术量仍达3500例，左心耳封堵手术达1万例，而MitraClip也开始在我国商业应用。这些数据背后显示出目前国内大量心脏中心对结构性心脏病治疗新技术的兴趣和热情。

然而，多种新技术在我国尚处于起步阶段，许多中心对这些新技术缺乏感性认识及实战经验。目前关于结构性心脏病治疗新技术的原创书籍较为缺乏，尤其是尚未有全面介绍和展示实战经验的书籍。2020年9月14日，第四届中国结构周开幕，大会取得了很好的行业反响，同时展示了一批优秀的手术案例，给全国同行留下深刻印象。为了更详细地展示这些优秀病例，以及深度剖析这些病例相关的问题及技巧，我们选取在本届结构周获奖的优秀病例，邀请这些病例的术者撰写书稿，再次回顾和讨论这些病例，以期给相关专业人士提供经验参考。

本书具有以下几个特色。首先，本书通过扫描二维码展示视频这一新颖活泼的形式，使读者可以方便且直观地看到手术操作中的DSA动图，以更全面具体地了解手术。其次，本书理论部分较少，更注重实战，让术者对病例进行深入剖析，介绍相关经验，展示出很多"干货"。第三，将病例进行归类。对于同一类型病例，让不同术者展示个性化处理技巧，阐述自己的独特见解，以期让读者了解各家所长。

由于时间仓促，编者们学识有限，难免会出现一些纰漏或错误，望读者批评指教。同时，感谢所有术者、作者对本书的贡献。

吴永健　周达新　林逸贤

2020 年 12 月

目录
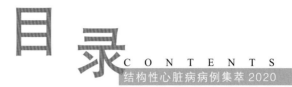
C O N T E N T S

结构性心脏病病例集萃 2020

第一部分　国际频道精彩病例

球扩式瓣膜行 0 型二叶式主动脉瓣
TAVR+ 左主干 PCI 一站式治疗

编译　首都医科大学北京安贞医院　罗太阳
中国医学科学院北京阜外医院　王墨扬

来自 Cedars Sinai 中心的 Raj Makkar 教授（图 1.1）展示了一例 0 型二叶式主动脉瓣狭窄患者采用爱德华 Sapien 3 Ultra 瓣膜行 TAVR 治疗的病例，该病例为西方较为罕见的钙化重度二叶瓣，同时患者合并左主干及前降支中段狭窄，且存在冠脉闭塞风险。

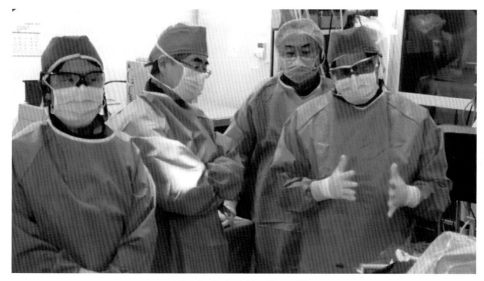

图 1.1　Raj Makkar 教授团队

【病例介绍】

1. 症状性二叶式（0 型）主动脉瓣重度狭窄伴升主动脉扩张。

2. 伴有左主干（LM）及前降支狭窄（LAD）（图 1.2，1.3）。

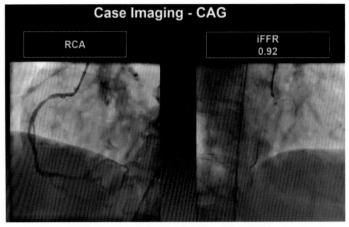

图 1.2　右冠近段轻中度狭窄，iFFR=0.92

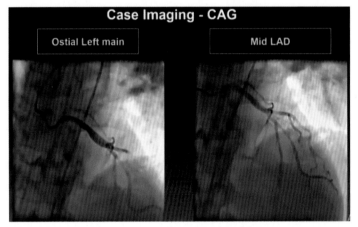

图 1.3　LM 口部及 LAD 中段狭窄

【手术策略】

1. TAVR　经右股动脉植入 26mm Sapien 3 Ultra 瓣膜。

2. 脑栓塞预防　脑保护装置。

3. 必要时　IVUS 指导下行 LM 及 LAD–PCI。

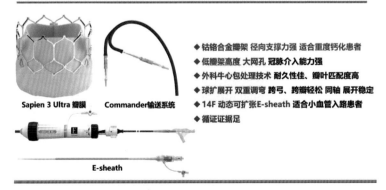

【手术过程】

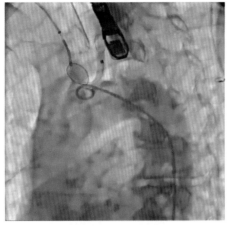

图 1.4　经右桡动脉置入脑保护装置与主动脉弓部，猪尾导管造影证实脑保护装置放置位置良好

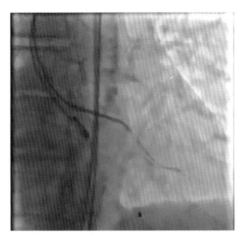

图 1.5　导丝跨瓣

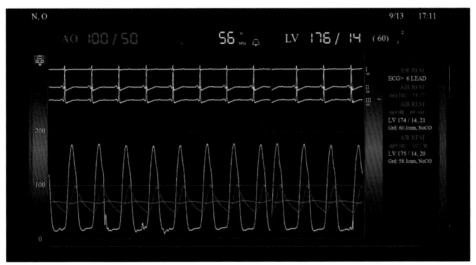

图 1.6　术前压力监测显示跨瓣压差 60.1 mmHg

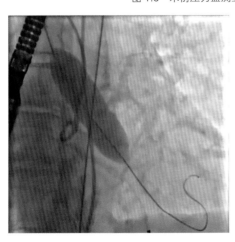

图 1.7　球囊预扩张

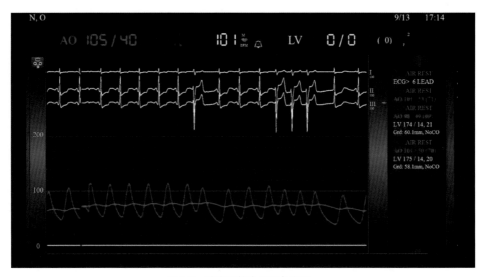

图 1.8　球囊预扩张后压力监测

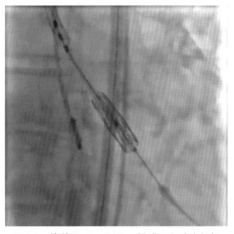

图 1.9　输送 Sapien 3 Ultra 瓣膜至主动脉根部

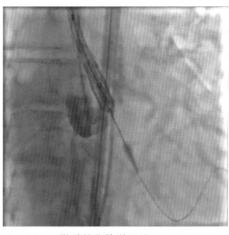

图 1.10　回撤爱德华输送系统，Sapien 3 Ultra 瓣膜定位于主动脉瓣

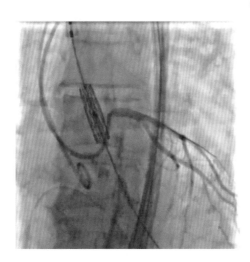

图 1.11　将指引导管送至 LM 开口，导丝送至 LAD，造影显示 LM 开口严重狭窄

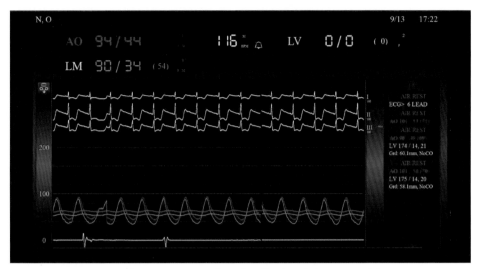

图 1.12　心电图示 I、II、III 导联 ST 段显著压低，考虑 LM 开口狭窄严重

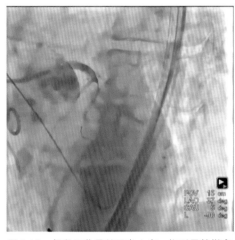

图 1.13　保留工作导丝于左心室，指引导管撤离 LM 开口

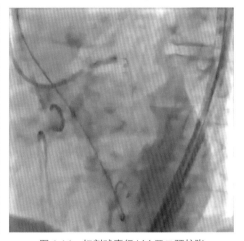

图 1.14　切割球囊行 LM 开口预扩张

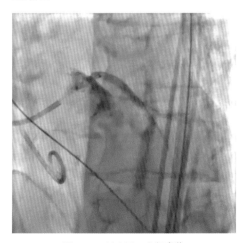

图 1.15　LM 开口支架定位

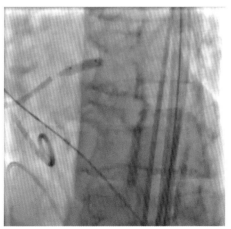

图 1.16　LM 开口支架释放

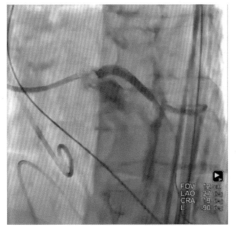

图 1.17 LM 支架释放

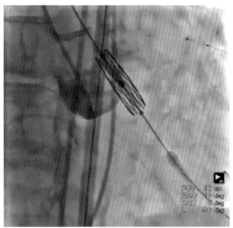

图 1.18 预送球囊至 LAD 中段，Sapien 3 Ultra 瓣膜再定位于主动脉瓣

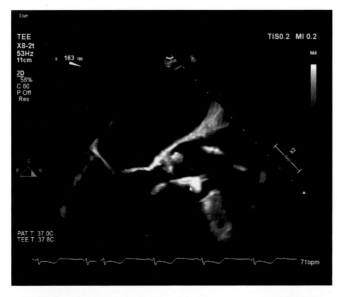

图 1.19 经食管超声检查

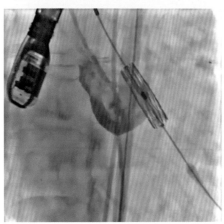

图 1.20 后扩球囊预置于 LAD 中段，Sapien 3 Ultra 瓣膜精准定位

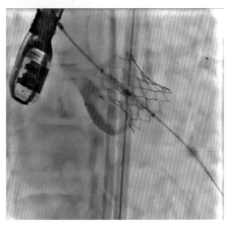

图 1.21 Sapien 3 Ultra 瓣膜释放中

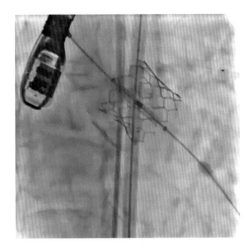

图 1.22　Sapien 3 Ultra 瓣膜顺利释放

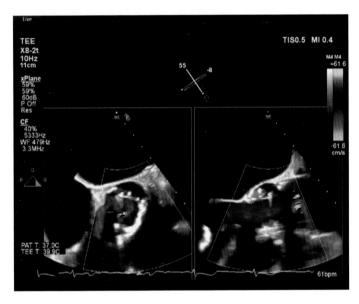

图 1.23　瓣膜释放
后超声显示瓣膜位
置良好，没有反流

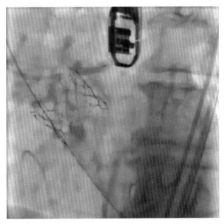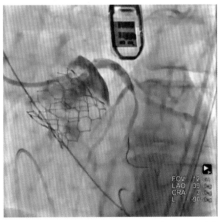

图 1.24　回撤 LAD 中段的球囊于 LM，行 LM　图 1.25　复查造影显示 LM 支架通畅，显影良好
支架后扩张

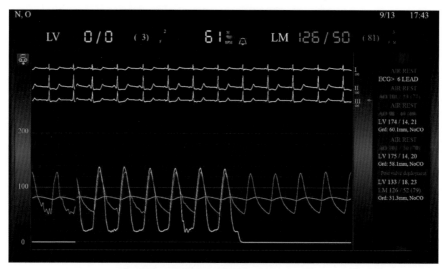

图 1.26 心电图显示 3 个导联的 ST 段基本回至基线，术后 LV 与 LM 之间峰值压差为 7 mmHg

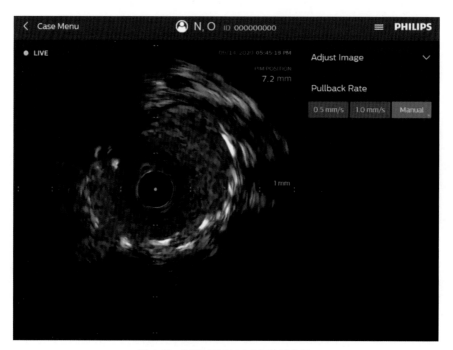

图 1.27 IVUS 显示 LM 支架贴壁良好

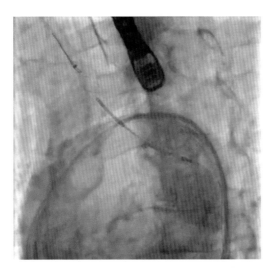

图 1.28　撤出脑保护
装置，结束手术

【讨论】

由于患者高龄以及瓣叶钙化严重，术中 Makkar 教授首先经右桡动脉放置脑保护装置，预防 TAVR 术中瓣膜钙化、斑块脱落导致脑栓塞。随后右侧股动脉作为主入路，进行导丝跨瓣及球囊预扩张狭窄的主动脉瓣，根据术中左冠受自身瓣叶压迫的情况，采用冠脉支架预先处理左主干开口狭窄，于 LAD 留置后扩球囊，回撤保护 LM。高位释放及减少 1 mL 容量方式顺利植入 26 mm Sapien 3 Ultra 瓣膜。该病例采用球囊扩张式瓣膜，对 0 型二叶式主动脉瓣行 TAVR 治疗策略和瓣膜型号选择具有指导意义。同时，该病例对合并冠脉风险患者进行支架保护及一站式 TAVR+PCI 治疗进行了完美诠释。

重要知识点及学习点

1. 该患者为 0 型二叶瓣，CT 需特别关注冠脉开口绝对高度，窦部及瓣叶顶端是否可见冠脉开口方面的评估，从而评判冠脉风险。

2. 本例 Sapien 3 Ultra 瓣膜在 0 型二叶瓣中的瓣膜选择策略，仍然根据瓣环进行瓣膜型号的选择，但对于二叶瓣患者及瓣上空间较瓣环水平小的患者，可采用注射容量（volume）控制超尺寸（oversize）比例，从而保证瓣膜植入位置及效果。

3. 西方经验中球囊扩张瓣膜单纯预扩张比例低，本例应用球囊预扩张技术，除进一步充分开放自身瓣膜狭窄，还可起到球囊测量（balloon sizing）的意义和观察冠状动脉灌注的作用。

4. 本例术中根据患者心电图表现果断采用一站式冠脉处理及支架保护技术，最大限度上减少了冠脉闭塞风险。

5. Sapien 3 Ultra 预装瓣膜的工艺改进，使得瓣膜安装时就在球囊之上，减少了推送瓣膜回撤推送管的步骤，且输送系统头端更短，可提高输送系统的通过性并减少其对左室的损伤。

穿刺房间隔途径封堵二尖瓣机械瓣
置换术后瓣周漏

编译　首都医科大学北京安贞医院　罗太阳
中国医学科学院北京阜外医院　王墨扬

　　来自波兰卡托维兹西里西亚医科大学的 Wojakowski 教授（图 2.1）展示了 1 例穿刺房间隔途径封堵二尖瓣机械瓣置换术后瓣周漏的病例。

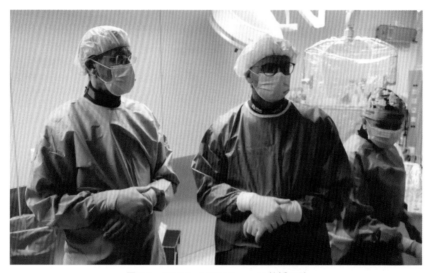

图 2.1　Wojciech Wojakowski 教授团队

【病例介绍】

　　1. 患者一般情况　男性，66 岁；心功能Ⅲ ~ Ⅳ级；QoL（EQ-5D-5L）29/100。

　　2. 病史　2012 年因严重二尖瓣反流行二尖瓣置换术（MVR），植入二尖瓣机械瓣（ATS 31）；1996 年因限制性心包炎行外科心包切除术；1996 年患结核病。

　　3. 合并疾病　贫血（Hb 10.8 g/dL，RBC $3.4 \times 10^6/\mu L$），永久性房颤，慢性阻塞性肺病（COPD），高血压病，甲状腺功能减退。

　　4. 超声检查　严重二尖瓣机械瓣瓣周漏（PVL），严重三尖瓣及肺动脉瓣反流，肺动脉高压，左室射血分数保留（LVEF 50%~55%），双房及右室扩大。

5. 实验室检查　NT-proBNP 1 437 ng/mL；eGFR 52 mL/（min·1.73 m^2）；LDH 377 IU，网织红细胞 48×10^9/L，总胆红素 2.0 mg/dL；血培养（一）。

【手术策略】

经房间隔穿刺行二尖瓣机械瓣 PVL 封堵。

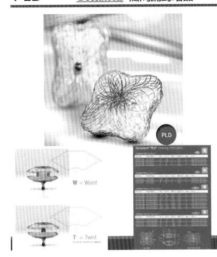

【手术过程】

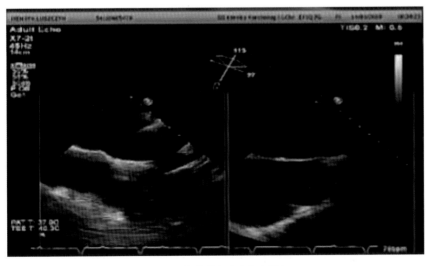

图 2.2　经食管超声定位穿刺点

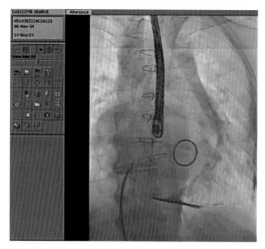

图 2.3　超声实时指导下行房间隔穿刺

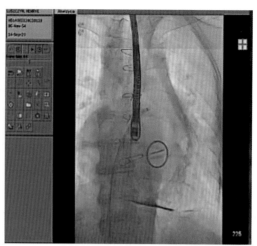

图 2.4　房间隔穿刺成功，指引导管顺利送至左房

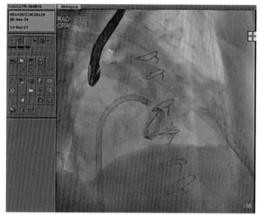

图 2.5　指引导管头端弯曲，靠近二尖瓣机械瓣环

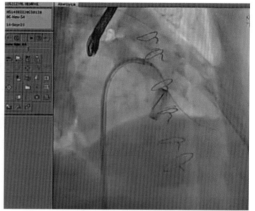

图 2.6　导丝顺利穿过二尖瓣机械瓣环周围缝隙

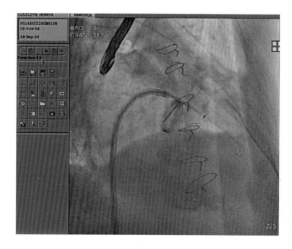

图 2.7　导管顺利穿过二
尖瓣机械瓣环周围缝隙

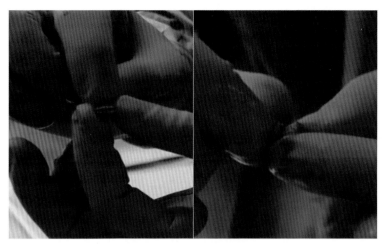

图 2.8　体外起闭封堵器

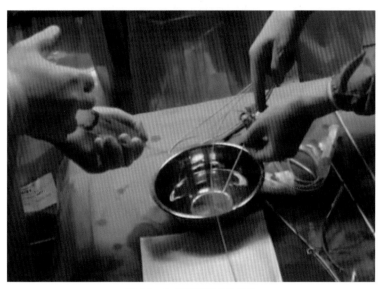

图 2.9　体外组装冲洗封堵器

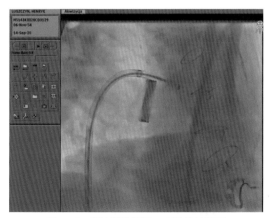

图 2.10　封堵器输送至二尖瓣机械瓣环

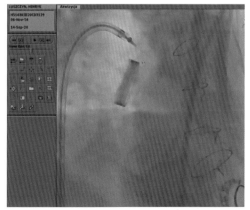

图 2.11　封堵器定位至二尖瓣机械瓣瓣周漏口

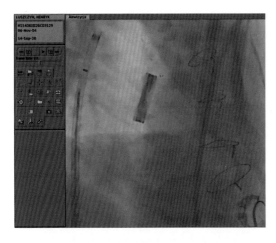

图 2.12　二尖瓣机械瓣瓣周漏的
位置合适，鞘管撤出房间隔

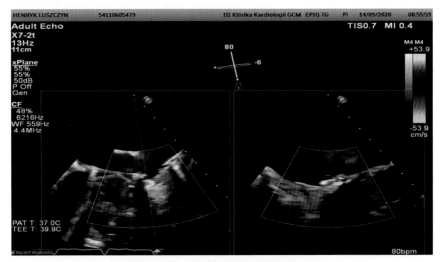

图 2.13　经食管超声定位二尖瓣机械瓣瓣周漏的位置合适，反流消失

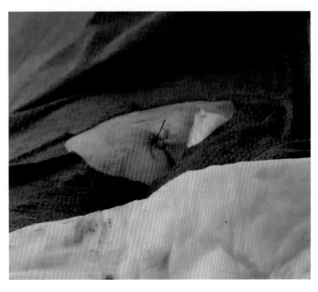

图 2.14　静脉鞘即刻拔出

【讨论】

瓣周漏是二尖瓣机械瓣植入术后严重的并发症，外科再次开胸干预的手术风险大。经皮二尖瓣机械瓣瓣周漏封堵能够明显降低围手术期风险，是部分瓣周漏患者的治疗首选。此例患者瓣周漏位于二尖瓣机械瓣前外交界，靠近主动脉瓣，Wojakowski 教授选择采用经股静脉穿刺房间隔路径封堵瓣周漏。术中通过三维经食管超声对患者瓣周漏的位置、形态、大小进行了精准测量评估，并在食管超声引导下穿刺房间隔，应用可调弯鞘实现准确定位和跨瓣周漏口。成功跨瓣周漏口后，植入一枚 Occlutech 瓣周漏专用封堵器。术后二尖瓣机械瓣瓣周反流完全消失，而原机械瓣功能正常。该病例对外科瓣膜置换术后瓣周漏的治疗策略及二尖瓣瓣周漏介入封堵手术路径选择具有指导意义。Occlutech 瓣周漏封堵器的以下特点决定了其在此类患者中的优势：①镍钛合金钢丝网，灵活、适应性强；②型号多，适合临床瓣周漏场景多；③可重新定位，封堵闭合成功率高；④性能优越，不干扰瓣叶及血流动力学，不形成血栓。

重要知识点及学习点

对于二尖瓣瓣周漏，根据瓣周漏位置，应灵活选用介入治疗路径。此例患者瓣周漏靠近主动脉瓣，位于二尖瓣高位，选用穿刺房间隔路径结合可调弯鞘，有利于定位和瓣周漏通过，封堵器释放形态也稳定。

Watchman FLX 行左心耳封堵一例

编译　广西医科大学附属南宁市第一人民医院　杜国勇
中国医学科学院北京阜外医院　卢志南

2020 年 9 月 15 日上午，来自 Texas Cardiac Arrhythmia Institute 的 Rodney Horton 教授（图 3.1）展示了一例采用波科 Watchman FLX 封堵器行左心耳封堵的病例。

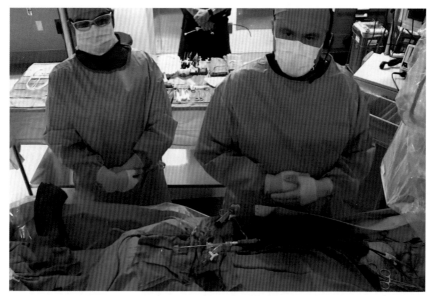

图 3.1　Rodney Horton 教授团队

【病例介绍】

女性，83 岁；持续性房颤；既往因窦房结功能不良及完全性房室传导阻滞而植入永久心脏起搏器；目前口服阿司匹林及 β 受体阻滞剂。

CHA_2DS_2-VASC 评分为 5 分：高血压，颈动脉疾病（s/p 颈动脉支架）。

HAS-BLED 评分为 4 分：憩室炎伴复发性出血及慢性贫血，慢性肾衰。

【手术策略】

1. 采用波科 Watchman FLX 行左心耳封堵。

2. 波科 Watchman FLX 优点：塞式封堵器，具有密闭性好、稳定性强、血栓发生率低等特点。

【手术过程】

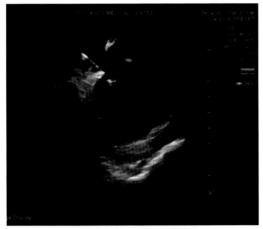

图 3.2　经食管超声定位房间隔穿刺位置

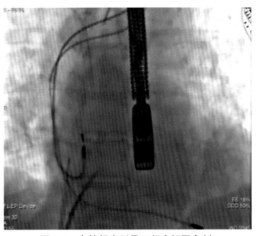

图 3.3　食管超声引导下行房间隔穿刺

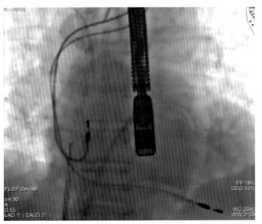

图 3.4　食管超声协助导丝进入左心耳

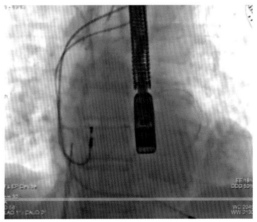

图 3.5　导丝保留，撤出穿刺鞘

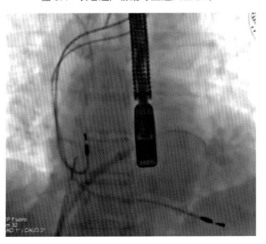

图 3.6　导丝调整至左心耳，将 Watchman
FLX 封堵器输送系统送至左心房

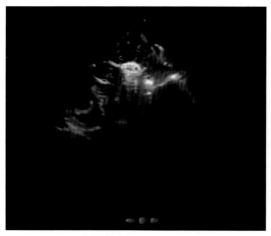

图 3.7　经食管超声显示左心房及左心耳

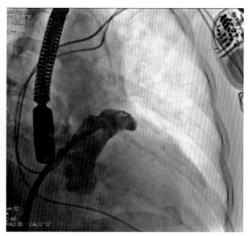

图 3.8　造影显示左心耳形态呈风帆状

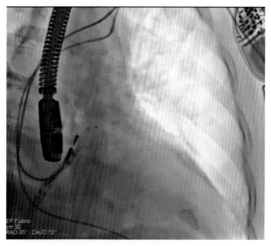

图 3.9　Watchman FLX 封堵器于左心耳预释放

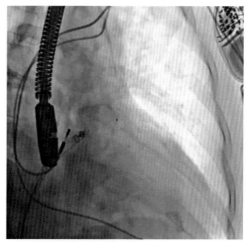

图 3.10　Watchman FLX 封堵器于左心耳首次释放

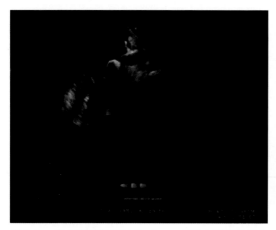

图 3.11　经食管超声显示 Watchman FLX 封堵器位于左心耳口部，下端位于口外

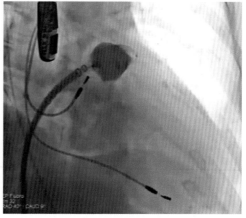

图 3.12　造影显示 Watchman FLX 封堵器完全封堵左心耳口部，形态并未完全舒展

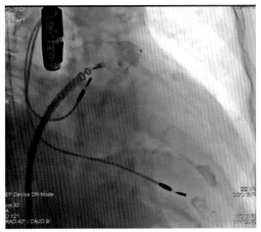

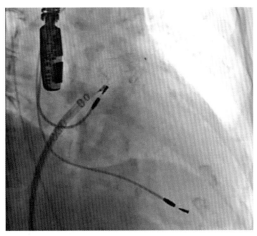

图 3.13　Watchman FLX 封堵器回收

图 3.14　Watchman FLX 封堵器调整位置，再次释放于左心耳口部

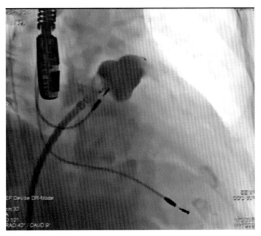

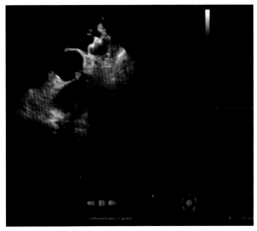

图 3.15　造影显示 Watchman FLX 封堵器完全封堵左心耳口部，形态良好

图 3.16　经食管超声显示 Watchman FLX 封堵器完全封堵左心耳口部，形态良好

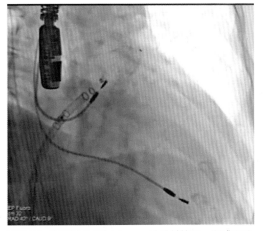

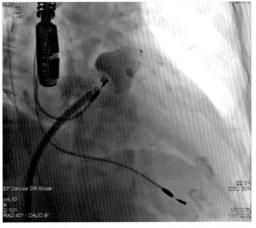

图 3.17　彻底释放 Watchman FLX 封堵器，完成最终左心耳封堵

图 3.18　彻底释放 Watchman FLX 封堵器后，造影显示左心耳封堵成功

【讨论】

该患者为高龄老人，且具有出血高危风险，其左心耳形态呈风帆状。术中 Horton 教授顺利穿刺房间隔，并植入 Watchman FLX 封堵器 1 枚，体现了该器械全圆形设计能够贴合左心耳口部，安全进入左心耳，并具有调整和回收的能力，自膨胀框架设计能够实现与左心耳口部组织的最佳结合，获得长期稳定且完整的密封，这也是唯一具有 RCT 数据的封堵器。该病例为高龄、高血栓风险同时又合并高出血风险的房颤患者选择 LAAC 治疗策略做出了一个经典的示范。

重要知识点及学习点

1. 高龄房颤患者，通常合并多种危险因素，集高血栓风险和高出血风险于一身。对于这一类高危患者，术前充分评估其栓塞风险和出血风险，同时结合患者自身的意愿，去制订最为合理的抗栓方案和器械治疗方案，对于减少围手术期风险、改善患者的预后至关重要。

2. 随着器械工艺的不断改进，在左心耳封堵器领域，新的器械也越来越能够适应患者左心耳的解剖学特点，实现与左心耳口部组织的最佳结合，获得满意的密封。临床医生需要不断学习，熟悉各种器械的优势，为患者提供最优化的个体化选择。

Mitraclip G4 XTW 二尖瓣钳夹治疗二尖瓣反流

编译　广西医科大学附属南宁市第一人民医院　杜国勇
中国医学科学院北京阜外医院　卢志南

2020 年 9 月 15 日上午，来自 Los Robles Health System 的 Saibal Kar 教授（图 4.1），展示了一例采用雅培 Mitraclip G4 XTW 对二尖瓣关闭不全患者行二尖瓣钳夹手术的病例。

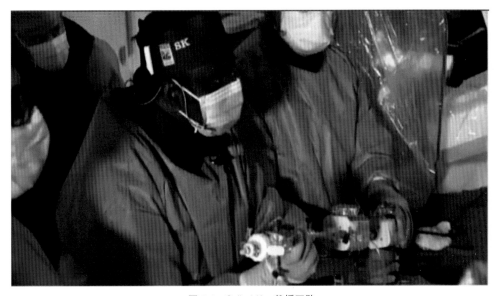

图 4.1　Saibal Kar 教授团队

【病例介绍】

男性，85 岁，突发呼吸困难 1 周入院。既往史：高血压病，控制良好。查体：血压 100/60 mmHg，双肺底散在干性啰音，心尖区可闻及吹风样收缩期杂音。

术前经胸超声心动图（TTE）评估（图 4.2，4.3）。

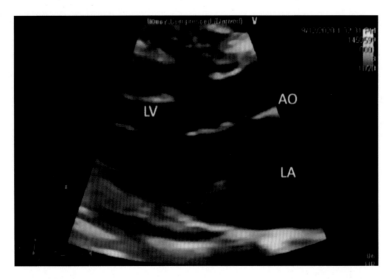

图 4.2　TTE 显示二尖瓣后叶连枷样改变

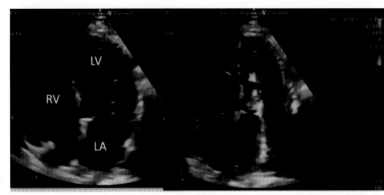

- **Effective regurgitant orifice = 0.7 sq cm**
- **Regurgitant volume = 73 ml**
- **Mitral Valve orifice**
- **= 7.2 sq cm**

图 4.3　TTE 4C 切面显示二尖瓣大量反流

术前经食管超声心动图（TEE）评估（图 4.4~4.6）。

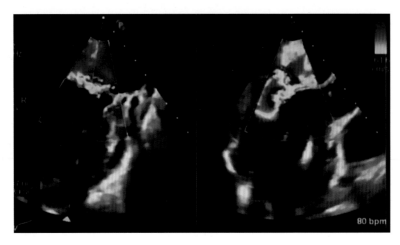

图 4.4　TEE 显示 P2 区重度二尖瓣偏心性反流

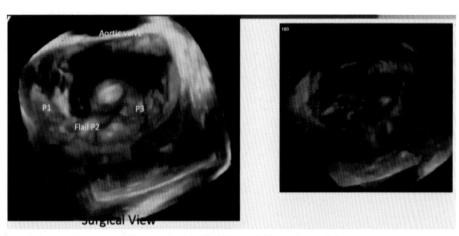

图 4.5　TEE 3D 模式显示二尖瓣 P2 区 flail 改变

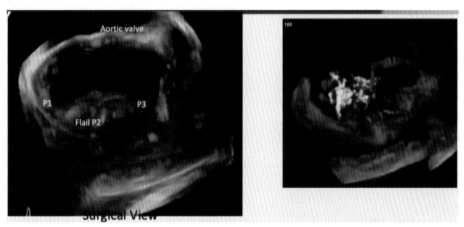

图 4.6　TEE 3D 模式显示二尖瓣 P2 区 flail 改变，结合彩色多普勒清晰显示反流束

【手术策略】

经过术前 TTE 和 TEE 的准确定性、定量和定位评估，判定该患者的 P2 区重度 MR，且反流束较宽，需要选择两个 Mitraclip，因此采用了目前最新的雅培 Mitraclip G4 XTW 对病变部位进行钳夹。

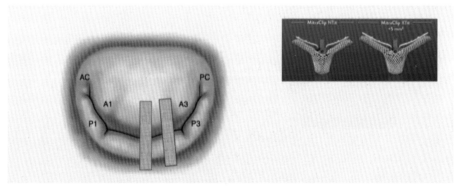

图 4.7　示意图显示二尖瓣钳夹位置（钳夹部位宽，稳定性好，适合较宽的反流病变）

【手术过程】

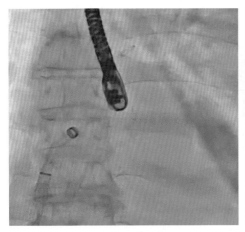
图 4.8　经食管超声引导房间隔穿刺

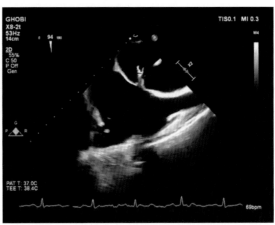
图 4.9　经食管超声显示房间隔穿刺定位

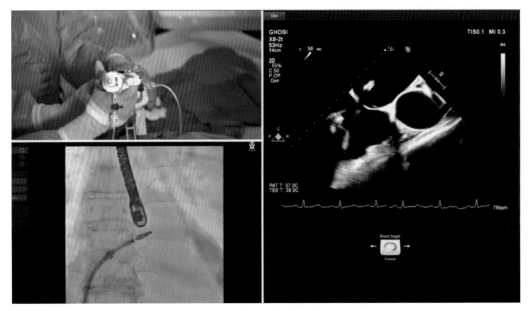
图 4.10　Mitraclip G4 XTW 输送器跨过房间隔

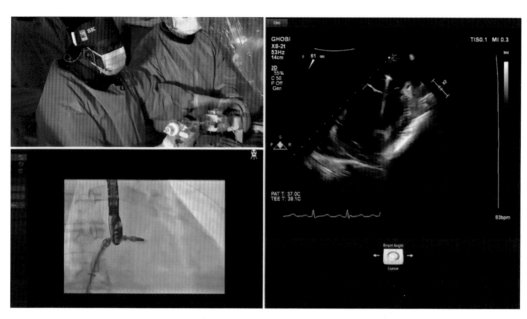

图 4.11 Mitraclip G4 XTW 输送器调弯，术中 TEE 指引 Mitraclip G4 XTW 跨越二尖瓣

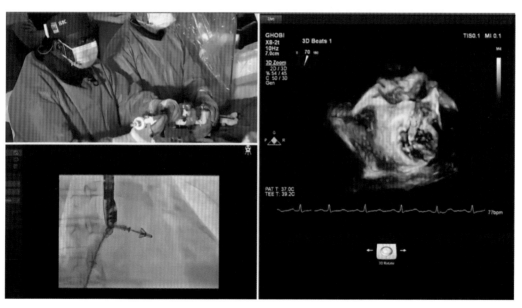

图 4.12 Mitraclip G4 XTW 定位于二尖瓣，TEE 3D 模式显示 Mitraclip G4 XTW 钳夹位于靠近 A3、P3 区的 A2、P2 区

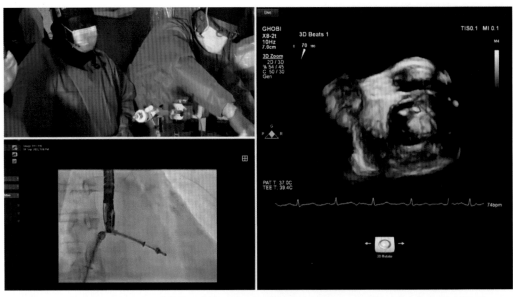

图 4.13　Mitraclip G4 XTW 定位于二尖瓣，TEE 3D 模式确认 Mitraclip G4 XTW 钳夹位于 A2、P2 区

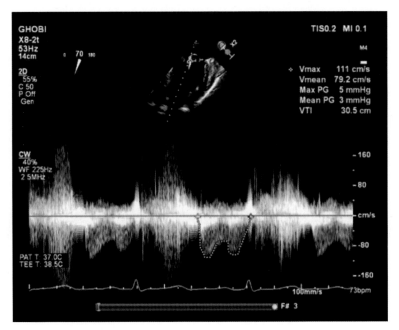

图 4.14　Mitraclip G4 XTW 于二尖瓣 A2、P2 区释放，即刻 TEE 测量。通过测量
二尖瓣入口流速计算平均跨瓣压差为 3 mmHg，无明显狭窄

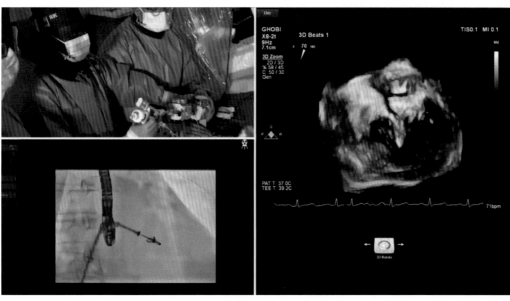

图 4.15　Mitraclip G4 XTW 于二尖瓣 A2、P2 区域释放，TEE 3D 模式显示二尖瓣反流减少，但仍有显著反流束

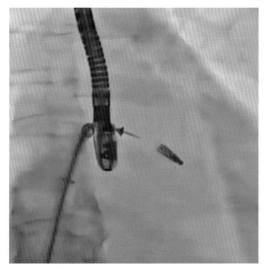

图 4.16　第一个 Mitraclip G4 XTW 于二尖瓣 A2、P2 区域顺利释放

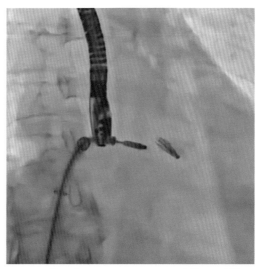

图 4.17　第二个 Mitraclip G4 XTW 再次送至二尖瓣 P2 区域释放

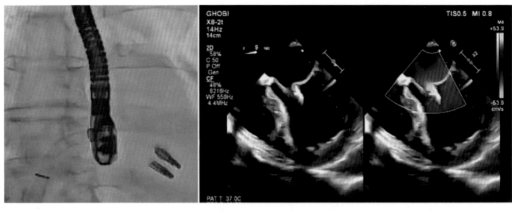

图 4.18　第二个 Mitraclip G4 XTW 释放后 MR 显著下降

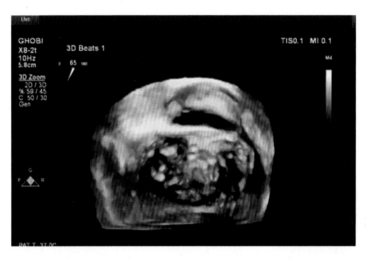

图 4.19　第 二 个 Mitraclip G4 XTW 释放后 3D 影像提示位置满意

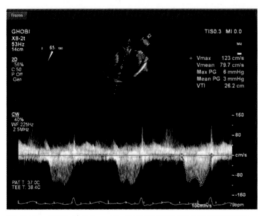

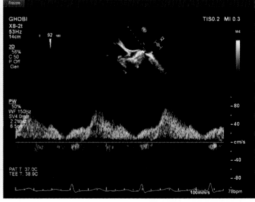

图 4.20　第二个 Mitraclip G4 XTW 释放后二尖瓣跨瓣压差仅 3 mmHg，无瓣口狭窄

图 4.21　第二个 Mitraclip G4 XTW 释放后肺静脉逆向血流明显好转，进一步验证钳夹效果满意，MR 显著改善

【讨论】

该病例为急性腱索断裂导致的原发性二尖瓣反流，经超声心动图检查确定为 P2 区 flail 改变，通过 TTE、TEE 结合 3D 技术，在术前对二尖瓣反流病变做出了精准的定位、定性和定量评估后，根据病变的特点，制定了 Mitraclip 的介入治疗策略。该患者 MR 病变部位较宽，新一代的 Mitraclip G4 适用于更加宽大的接合部位复杂病变，而且夹臂可独立运动，分别抓取二尖瓣前、后叶，能够更好、更稳定地钳夹病变部位，对于复杂病变范围广的 MR 患者介入治疗具有独特的优势。

重要知识点及学习点

1. 现代结构性心脏病最新的理念已经越来越推崇建立超声心动图核心实验室，对二尖瓣病变进行系统全面的定位、定性和定量评估，为制定手术策略提供最为重要直观的依据。

2. 超声心动图，尤其是经食管超声心动图结合实时 3D 分析技术，为瓣膜性心脏病的介入治疗提供了精准导航，介入治疗已经大步迈向了零射线的绿色介入治疗时代。

3. Mitraclip 的器械发展日新月异，对于复杂病变，新一代的 Mitraclip G4 是目前最具有优势的器械之一，宽大的架子有 4 种长短型号可供选择，对于宽大的接合部位复杂病变，能够实现更好、更稳定的钳夹，同时可以连续监测左房血流动力学数据，对于围手术期的评估具有重要的价值。

一站式二尖瓣钳夹、三尖瓣钳夹、左心耳封堵术

编译　徐州市第一人民医院　赵跃武

中国医学科学院北京阜外医院　卢志南

2020 年 9 月 15 日，来自香港亚洲心脏中心的林逸贤教授（图 5.1），展示了 1 例二尖瓣钳夹、三尖瓣钳夹和左心耳封堵术一站式处理的病例。

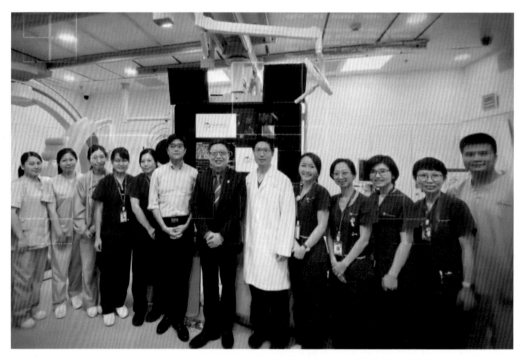

图 5.1　林逸贤教授团队

【病例介绍】

76 岁，女性；心衰症状 3 个月；合并心房颤动、2 型糖尿病、高血压病；$CHADS_2$-VASC 评分 6 分，反复消化道出血，不能耐受抗凝治疗。

TTE　与心房相关的严重功能性二尖瓣反流和三尖瓣反流，LVEF 59%，左室大小正常，PASP 30 mmHg。

TEE　严重的二尖瓣反流（缩流颈面积 0.52 cm²，反流量 91 mL），严重的三尖瓣反流，LVEF 正常，左心耳菜花型，解剖结构有一定挑战性，但仍适合封堵（图 5.2~5.4）。

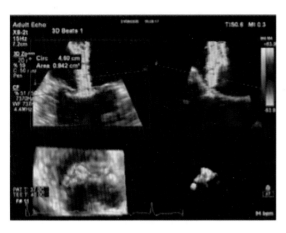

图 5.2　术前经食管超声显示二尖瓣大量中心性反流，联合部长度 3.62 mm，前叶长 20.6 mm，后叶长 13 mm

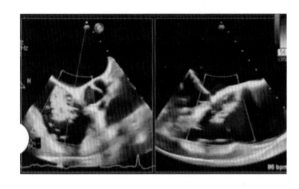

图 5.3　术前经食管超声显示三尖瓣大量反流

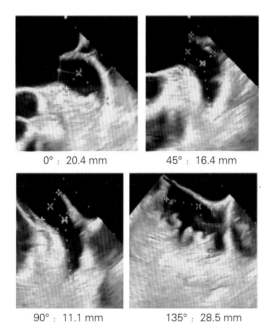

0°：20.4 mm　　　　45°：16.4 mm

90°：11.1 mm　　　135°：28.5 mm

图 5.4　术前经食管超声不同角度显示左心耳的形态

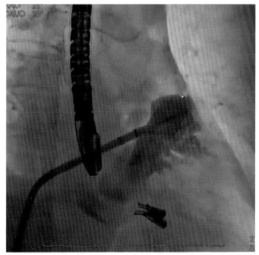

图 5.5　术后左心耳造影提示封堵效果满意

【手术策略】

1. 该患者高龄，合并多个危险因素，难以耐受多次介入治疗，且术前超声心动图 TTE 和 TEE 的精准评估提示，该患者心房颤动、心房扩大、二尖瓣和三尖瓣继发大量功能性反流，且无肺动脉高压，可以考虑二尖瓣钳夹 + 三尖瓣钳夹 + 左心耳封堵的一站式介入治疗。

2. 术前超声心动图除了评估二尖瓣、三尖瓣病变本身和左心耳形态解剖特征，还需要考虑房间隔穿刺的最佳部分，一方面保证二尖瓣推送系统顺利通过足够高度，另一方面也要保证左心耳封堵器提送方向与封堵部位的同轴性，可以用 3D 超声对患者的穿刺路径做精准的计划。

3. 手术顺序　先处理对血流动力学影响较大的二尖瓣病变，然后是三尖瓣；在瓣膜病变改善以后，观察患者血流动力学变化，如果稳定，继续施行左心耳封堵术，因此采取二尖瓣钳夹—三尖瓣钳夹—左心耳封堵策略。

【手术过程】

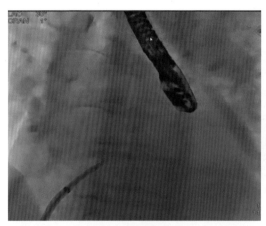

图 5.6　穿刺房间隔

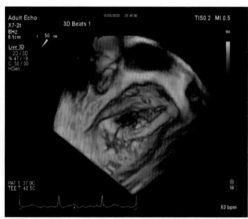

图 5.7　TEE 3D 显示导管穿房间隔后到达二尖瓣区

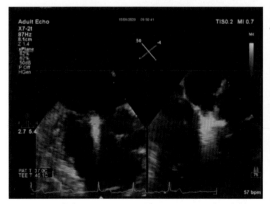

图 5.8　术中 TEE X-plane 显示 Mitraclip 过二尖瓣

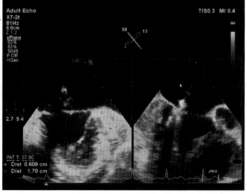

图 5.9　二尖瓣钳夹后 TEE 测量前后叶的长度

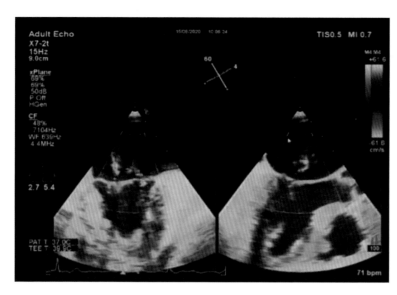

图 5.10　二尖瓣钳夹后
TEE 评估 MR 的改善程度

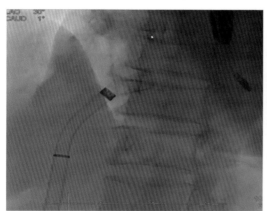

图 5.11　二尖瓣钳夹后成功释放，导管后撤到右心房

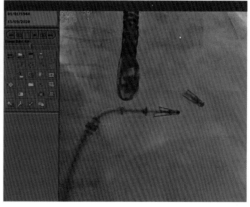

图 5.12　钳夹器械送至三尖瓣区域，准备钳夹三尖瓣

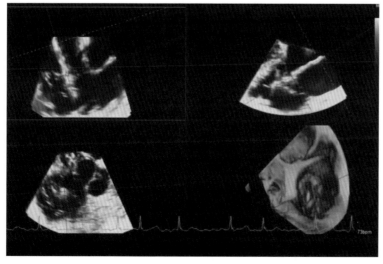

图 5.13　TEE 结合 3D 影像
实时指导三尖瓣钳夹

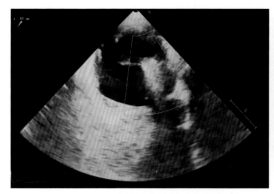
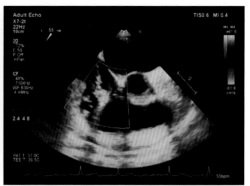

图 5.14 三尖瓣钳夹后 TEE 评估影像 　　图 5.15 三尖瓣钳夹后 TEE 彩色多普勒超声提示 TR 显著减少

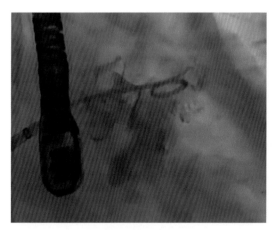

图 5.16 DSA 左心耳造影进一步明确左心耳形态和位置

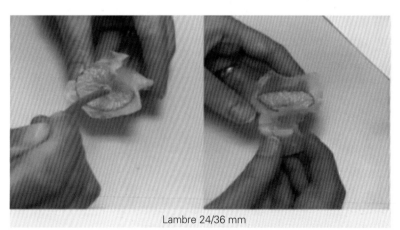

Lambre 24/36 mm

图 5.17 左心耳 3D 打印，采用 Lambre 封堵器模拟左心耳封堵

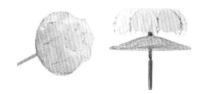

◆盘式封堵器 无需深入左心耳 适合浅心耳
◆内盘倒钩锚定 外盘封堵 安全、稳固
◆ "COST" 释放原则 安全、稳定
◆规格型号多 适用于多种形态解剖结构

图 5.18　Lambre 左心耳封堵器特点

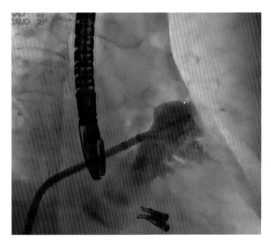

图 5.19　左心耳封堵后 DSA
造影提示封堵效果满意

【讨论】

　　该病例为高龄患者，心房颤动、双房增大导致继发性二尖瓣反流和三尖瓣反流，心衰症状明显，持续性房颤难以口服抗凝治疗，外科手术风险较高。对于这样的高风险且病情复杂的患者,该病例的一站式解决策略和方案为我们提供了一个精彩的典范。成功的秘诀来自对患者病情的精准评估，对介入治疗技术的全面掌握以及对新的器械特点了然于心。该病例充分展现了未来结构性心脏病领域的发展方向：复合式、一站式解决多个复杂的临床问题，减少患者痛苦，真正改善患者的近期和远期预后。在这种多个病变一站式处理过程中，为了减少 TEE 时间较长对食管的损伤风险，可以采用实时 3D TEE 的模式，迅速准确找到手术需要的切面，减少手术时间。而且，在左心耳封堵中，为保证输送系统的同轴性，房间隔穿刺部位较低，而 Mitraclip 的输送需要在较高的位置穿刺，因此，在此病例中经过充分的影像学评估以后，采取了两次穿房间隔，保证器械的精准到位。3D打印技术更是逼真模拟了患者左心耳的复杂解剖结构，为选择最合适的封堵器提供了重要的参考。

重要知识点及学习点

1. 对于复杂病变的患者，需要进行全面的临床评估和影像学评估，尤其是基于超声心动图核心实验室，对各个瓣膜病变进行精准的定位、定性和定量评估，为制定手术策略和手术路径提供最为重要的依据。

2. 3D打印技术为我们准确评估患者病变特点，选择合适的治疗器械，提供了重要的手段，尤其适用于病变解剖复杂和复合式手术治疗方案的患者。

3. 对于不断发展的器械，临床医生要充分研究掌握其优点和适应人群，比如Lambre左心耳封堵器，适合浅心耳患者的封堵固定，且形态多样化，在3D打印技术辅助下，可达到出其不意的良好"匹配"效果。

一站式完成 Portico 瓣膜 TAVI 和 Mitraclip 手术

编译　徐州市第一人民医院　赵跃武
中国医学科学院北京阜外医院　卢志南

2020 年 9 月 16 日，来自法国波尔多的 Thomas Modine 教授团队（图 6.1）展示了 1 例对重度主动脉瓣狭窄合并二尖瓣反流患者行一站式 Portico 瓣膜 TAVR 和 Mitraclip 二尖瓣钳夹的手术。术中使用了最新的 Phillip Hybrid Aruzion Flexarm 影像系统，可以实现 X 线和 CT 影像的融合，提高对手术的指导价值。另外，本手术还使用了新型血管闭合器械：MANTA。

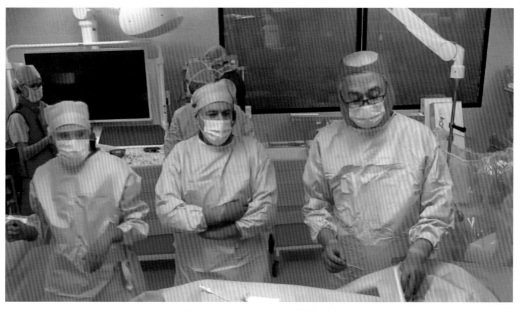

图 6.1　Thomas Modine 教授团队

【病例介绍】

86 岁，男性；有房颤、下肢缺血病史，较胖；因"呼吸困难"就诊，二尖瓣关闭不全，考虑为功能性；主动脉瓣重度狭窄；冠状动脉无明显异常，LVEF 50%，肺动脉高压为 65 mmHg。

STS 评分 3%；Euroscore Ⅱ 评分 9.7%；Logistic Euroscore 评分 35%。

CT 评估：TAVI 和 Mitraclip 入路血管条件满意。

超声评估：二尖瓣 P2 部位两处较宽的反流束，需要 Mitraclip NTR 两枚钳夹病变部位。

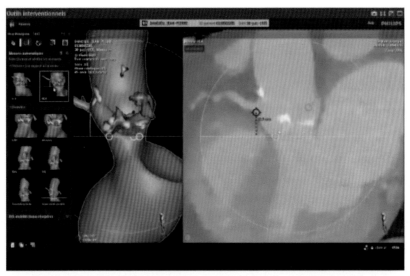

图 6.2　CT 评估冠状动脉开口高度：左冠状动脉 16 mm，右冠状动脉 12 mm

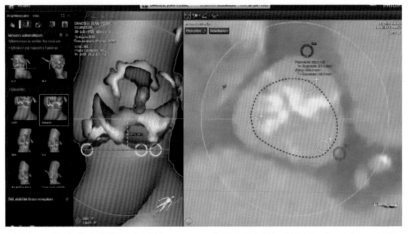

图 6.3　CT 评估主动脉瓣环直径 27.4 mm，为避免瓣周漏，选择 Portico 29 mm 瓣膜

【手术策略】

1. 该患者高龄，合并多个危险因素，难以耐受外科，可以采用 TAVI+ Mitraclip 一站式介入治疗。

2. 术前基于 CT 对主动脉瓣病变特点和 TAVI 入路进行精准评估。

3. 术前基于超声心动图二尖瓣反流病变进行定位、定性和定量的精准评估。

4. 手术顺序：由于主动脉瓣重度狭窄病变对患者血流动力学影响更为显著，所以先处理主动脉瓣病变，再处理二尖瓣病变，采用 TAVI-Mitraclip 的手术顺序。

5. 术中充分利用 DSA+CT+TEE 的影像融合技术，实时精准导航介入治疗。

【手术过程】

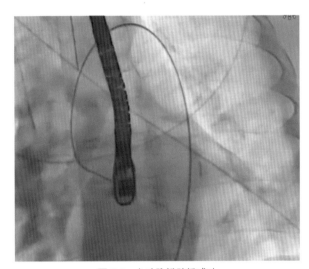

图 6.4　主动脉瓣跨瓣成功

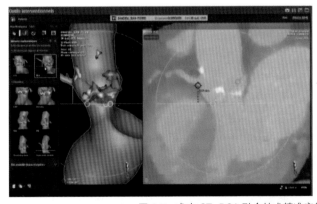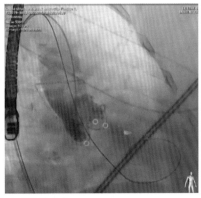

图 6.5　术中 CT+DSA 融合技术精准定位主动脉瓣病变

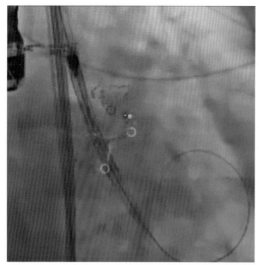

图 6.6 术中在 CT+DSA 融合技术指导下主动脉瓣瓣
膜跨瓣

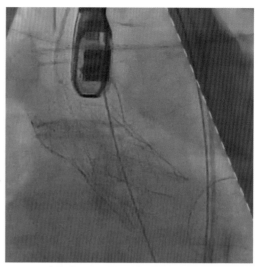

图 6.7 术中在 CT+DSA 融合技术指导下主动脉瓣瓣
膜扩张释放

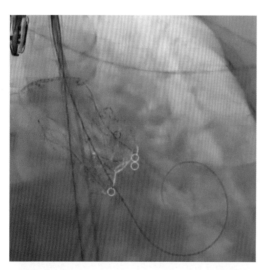

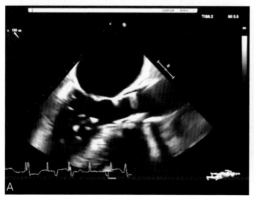
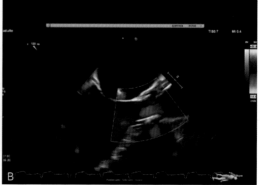

图 6.8 释放后瓣膜与融合影像对比

图 6.9 A. 瓣膜释放后 TEE 对主动脉瓣进行评估；B. 瓣膜释放后 TTE 提示主动脉瓣瓣膜支架贴壁良好，无瓣周漏

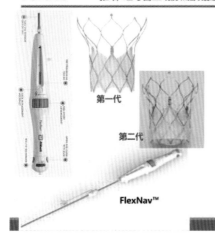

Portico——雅培 经导管主动脉瓣膜输送系统

第一代

第二代

◆ 大网孔设计 冠脉介入性佳
◆ 可回收、可重新定位
◆ 输送系统灵活 输送尺寸小

FlexNav™

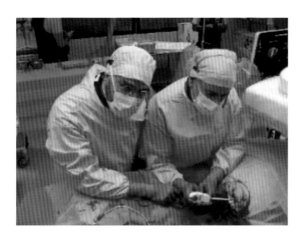

图 6.10　使用新型闭合器械 MANTA 闭合主入路

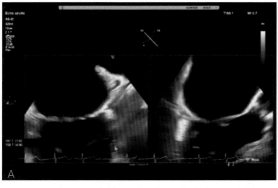

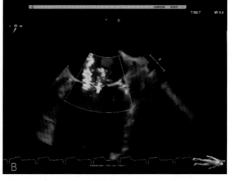

图 6.11　A. 术前 TEE 评估二尖瓣病变；B. 术前 TEE 评估提示 P2 区域两束较宽的 MR 反流病变

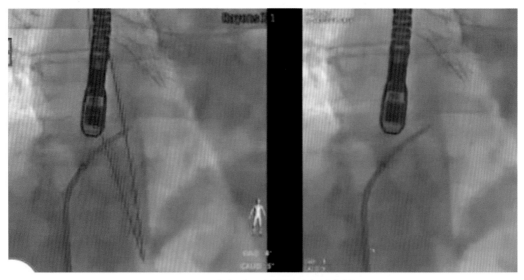

图 6.12　术中 TEE 引导下行房间隔穿刺

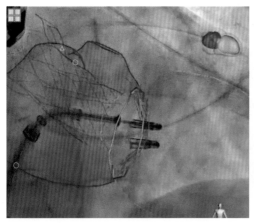

图 6.13　CT+DSA+TEE 融合影像技术指导下，植入 Mitraclip NTR 两枚

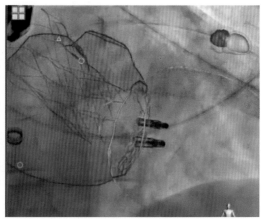

图 6.14　在 CT+DSA+TEE 融合影像技术指导下，Mitraclip 成功释放

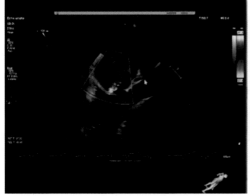

图 6.15　术后 TEE 评估 MR 程度明显减轻

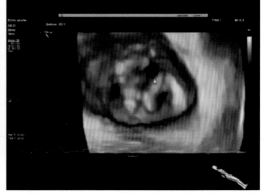

图 6.16　术后 TEE 3D 影像显示二尖瓣钳夹位置以及瓣口特征

【讨论】

该病例是对高龄、主动脉瓣重度狭窄合并二尖瓣大量反流患者的处理策略的完美典范。该患者年龄大,合并症多,主动脉瓣和二尖瓣均病变严重,外科手术风险极高,对于这样的高风险且病情复杂的患者,该病例成功地一站式解决问题基于术前大量细致的评估,影像融合技术的精准导航,以及对介入治疗技术要点的纯熟掌握。通过这个病例,我们可以充分展望未来结构性心脏病领域的发展方向:复合式、一站式解决多个复杂的临床问题,利用精准的影像评估导航 + 高超的手术技巧 + 先进的个体化器械,我们就能真正战胜疾病,最终改善患者的预后,开拓结构性心脏病治疗领域的新征程。

重要知识点及学习点

1.对于复杂病变的患者,需要进行全面的临床评估和影像学评估,尤其是基于CT核心实验室和超声心动图核心实验室,对各个瓣膜病变进行精准的定位、定性和定量评估,为制定手术策略和手术路径提供最为重要的依据。

2.对于主动脉瓣合并二尖瓣病变的患者,由于主动脉瓣重度狭窄病变对患者血流动力学的影响更为显著,所以先处理主动脉瓣病变,再处理二尖瓣病变,采用TAVI-Mitraclip的手术顺序。

3.充分利用 DSA+CT+TEE 的影像融合技术,实时精准导航介入治疗。

4.对新的器械优势了然于心,才能灵活应用,实现适合患者的最优化个体化选择。

第二部分 瓣膜病例

第一章 二叶瓣专题

二叶式主动脉瓣狭窄 TAVR 一例

四川大学华西医院心内科

术者：陈茂 冯沅 彭勇 魏家富 李侨 执笔：王玺

【病例介绍】

患者，男性，74 岁。因"胸痛 4 个月"入院。入院查体：血压 110/69 mmHg，脉搏 60 次 / 分，呼吸 20 次 / 分，血氧饱和度 98%。神志清，双肺呼吸音清，未闻及明显干湿啰音，心界正常，心律齐，主动脉瓣第一听诊区闻及收缩期喷射性 3/6 级杂音，粗糙，未触及明显震颤，双下肢无水肿。入院诊断：心脏瓣膜病，重度主动脉瓣狭窄，窦性心律、心功能 Ⅱ 级，冠心病、冠状动脉支架植入术后，原发性高血压病 1 级、极高危，高尿酸血症，外周动脉硬化（颈动脉、下肢动脉）。STS 评分 8.14%。

主要实验室检验结果：肌钙蛋白 -T（TPN-T）21.8 ng/L，N 端脑钠肽前体（NT-proBNP）6 510 ng/L，血红蛋白（Hb）136 g/L，肾小球滤过率（eGFR）71.27 mL/（min·1.73 m^2），谷丙转氨酶（ALT）20 IU/L，白细胞计数、凝血功能、电解质正常。心电图：窦性心律，心率 55 次 / 分，PR 间期 170 ms，QRS 间期 90 ms，无束支传导阻滞（图 7.1）。

经胸超声心动图：主动脉瓣狭窄（重度），峰值压差 80 mmHg，平均压差 52 mmHg；左心室舒张末内径（LVDD）54 mm，左心室射血分数（LVEF）42%。

MSCTA ①主动脉根部情况：二叶式主动脉瓣（左右冠窦融合 Type 1 型）明显钙化、增厚；主动脉瓣瓣环周长 81.4 mm；左心室流出道周长 92.2 mm；窦管交界 86.0 mm；主动脉窦周长 106.1 mm；升主动脉周长 107.2 mm；左冠状动脉高度 16.0 mm，右冠状动脉高度 17.7 mm（图 7.2）。②入路情况：双侧下肢入路血管轻度钙化，无明显迂曲及狭窄，血管平均直径 7 mm 左右（图 7.3）；胸、腹主动脉及主动脉弓轻度钙化，无明显迂曲、狭窄，无夹层、动脉瘤等征象。

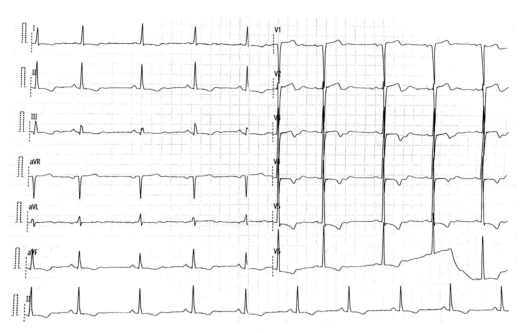

图 7.1 术前心电图

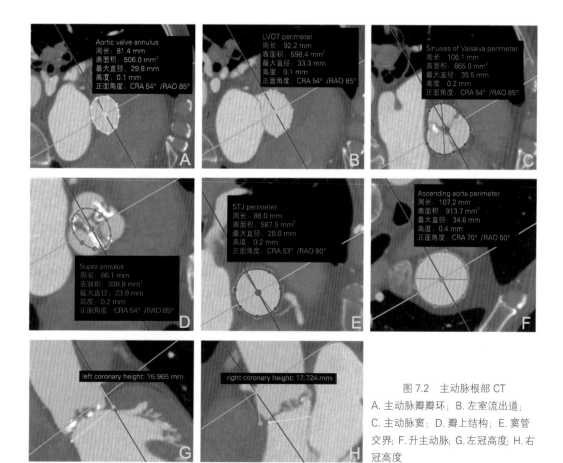

图 7.2 主动脉根部 CT
A. 主动脉瓣瓣环；B. 左室流出道；
C. 主动脉窦；D. 瓣上结构；E. 窦管
交界；F. 升主动脉；G. 左冠高度；H. 右
冠高度

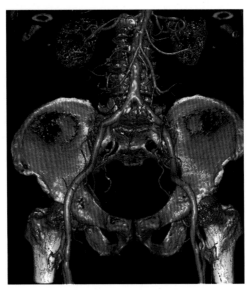

图 7.3　双下肢动脉 CT

【拟定手术策略】

1. 麻醉方式　局部麻醉 + 镇静。
2. 入路　右股动脉入路。
3. 球囊扩张策略　22 mm 球囊预扩张。
4. 所选瓣膜类型　Venus-A。
5. 瓣膜型号 预装　26 mm 瓣膜。

【手术过程】

1. 入路准备

经右侧颈静脉留置临时起搏器；穿刺左侧股动脉为辅路，进入猪尾导管至髂总血管分叉上 3~5 cm 行下肢血管造影，显示右侧下肢动脉情况。定位穿刺点后以微穿刺针穿刺主路股总动脉，并预置两把 proglide 血管缝合器，在 lunderquist 超硬导丝的支撑下置入 19Fr 启明大鞘。

2. 术前主动脉根部造影

右前斜投射体位造影显示主动脉瓣钙化、活动度差、瓣口开放部位及双侧冠脉情况见视频 7.1。

3. 导丝跨瓣

术前 CT 确定跨瓣 DSA 投射角度为 RAO 33° / CAU 24°。在 AL1 导管辅助下，直头导丝通过瓣口进入左心室（视频 7.2）。经直头导丝送入 AL1 至左心室，然后交换 J 形交换导丝，再经交换导丝送入 145° 猪尾导管至左心室，测量血流动力学数据（表 7.1），测得峰值跨瓣压差为 38 mmHg。经猪尾导管送入头端塑形的 lunderquist 超硬导丝至左心室。

表 7.1　术前血流动力学数据

左心室压力	158/-1 mmHg
主动脉根部压力	128/38 mmHg
峰值跨瓣压差	38 mmHg

4. 球囊预扩张

术前 CT 确定显示左冠状动脉最佳切线位的投射角度为 LAO 2°／CAU 2°。选择 22 mm 非顺应性 Z-med 球囊进行预扩张，扩张同时造影提示球囊小"腰征"，几乎无反流，左、右冠状动脉显影不受影响（视频 7.3）。

5. 瓣膜释放

根据术前 CT 测量结果和术中球囊预扩张情况，决定选择 26 mm Venus-A 瓣膜进行体外装载。计划高位释放以降低术后传导阻滞风险。术前 CT 确定瓣膜释放最佳角度为 RAO 33°／CAU 24°。瓣膜释放过程位置相对稳定，逐步提升起搏频率，缓慢释放瓣膜，释放过程中，桡动脉血压监测稳定，心电图波形无明显变化（视频 7.4，7.5）。释放后造影提示瓣膜植入深度为 3 mm，左、右冠状动脉均显影正常，无瓣周漏（视频 7.6）。术后测量血流动力学数据提示峰值跨瓣压差为 3 mmHg（表 7.2）。

表 7.2　术后血流动力学数据

左心室压力	150/3 mmHg
主动脉根部压力	153/51 mmHg
峰值跨瓣压差	3 mmHg

6. 入路处理

主路以预置的两把 proglide 进行血管缝合，复查造影未见血管出血、夹层、狭窄等征象。辅路以 6Fr starclose SE 血管闭合器闭合穿刺处。留置临时起搏器。

7. 手术结果

患者于手术室顺利苏醒，术后胸闷、胸痛等症状无再发，未发生心力衰竭、心肌梗死、卒中、肾功能不全加重等不良事件。术后第 1 天转出 CCU 回到普通病房，无新发房颤、束支传导阻滞等心律失常，拔除临时起搏器，心脏相关指标明显下降。术后第 5 天 NT-proBNP 为 2 991 ng/L，术后第 6 天复查经胸心脏超声提示人工主动脉瓣活动正常，平均跨瓣压差 8 mmHg，未见瓣周漏及瓣中反流，LVEF 40%。患者于术后第 6 天顺利出院，出院时心功能 Ⅱ级（NYHA）。

视频 7.1　术前主动脉根部造影　　　　　视频 7.2　导丝跨瓣过程
视频 7.3　22 mm 非顺应性 Z-med 球囊预扩张　　视频 7.4　瓣膜释放初期
视频 7.5　瓣膜释放末期　　　　　　　　视频 7.6　瓣膜释放后造影

【讨论】

二叶式主动脉瓣狭窄的 TAVR 瓣膜选择策略

二叶式主动脉瓣狭窄是中国患者中常见的挑战解剖,具有瓣环极度偏心、瓣叶钙化重且分布不均、瓣环过大、合并升主动脉扩张等解剖特征,可能导致高冠状动脉风险、瓣环破裂、瓣膜扩张不均、瓣膜耐久性受损等不良事件,影响患者预后[1]。选择合适的 TAVR 瓣膜可降低上述事件发生的风险。瓣膜类型方面,本例病例中使用的 Venus A-Valve 径向支撑力强,在钙化重或二叶式主动脉瓣狭窄患者中能够充分展开,达到较好的瓣膜形态及瓣口面积。已有多项研究证明,Venus A-Valve 在二叶式及三叶式主动脉瓣狭窄中均表现良好,1 年及 5 年血流动力学与临床结果满意[2]。我院 TAVR 经验亦显示,Venus A-Valve 的临床应用结果不劣于 core valve、sapien XT/3 及 lotus 等多款进口 TAVR 瓣膜[3]。瓣膜尺寸方面,由于二叶式主动脉瓣狭窄患者常存在团块样钙化以及融合了难以推开的瓣叶间对合缘(即嵴),其对 TAVR 瓣膜的限制区域将不再是瓣环平面,故基于瓣环平面的 TAVR 瓣膜尺寸选择可能过大。近年来,球囊测径、续贯球囊测径、测量对合缘间距等多种瓣膜尺寸选择的策略层出不穷[4,5],但我国各中心对于二叶式主动脉瓣狭窄患者 TAVR 瓣膜尺寸的选择仍颇有争议。针对此类患者,我院提出并长期应用瓣上结构测径(supra-annular sizing),在瓣环上 4~8 mm 处寻找最有可能限制人工瓣膜展开的平面(多为严重钙化或对合缘融合处),以该平面的径线选择瓣膜尺寸[6]。本例病例中,我们根据术前 CT 决定的瓣上测径平面周长为 66.1 mm,因此在术前预装 26 mm 的 Venus A-Valve。此外,术中的球囊预扩张情况也有助于最终确定瓣膜尺寸,如该患者采用 22 mm 球囊预扩张同时造影显示球囊小"腰征",且几乎无反流,这提示 26 mm 的瓣膜大小是合适的。最终瓣膜植入位置良好,结果优异,未出现瓣周漏,若根据瓣环径线选择 29 mm 的瓣膜,常需选择更大的球囊预扩张,主动脉根部结构破裂概率增加,且使用的 Venus-A 人工瓣膜为强支撑的自膨胀瓣膜,过大的尺寸容易导致植入瓣膜移位,造成明显瓣周漏,需第二枚瓣膜补救,可能增加传导系统受损等不良事件的发生。综上所述,对于二叶式主动脉瓣狭窄患者,应在术前仔细分析患者 CT 图像,掌握主动脉根部解剖情况,如瓣叶间是否融合、钙化程度及分布等,完成包括瓣上结构、瓣环、左室流出道等在内的多平面测径,并在术中应用球囊测径策略,结合准备使用的人工瓣膜设计特点,选择最佳的瓣膜及尺寸,保障植入效果及安全性。

【参考文献】

1. JILAIHAWI H, et al. Morphological characteristics of severe aortic stenosis in China: imaging corelab observations from the first Chinese transcatheter aortic valve trial. Catheter Cardiovasc Interv. 2015;85

Suppl 1:752−61.

2. SONG G Y, et al. Effect of transcatheter aortic valve replacement using Venus−A valve for treating patients with severe aortic stenosis. Zhonghua Xin Xue Guan Bing Za Zhi. 2017;45(10):843−847.

3. WANG X, et al. Transcatheter aortic valve replacement with Venus A−Valve and other overseas devices. West China Medical Journal 2019;34:379−384.

4. XU Y N,et al. Balloon sizing during transcatheter aortic valve implantation : Comparison of different valve morphologies.Herz. 2018. Epub

5. LIU X B, et al. Supra−annular structure assessment for self−expanding transcatheter heart valve size selection in patients with bicuspid aortic valve. Catheter Cardiovasc Interv. 2018;91(5):986−994.

6. XIONG T Y, et al. Supra−Annular Sizing for Transcatheter Aortic Valve Replacement Candidates With Bicuspid Aortic Valve. JACC Cardiovasc Interv.2018;11(17):1789−1790.

重度钙化 Type 1 型二叶瓣 TAVR 一例

北部战区总医院心内科

术者：徐凯　王斌

【病例介绍】

70 岁老年男性，主诉：发作性胸闷、气短 10 个月，加重半个月。查体：血压 104/74 mmHg，脉搏 74 次 / 分，呼吸 19 次 / 分，神志清，呼吸尚平稳，半卧位，颈静脉充盈，心界向左扩大，心律齐，74 次 / 分，主动脉瓣第一听诊区闻及 3/6 级收缩期杂音，向颈部传导，未触及明显震颤，双肺呼吸音粗，双下肺可闻及湿啰音，双下肢略浮肿。临床诊断：主动脉瓣重度狭窄，心功能 Ⅳ 级（NYHA）。合并症：陈旧性心肌梗死（OMI）、冠状动脉支架置入术后、慢性肾功能不全（CKD Ⅲ 期）。STS 评分 17.498%。

主要实验室检查：BMI 22.4；NT-proBNP>35 000 pg/mL，hsTNT 0.023 ng/mL，Cr 150.5 μmol/L，eGFR 37.11 mL/（min·1.73 m^2），ALT 115.63 U/L，Na$^+$ 132 mmol/L，Cl$^-$ 97 mmol/L，白细胞计数、PLT、Hb 正常范围。入院心电图：窦性心律，胸前导联 r 波递增不良（图 8.1）。

经胸心脏超声：主动脉瓣瓣叶显示欠清，瓣叶增厚，显著钙化，回声增强，开放明显受限，主动脉瓣前向峰值流速 4.4 m/s，峰值跨瓣压差 76 mmHg，平均跨瓣压差 45 mmHg，瓣口面积 0.45 cm^2。中度二尖瓣反流，轻—中度三尖瓣反流，中—重度肺动脉高压。升主动脉内径 39 mm；左心房前后径 45 mm，室间隔略增厚，为 11~12 mm，左室舒张末内径（LVDD）60 mm，左室射血分数（LVEF）26%（图 8.2）。

MSCTA　①主动脉根部情况：术前门控全心动周期 CTA 扫描显示，主动脉瓣为 Type 1 型二叶瓣，周长 84.8 mm，平均瓣环径 27 mm。左冠开口高度 13 mm，右冠开口高度 19.3 mm。左室流出道 32.2 mm，升主动脉 37.3 mm。瓣叶中度钙化，瓣叶增厚，左、右窦融合并形成钙化嵴，不同平面形成棘突样钙化斑块（图 8.3，8.4）。②入路情况：外周血管散在钙化，双侧血管较细，右侧入路血管多处临界值，左侧髂外动脉多处内径小于 6 mm（图 8.5）。

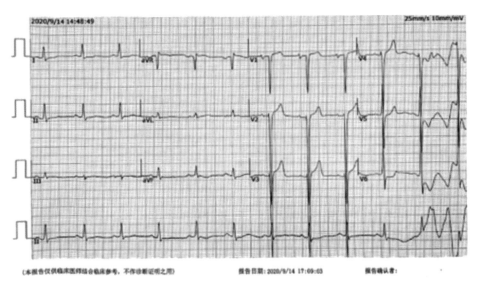

图 8.1 入院心电图

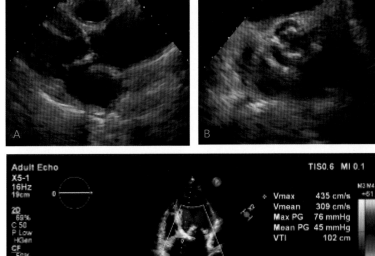

图 8.2 术前经胸超声心动图提示主动脉瓣瓣叶显示欠清，瓣叶增厚，显著钙化
A. 胸骨旁长轴切面；B. 主动脉瓣短轴切面；C. 主动脉瓣前向血流频谱

Aortic Valven and Aorta

Aortic Annulus

Diameter (mm) 21.6 × 34.2 , 27.9
　　　　　　　Min　Max　Mean

Perimeter (mm) 89.2 , Derived Ø (mm) 28.4

Area (mm²) 586.1 , Derived Ø (mm) 27.3

LVOT

Diameter (mm) 23.9 × 39.6 , 31.8
　　　　　　　Min　Max　Mean

Perimeter (mm) 106.9 , Derived Ø (mm) 34.0

Area (mm²) 586.1 , Derived Ø (mm) 27.3

Valve Type Type1 BAV

Ascending Aorta Diameter (mm) 37.0

Sinotubular Junction Diameter (mm) 31.0 × 34.1
　　　　　　　　　　　　　　Min　Max

Coronary Ostia Height (mm) 14.7 17.8
　　　　　　　　　　　Left　Right

Sinus of Valsalva
Left (mm) 33.3
Right (mm) 30.5
Non (mm) 36.5
Height (mm) 12.0

图 8.3　术前门控 CTA 扫描主动脉根部测量数据

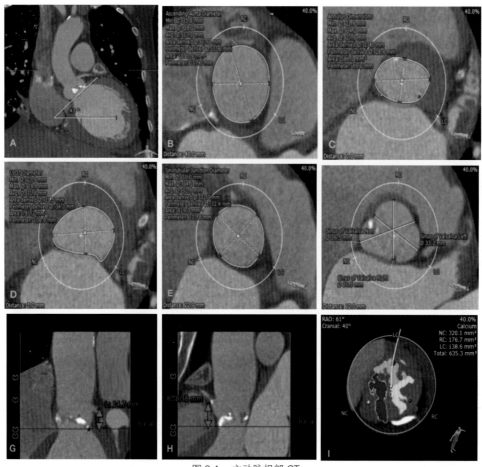

图 8.4　主动脉根部 CT

A. 主动脉根部角度；B. 升主动脉；C. 主动脉瓣瓣环；D. 左室流出道；E. 窦管交界；F. 主动脉窦；
G. 左冠开口；H. 右冠开口；I. 钙化分布

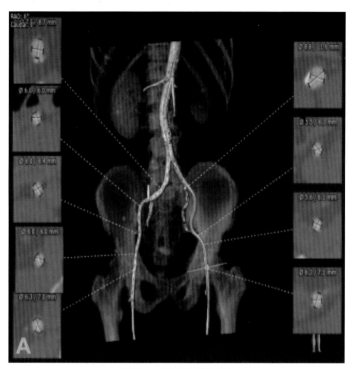

图 8.5 双下肢动脉 CT

冠脉 CTA：LAD 近段支架植入术后，支架内管腔通畅。

【拟定手术策略】

1. 麻醉方式　监测下麻醉。
2. 入路　右股动脉主入路。
3. 球囊扩张策略　22 mm 球囊扩张 sizing。
4. 所选瓣膜类型　Tauruselite。
5. 瓣膜型号　预装 26 mm 瓣膜。

【手术过程】

1. 入路准备

经左侧股静脉留置临时起搏器；穿刺左侧股动脉为辅路，插入 JR 3.5 6F 导管至右髂外动脉，行下肢血管造影显示右侧下肢动脉情况，定位穿刺点后以微穿刺针穿刺主路股总动脉，并预置两把 proglide 血管缝合器，在 lunderquist 超硬导丝的支撑下置入 20Fr 爱普特血管鞘。

2. 术前主动脉根部造影

右前斜投射体位造影显示主动脉瓣钙化、活动度差、瓣口开放部位、双侧冠脉情况以及主动脉瓣轻度反流（视频 8.1）。

3. 导丝跨瓣

术前 CT 确定跨瓣 DSA 投射角度为 RAO 8°／CAU 29°。在 AL2 导管辅助下，直头超滑导丝通过瓣口进入左室（视频 8.2）。经超滑导丝送入 AL2 至左室，然后交换 J 形交换导丝，再经交换导丝送入猪尾导管至左室，测得峰值跨瓣压差为 45 mmHg。经猪尾导管送入头端塑形的 lunderquist 超硬导丝至左室。

4. 球囊预扩张

术前 CT 确定显示左冠最佳切线位的投射角度为 RAO 8°／CAU 29°。先选择 22 mm 非顺应性 Z-med 球囊进行预扩张，球囊扩张过程以 180 次／分起搏，观察球囊扩张充分，球囊轻度"腰征"，扩张后期球囊破裂，故造影剂未能明确显示反流及冠脉情况，考虑钙化嵴刺破球囊（视频 8.3）。

5. 瓣膜释放

根据术前 CT 测量结果选择 26 mm Tauruselite 瓣膜进行体外预装载。术前 CT 确定瓣膜释放最佳角度为 LAO 17°／CAU 2°。瓣膜释放过程以 140 次／分起搏，缓慢释放瓣膜，释放过程中，桡动脉血压监测稳定，心电图波形无明显变化（视频 8.4）。释放后造影提示瓣膜植入深度为 2 mm，瓣膜膨胀欠佳，左、右冠均显影正常，微量瓣周漏（视频 8.5）。

6. 球囊后扩张

因瓣膜下段膨胀欠佳，选择 23 mm 非顺应性 Z-med 球囊进行后扩张（视频 8.6），观察球囊扩张充分，扩张后瓣膜形态较前改善。后扩张后造影示瓣膜植入深度不变，左、右冠均显影正常，微量瓣周漏（视频 8.7）。术后经导管测量血流动力学数据提示峰值跨瓣压差为 6 mmHg（视频 8.8）。即刻经胸超声提示：主动脉瓣前向峰值流速 1.5 m/s，峰值跨瓣压差 9 mmHg（视频 8.9）。

7. 入路处理

主路以预置的两把 6Fr proglide 进行血管缝合，复查造影未见血管出血、夹层、狭窄等征象。辅路以一把 6Fr proglide 进行血管缝合。患者术前无束支传导阻滞，术后 ECG 无变化，次日拔除临时起搏器及左锁骨下静脉置管。

8. 手术结果

患者于手术室顺利苏醒，术后胸闷、胸痛等症状无再发，未发生心衰、心梗、卒中、肾功能不全加重等不良事件，无新发房颤、束支传导阻滞等心律失常，心脏相关指标明显下降，术后第 2 天：hsTNT 0.023 ng/mL，NT-proBNP 15 043 pg/mL，Cr 132.5 μmol/L，转出 CCU。患者于术后第 5 天顺利出院，出院时心功能 Ⅱ～Ⅲ级

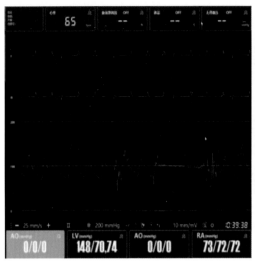

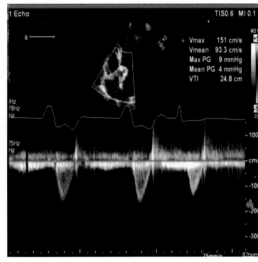

图 8.6 术后即刻经导管测量跨瓣压差　　　　　图 8.7 术后即刻经胸超声

（NYHA）。术后 25 天复查经胸心脏超声示：术后超声主动脉瓣前向峰值流速 2.4 m/s，峰值跨瓣压差 14 mmHg。未见瓣周漏及瓣中反流，LVDD 57 mm，LVEF 35%。

　　视频 8.1　术前主动脉根部造影

　　视频 8.2　导丝跨瓣

　　视频 8.3　球囊预扩张

　　视频 8.4　瓣膜释放：A. 瓣膜定位及释放；B. 输送器脱钩

　　视频 8.5　瓣膜植入后造影

　　视频 8.6　球囊后扩张

　　视频 8.7　后扩后造影

【讨论】

手术的挑战和难点

　　本病例挑战及难点包括：基础心功能Ⅳ级，EF 0.26；LV 60 mm；BNP>35 000 pg/mL，循环崩溃风险高；其次，Type 1 型二叶瓣，钙化重，左右窦融合并形成钙化嵴，不同平面形成棘突样钙化斑块，瓣周漏、瓣环破裂风险高。针对这些挑战，本例采取应对策略：

　　（1）该病例患者基础状态较差，术前进行了改善心功能的强化药物治疗，同时反复向家属交代术中高风险；术中保证 ECMO、IABP 等设备备用及人员保障。手术顺利进行有赖于术前评估精准完善，术中各成员密切配合，操作无失误。

　　（2）二叶式主动脉瓣膜，瓣上钙化分布对人工瓣膜形态影响较大；左、右冠瓣形成类似 "T" 形钙化，对球囊扩张及瓣膜植入影响较大，存在瓣周漏发生可能，术中需后扩可能性大；同时不同平面形成棘突样钙化斑块，瓣环破裂风险高。术前 CT 评估时考虑了以上因素，并且二叶瓣显著增厚、钙化可以占据一部分瓣环处容积，做出 downsize 的瓣膜选择策略，故预装 26 mm 瓣膜。同时 22 mm 球囊测量（balloon sizing）时有小收腰并且球囊膨胀后破裂，考虑限制点坚硬且难以扩开，坚定了选择 26 mm 尺寸瓣膜的信心。

（3）左、右冠瓣叶钙化融合，重度钙化，Type 1 型二叶瓣，瓣膜植入深度和瓣膜稳定性要求极高，可回收系统允许瓣膜在释放后回收重新定位，可避免瓣膜植入位置不佳及型号偏差引起的不良事件，可回收功能增强了术者手术信心。

功能性二叶式主动脉瓣 TAVR 一例

广东省中山市人民医院心血管内科

术者：张励庭

【病例介绍】

患者，男性，68 岁。因"发作性胸闷、气促 6 个月，加重 2 周"入院。入院查体：神志清，精神可，颈静脉无明显充盈，双肺呼吸音粗，未闻及明显干湿啰音，心律齐，主动脉瓣第一听诊区可闻及 3/6 级收缩期杂音，可触及细震颤，双下肢无水肿，外周血管征（—）。

合并症情况：高血压病、前列腺增生症、双肾结石、慢性肾功能不全。STS 评分 4.21%。

诊断：1.心脏瓣膜病，主动脉瓣狭窄（重度），心功能Ⅲ级（NYHA）；2.高血压病（3 级，极高危）；3.前列腺良性增生症；4.慢性肾功能不全（CKD Ⅱ期）。

主要实验室检查结果：NT-proBNP 2017 pg/mL，血常规正常，肝功能轻度异常，肾功能不全，血 Cr 213 μmol/L，电解质、心肌标志物等均在正常范围。

心电图：心率 84 次 / 分，PR 间期 131 ms，QRS 间期 89 ms，不完全性右束支传导阻滞。

经胸超声心动图：主动脉瓣瓣叶增厚，回声增强，瓣口收缩期最大流速 4.92 m/s，跨瓣压差 77 mmHg，估算瓣口面积 0.82 cm^2；主动脉瓣轻微反流，二尖瓣未见反流，三尖瓣微量反流；左心室舒张末内径 44 mm，左心室射血分数 68%（图 9.1）。

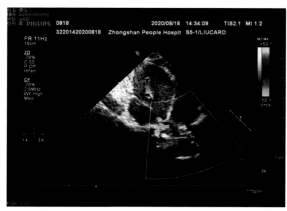

图 9.1　术前心脏彩超

　　MSCT ①主动脉根部情况：功能性二叶式主动脉瓣，可见右侧无瓣叶部分融合，且部分呈钙化融合，不对称钙化；主动脉瓣瓣环周长 74.1 mm，面积 419.0 mm²，瓣上 4 mm 升主动脉直径平均 38.6 mm；左室流出道直径平均 23.5 mm；窦管交界直径平均 27.4 mm（图 9.2）。②冠脉高度：左冠高度 15.0 mm，右冠高度 18.0 mm。③入路情况：右侧入路最细处直径 6.7 mm，分叉较高，轻度迂曲，无明显狭窄、钙化（图 9.3，9.4）。

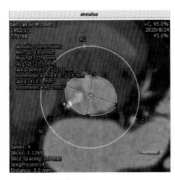

A. 主动脉瓣瓣环

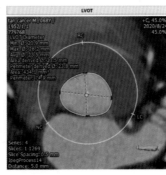

B. 左室流出道

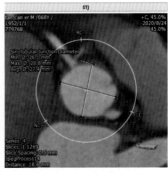

C. 升主动脉（瓣上 4 mm）

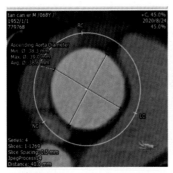

D. 窦管交界

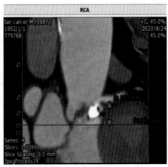

E. 左冠开口

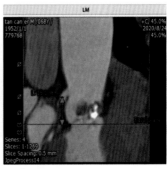

F. 右冠开口

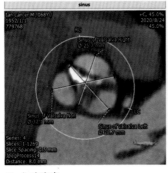

G. 主动脉窦

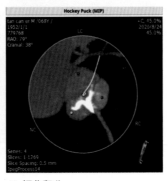

H. 钙化积分

图 9.2　主动脉根部 CT 分析

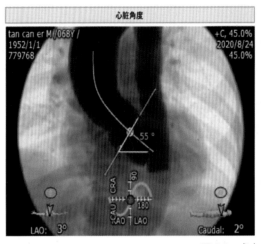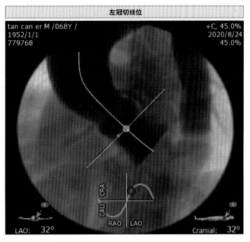

图 9.3　术中的投照体位

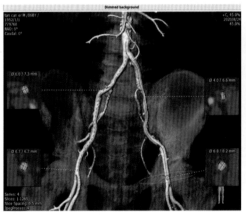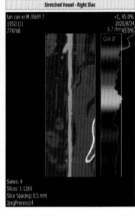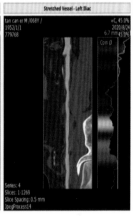

图 9.4　入路评估

【拟定手术策略】

1. 麻醉方式　气管插管、全身麻醉。

2. 右颈内静脉穿刺置入 CVP 导管、临时起搏电极。

3. 入路　右股动脉为主入路，20F APT 大鞘。

4. 球囊扩张策略　20 mm 球囊预扩张。

5. 所选瓣膜类型　Venus A。

6. 瓣膜型号　Venus A 26mm 瓣膜，结合 balloon sizing 调整。

【手术过程】

1. 入路准备

穿刺右颈内静脉留置临时起搏器及 CVP 导管；穿刺左侧股动脉为辅路，翻山造影路图定位下穿刺右侧股总动脉并预置两把 proglide 血管缝合器，置入 9F 动脉鞘，交换加硬导丝置入 20F APT 大鞘。

2. 术前主动脉根部造影

可见主动脉瓣活动度差、瓣口开放部位，同时显示冠脉开口位置（视频 9.1）。

3. 导丝跨瓣

使用 AL2 导管，直头超滑导丝顺利跨瓣，交换加硬 J 形导丝，送入猪尾导管至左心室，测得峰值跨瓣压差为 69 mmHg。经猪尾导管送入 lunderquist 超硬导丝至左室。

表 9.1　术前血流动力学数据

左心室压力	205/29 mmHg
主动脉根部压力	136/69 mmHg

4. 球囊预扩张

选择 20 mm 非顺应性球囊进行预扩张（视频 9.2），扩张同时造影可见钙化处"腰征"，无反流，冠脉显影不受影响。预装载 Venus A 26mm 瓣膜。

5. 瓣膜输送

根据术前 CT 测量以及 balloon sizing 结果，确认使用预装载的 Venus A 26mm 瓣膜，顺利跨瓣后，透视下进行瓣膜定位（视频 9.3）。

6. 瓣膜释放

瓣膜选择 0 位释放，高频起搏下缓慢释放瓣膜，尽量维持瓣膜释放高度。释放完成后，瓣膜形态良好，跨瓣压差消失，复查造影未见明显反流，舒张压 84 mmHg；经食管超声见微量瓣周漏，瓣膜形态、开合良好（视频 9.4，9.5）。

7. 入路处理

预置 proglide 进行血管缝合，复查造影未见血管破裂、夹层、狭窄等（视频 9.6）。

表 9.2　术后血流动力学数据

左心室压力	194/31 mmHg
主动脉根部压力	191/84 mmHg

8. 患者转归

患者术后心衰症状明显改善，可自主下床活动，肾功能改善，尿量增多，拔除尿管后可自行小便。出院前及术后 1 个月随访复查心脏彩超提示主动脉瓣生物瓣瓣叶开放正常，右前外侧轻微瓣周漏，经主动脉口收缩期最大流速约 2.3 m/s，EF 59%。

视频 9.1　术前主动脉根部造影　　视频 9.2　Numed 20 mm 球囊预扩张

视频 9.3　Venus A 26mm 瓣膜顺利跨瓣　　视频 9.4　瓣膜释放

视频 9.5　瓣膜释放完成　　视频 9.6　Perclose 缝合后主入路造影

【讨论】

本病例为功能性二叶瓣畸形，右侧无瓣叶部分融合，且部分呈钙化融合，不对称钙化。根据 CT 测量结果选择合适的球囊，使用 20 mm 的球囊进行预扩张，术中评估冠脉闭塞风险、反流情况，指导瓣膜大小的选取。术前 CT 评估时发现该患者为 Type 1 型功能性二叶式主动脉瓣，且钙化不对称，主要集中于右冠瓣无冠窦交接处，呈 "T" 形分布。在进行球囊扩张时可能在钙化处不能充分扩张开，而向对侧推移，在瓣膜释放时可能导致瓣膜出现移位的风险。如改用更大的球囊扩张或用更大的压力强行扩张可能造成钙化小结向外突出，导致窦底穿孔的严重并发症。在瓣膜释放的过程中要注意瓣膜的定位和释放的速度，避免瓣膜移位。本例患者释放后，无明显反流，仅右外侧有轻微的瓣周漏，无明显跨瓣压差，舒张压满意，因而没有进行后扩张。瓣周漏的发生与术后心功能改善欠佳和死亡率增加有一定关系，但对于微量或轻度瓣周漏，血流动力学明显改善，通常不需要额外处理。如果瓣膜展开形态不佳，可考虑使用球囊进行后扩张，但该病例由于右侧无交界处的钙化，后扩时需权衡风险。

重度钙化增生二叶瓣 TAVR 一例

南昌大学第一附属医院心内科

术者：彭小平　姜　宇　郑耀富　华经海

【病例介绍】

患者，女，86 岁，体重 43 kg，身高 152 cm；因 "反复胸闷、气喘 15 天，加重 1 天" 入院。入院查体：血压 107/70 mmHg，脉搏 78 次 / 分，呼吸 20 次 / 分，血氧饱和度 99%。神志清，呼吸尚平稳，半卧位，心界向左稍扩大，心尖部可见抬举样搏动，心律齐，主动脉瓣第一听诊区闻及 3/6 级收缩期杂音，向颈部传导，无明显震颤，双肺呼吸音粗，双下肺可闻及少量湿性啰音，未闻及明显干啰音，双下肢无水肿，右下腹部可见一陈旧手术瘢痕。入院诊断：重度主动脉瓣狭窄，心功能 Ⅲ 级（NYHA）。合并症情况：阑尾切除术后。STS 评分 5.9%。

主要实验室检验结果：cTNT 0.11 ng/mL，NT-proBNP 677 pg/mL，Hb 99 g/L，eGFR 25 mL/（min·mm^2），ALT 14 U/L，白蛋白 35.9 g/L，白细胞计数、PLT、电解质正常范围。心电图：窦性心律，PR 间期 162 ms，QRS 间期 112 ms，频发房性期前收缩、短阵房速；频发室性期前收缩；左前分支阻滞（图 10.1）。经胸超声心动图：主动脉瓣狭窄（重度），峰值压差 114 mmHg，平均压差 76 mmHg；中度二尖瓣反流；左心室舒张末内径（LVDD）45 mm，左心室收缩末内径（LVSD）30 mm；左心室射血分数（LVEF）55%。冠脉 CTA 未见明显狭窄。

MSCTA　①主动脉根部情况：Type 0 型二叶瓣，明显钙化、增厚；主动脉根部角度 49°；主动脉瓣瓣环周长 61.8 mm；左室流出道周长 65.9 mm；窦管交界 81.7 mm；主动脉窦周长 78.3 mm；升主动脉周长 104.7 mm；左冠高度 11.9 mm，右冠高度 13.1 mm（图 10.2）。CT 扫描显示心腔较小，最大直径 39.1 mm（图 10.3）。②入路情况：双侧下肢入路血管轻度钙化，局部无明显迂曲及狭窄，血管平均直径 7 mm 左右（图 10.4）；胸、腹主动脉及主动脉弓轻度钙化，无明显迂曲、狭窄，无夹层、动脉瘤等征象。

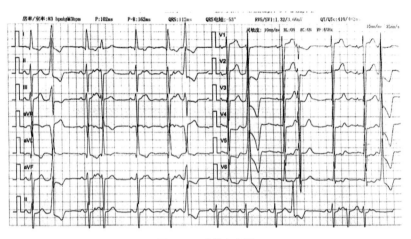

图 10.1　术前心电图

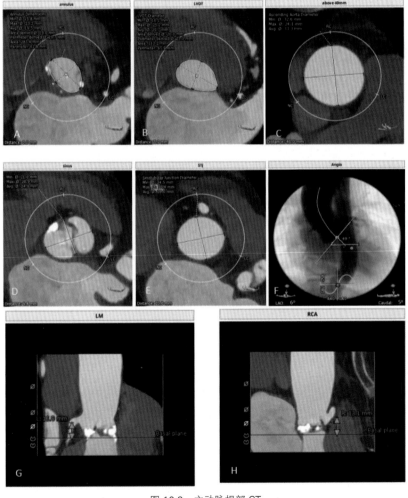

图 10.2　主动脉根部 CT

A. 主动脉瓣瓣环；B. 左室流出道；C. 距瓣环 40 mm 处升主动脉；D. 主动脉窦；E. 窦管
交界；F. 主动脉根部角度；G. 左冠开口；H. 右冠开口

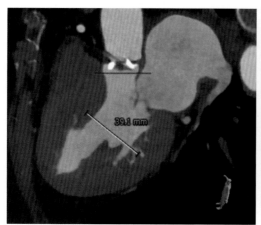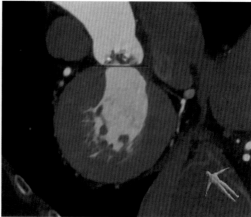

图 10.3　心腔大小

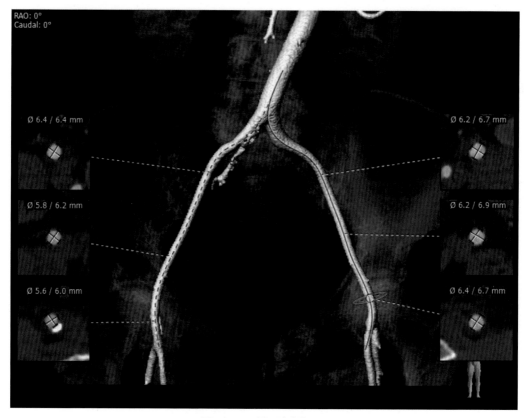

图 10.4　双侧下肢动脉 CT

【拟定手术策略】

1. 麻醉方式　全身麻醉。
2. 入路　右股动脉入路。
3. 球囊扩张策略　20 mm 球囊预扩张。
4. 所选瓣膜类型　Venus-A。
5. 瓣膜型号　预装 23 mm 瓣膜。

【手术过程】

1. 入路准备

经左侧锁骨下静脉留置临时起搏器；穿刺左侧股动脉为辅路，于腹股沟上 1 cm 处外科切开分离暴露股动脉，预埋荷包缝线，穿刺股动脉，在 lunderquist 超硬导丝的支撑下置入 20Fr 爱普特血管鞘。

2. 术前主动脉根部造影

造影显示主动脉瓣钙化严重、活动度差、瓣口开放部位、双侧冠脉情况以及主动脉瓣轻度反流（视频 10.1）。

3. 导丝跨瓣

术前 CT 确定跨瓣 DSA 投射角度为 RAO 7°／CAU 20°。在 AL1 导管辅助下，直头超滑导丝通过瓣口进入左室（视频 10.2）。经超滑导丝送入 AL1 至左室，然后交换 J 形交换导丝，再经交换导丝送入 145° 猪尾导管至左室，测量血流动力学数据（表 10.1），测得峰值跨瓣压差为 105 mmHg。经猪尾导管送入头端塑形的 lunderquist 超硬导丝至左室。

表 10.1　术前血流动力学数据

左心室压力	217/13 mmHg
主动脉根部压力	113/59 mmHg
峰值跨瓣压差	105 mmHg

4. 球囊预扩张

术前 CT 确定显示左冠最佳切线位的投射角度为 LAO 20°／CRA 12°。选择 20 mm 非顺应性 Numed 球囊进行预扩张，扩张同时造影提示球囊"腰征"不明显，球囊向下滑动，位置不理想，被推开的左冠瓣瓣叶与左冠窦管交界处的最近距离为 3 mm 左右，无反流，左冠显影不受影响（视频 10.3）。遂使用原球囊再扩张一次，扩张同时造影提示球囊"腰征"不明显，无反流，被推开的左冠瓣瓣叶与左冠窦管交界处最近距离为 2 mm 左右，左冠显影不受影响（视频 10.4）。

5. 瓣膜释放

患者为 Type 0 型二叶瓣，且根据术前 CT 测量结果和术中球囊测量情况，downsize 选择 23 mm Venus-A 瓣膜体外装载进行输送（视频 10.5）。瓣膜造影定位，调整瓣膜位置（视频 10.6）。术前 CT 确定瓣膜释放最佳角度为 LAO 11° / CAU 23°。瓣膜释放过程位置相对稳定，未予以起搏，缓慢释放瓣膜，释放过程中桡动脉血压监测稳定，心电图波形无明显变化（视频 10.7）。释放后瓣膜形态不佳，再次送入 20 mm 非顺应性 Numed 球囊后扩张（视频 10.8），后扩后造影提示左、右冠脉均显影正常，少量瓣周漏（视频 10.9）。术后测量血流动力学数据显示峰值跨瓣压差为 5 mmHg（表 10.2）。

表 10.2　术后血流动力学数据

左心室压力	99/19 mmHg
主动脉根部压力	95/47 mmHg
峰值跨瓣压差	5 mmHg

6. 术后处理

主路荷包缝合股动脉，无渗血、血肿等。患者术前无束支传导阻滞，术后 ECG 无变化，术后 6 小时拔除临时起搏器及左锁骨下静脉置管。

7. 手术结果

患者于手术室苏醒，并拔出气管插管，术后无胸闷、气促等不适，未发生心衰、心梗、卒中、肾功能不全加重等不良事件，无新发房颤、束支传导阻滞等心律失常，术后第 3 天转出 CCU，复查 BNP 1230 pg/mL。术后第 5 天复查经胸超声心动图提示人工主动脉瓣活动正常，峰值跨瓣压差 10 mmHg，未见瓣周漏及瓣中反流，LVEF 56%。患者于术后第 7 天顺利出院，出院时心功能 Ⅱ级（NYHA）。

视频 10.1　术前主动脉根部造影

视频 10.2　导丝跨瓣过程

视频 10.3　20 mm 非顺应性 NUMED 球囊预扩张

视频 10.4　20 mm 非顺应性 NUMED 球囊再次预扩张

视频 10.5　输送瓣膜系统

视频 10.6　瓣膜定位

视频 10.7　瓣膜释放

视频 10.8　20 mm 非顺应性 NUMED 球囊后扩张

视频 10.9　后扩后造影

【讨论】

主动脉瓣狭窄是老年患者中常见的一种心脏瓣膜病。目前在主动脉瓣狭窄患者中，部分为二叶式主动脉瓣畸形（bicuspid aortic valve，BAV）。BAV 是一种先天性心脏疾病，发病率为 0.5%~2%。患者随年龄增长可继发多种心血管疾病，其中以主动脉瓣狭窄最为常见，发生率高达 69.2%。西方国家接受 TAVR 治疗的主动脉瓣狭窄患者中，2%~10% 为 BAV，在我国这一比例却高达 38.3%[1,2]。BAV 有三类表型：Type 0 型：没有嵴；Type 1 型：有一条嵴；Type 2 型：有两条嵴；本例患者为 Type 0 型主动脉瓣。

Creighton 等研究发现，小心腔患者行经导管主动脉瓣球囊扩张术有更差的围手术期结局，临床复合终点指标（包括死亡、心跳呼吸骤停、气管插管、血流动力学崩溃和心包积液）更高，对年龄、性别、BSA、左心室压力和纽约心功能分级进行调整以后，左心室舒张末期内径 <4.0 cm 依旧是围手术期和住院期间并发症的独立危险因素[3]。对于小心腔患者的处理需要加谨慎，本例患者 CTA 显示心肌肥厚明显，心腔较小；TAVR 手术过程中，轨道建立、利用导丝有效地将输送系统准确送到位至关重要，因此需根据每一例患者心腔情况进行导丝塑形，以减少术中发生系统崩溃或者心肌损伤的情况。对于该患者，导丝塑形时头端弯度不能太大，不然在心腔内不能有一个很好的形态，支撑力下降；应适当缩小头端弯度，在猪尾导管协助下尽量靠近心尖部位，同时头端塑形圈充分展开。

从解剖上分析，二叶式主动脉瓣环面积、瓦氏窦及升主动脉内径均显著大于正常三叶式主动脉瓣，二叶式主动脉瓣的偏心钙化更严重。因此该类患者的 TAVR 手术瓣周漏、中重度主动脉瓣反流、瓣中瓣植入等发生率较高。对于二叶式主动脉瓣患者，除了基于瓣环的大小来选择瓣膜尺寸，同时需使用球囊预扩张，并根据球囊扩张时"腰征"情况，选择略小 1 号或 2 号的瓣膜，并且瓣膜释放时均采用瓣环下 0~4 mm 的高位释放。

【参考文献】

1. LI Y, WEI X, ZHAO Z, et al. Prevalence and Complications of bicuspid aortic valve in chinese according to echocardiographic database. Am J Cardiol,2017,120(2):287−291.

2. MACK M J, BRENNAN J M, BRINDIS R, et al. Outcomes Following transcatheter aortic valve replacement in the United States outcomes of transcatheter aortic valve replacement. JAMA, 2013, 310(19): 2069−2077.

3. DON C,GUPTA P P,WITZKE C,et al.Patients With Small Left Ventricular Size Undergoing Balloon Aortic Valvuloplasty Have Worse Intraprocedural Outcomes. Catheter Cardiovasc Interv. 2012 Nov 15; 80(6): 946–954.

二叶式主动脉瓣、不对称钙化 TAVR 一例

上海交通大学医学院附属瑞金医院

术者：张瑞岩　朱政斌

【病例介绍】

患者，女性，64 岁。因"发作性胸闷 40 余年，加重 5 个月"入院。入院查体：神志清，精神可，颈静脉无明显充盈，双肺呼吸音粗，未闻及明显干湿啰音，心律齐，主动脉瓣第一听诊区可闻及 3/6 级收缩期杂音，未触及明显震颤，双下肢无水肿，外周血管征（－）。

合并症情况：支气管扩张。STS 评分 2.97%。

主要实验室检查结果：NT-proBNP 410.8 ng/mL，血常规、肝肾功能、电解质、心肌标志物、DIC 等均在正常范围。心电图：心率 89 次 / 分，频发室性期前收缩，PR 间期 194 ms，QRS 间期 88 ms，无束支传导阻滞（图 11.1）。

经胸超声心动图：二叶式主动脉瓣，局部增厚，回声增强，瓣口收缩期最大流速 4 m/s，平均跨瓣压差 40 mmHg，估算瓣口面积 0.96 cm^2；主动脉瓣轻微反流，二尖瓣轻微反流，三尖瓣轻微反流，最大反流速度 2.9 m/s，肺动脉收缩压 44 mmHg；左心室舒张末内径 46 mm，左心室收缩末内径 30 mm，左心室舒张末容积 96 mL，左心室收缩末容积 35 mL；左心室射血分数 64%；左心室整体长轴应变（GLS）－15.1%。

MSCT　①主动脉根部情况：二叶式主动脉瓣（Type 0 型），不对称钙化，钙化主要集中于左冠瓣；主动脉瓣瓣环周长 75.5 mm，瓣上 4 mm、周长 65.4 mm，瓣上 8 mm、周长 63.5 mm；左室流出道周长 81.4 mm；窦管交界 100.3 mm；主动脉窦周长 107.4 mm；升主动脉 116.3 mm；左冠高度 15.5 mm，右冠高度 12.5 mm（图 11.2）。②入路情况：右侧入路最细处直径 6 mm，分叉稍高，无明显迂曲、狭窄（图 11.3）。

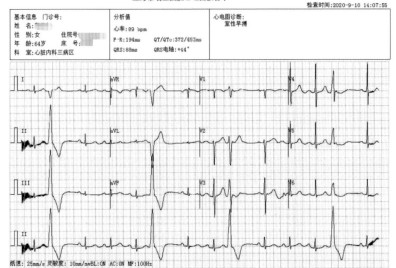

上海市瑞金医院心电图报告单

检查时间:2020-9-10 14:07:55

基本信息 门诊号:
姓 名:
性 别:女   住院号:
年 龄:64岁   床 号:
科 室:心脏内科三病区

分析值
心率:89 bpm
P-R:194ms   QT/QTc:372/453ms
QRS:88ms   QRS电轴:+44°

心电图诊断:
室性早搏

纸速:25mm/s 灵敏度:10mm/mvBL:ON AC:ON MF:100Hz

图 11.1 术前心电图

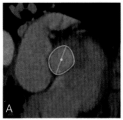

A
周长:75.5 mm
面积:441.1 mm²
最大直径:27.0 mm

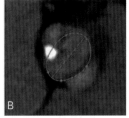

B
周长:65.4 mm
面积:326.9 mm²
最大直径:24.0 mm

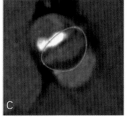

C
周长:63.5 mm
面积:304.7 mm²
最大直径:23.2 mm

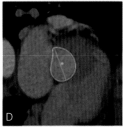

D
周长:81.4 mm
面积:483.9 mm²
最大直径:29.4 mm

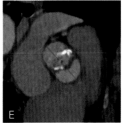

E
周长:107.4 mm
面积:849.2 mm²
最大直径:39.0 mm

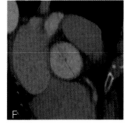

F
周长:100.3 mm
面积:789.1 mm²
最大直径:35.1 mm

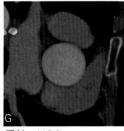

G
周长:116.3 mm
面积:1070.9 mm²
最大直径:38.6 mm

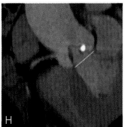

H
高度:15.4 mm

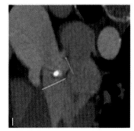

I
高度:15.5 mm

图 11.2 主动脉根部 CT
A. 主动脉瓣瓣环;B. 瓣上 4mm;C. 瓣上 8mm;D. 左室流出道;E. 主动脉窦;F. 窦管交界;G. 升主动脉;H. 右冠开口;I. 左冠开口

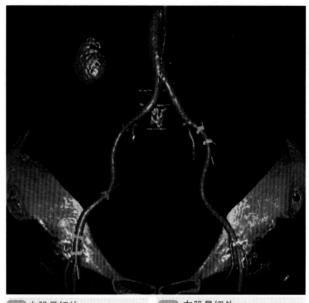

右股最细处
闭合的样条曲线

周长: 17.8 mm
面积: 24.9 mm²
最大直径: 6.0 mm
高度: 0.6 mm
图像显像角度: CRA 41°/LAO 67°

左股最细处
闭合的样条曲线

周长: 17.8 mm
面积: 24.6 mm²
最大直径: 5.7 mm
高度: 0.7 mm
图像显像角度: CAU 40°/LAO 73°

图 11.3   入路评估

【拟定手术策略】

1. 麻醉方式   全身麻醉。

2. 入路   右股动脉入路。

3. 球囊扩张策略   22 mm 球囊预扩张。

4. 所选瓣膜类型   Vitaflow。

5. 瓣膜型号   预装 24 mm 瓣膜，结合球囊尺寸调整。

【手术过程】

1. 入路准备

留置临时起搏器及右心漂浮导管；穿刺左侧股动脉为辅路，翻山造影下穿刺右侧股总动脉并预置两把 proglide 血管缝合器。术前血流动力学数据见表 11.1。

表 11.1   术前血流动力学数据

左心室压力	157/14 mmHg
主动脉根部压力	108/54 mmHg

2. 术前主动脉根部造影

LAO 35°/CRAN 19°，使左冠瓣与右冠瓣分别显示，可见主动脉瓣活动度差、瓣口开放部位，同时显示冠脉开口位置（视频 11.1，11.2）。

3. 导丝跨瓣

选择 AL1 导管跨瓣困难，更换 AL2 导管后直头超滑导丝顺利跨瓣，交换 J 形交换导丝，送入猪尾导管至左心室，测得峰值跨瓣压差为 50 mmHg。经猪尾导管送入 lunderquist 导丝至左室（视频 11.3）。

4. 球囊预扩张

预装载 24 mm Vitaflow 瓣膜，选择 22 mm 非顺应性球囊进行预扩张（视频 11.4），扩张同时造影可见钙化处"腰征"，无反流，冠脉显影不受影响。

5. 瓣膜输送

根据术前 CT 测量以及 balloon sizing 结果，确认使用预装载的 24 mm Vitaflow 瓣膜。患者横位心，心腔较小，导丝支撑力弱，调整后系统仍不能顺利跨瓣，遂装载 Snare，在 Snare 辅助下输送系统顺利跨瓣（视频 11.5，11.6）。

6. 瓣膜释放

瓣膜选择 0 位释放，高频起搏下缓慢释放瓣膜，释放过程中感觉瓣膜下滑趋势明显，尽量维持瓣膜释放高度。释放完成后，压差消除，舒张压 60 mmHg，经食管超声未见明显反流，瓣膜形态良好，准备复查造影结束手术，此时透视下发现瓣膜持续下滑，复查造影反流严重，考虑行瓣中瓣。释放第二个 24 mm Vitaflow 瓣膜。释放后复查造影轻微反流，舒张压 56 mmHg，经食管超声显示瓣膜形态、开合良好（视频 11.7~11.9）。

7. 入路处理

预置 proglide 进行血管缝合，复查造影未见血管出血、夹层、狭窄等。术后血流动力学数据见表 11.2。

表 11.2 术后血流动力学数据

左心室压力	119/13 mmHg
主动脉根部压力	123/60 mmHg

8. 患者转归

出院前复查心脏超声示主动脉瓣轻微反流，经主动脉口收缩期最大流速约为 1.3 m/s，EF 70%，顺利出院。

视频 11.1 术前经食管超声评估	视频 11.2 术前主动脉根部造影
视频 11.3 导丝跨瓣过程	视频 11.4 22 mm 球囊预扩张
视频 11.5 左室造影	视频 11.6 Snare 辅助下输送系统跨瓣
视频 11.7 瓣膜释放	视频 11.8 瓣膜释放后造影
视频 11.9 瓣中瓣释放后造影	

【讨论】

本例手术难点与亮点

本病例难点包括患者小心腔、横位心、瓣口小，输送系统跨瓣困难；此外，由于患者为 Type 0 型二叶瓣畸形、钙化不对称、左室流出道较宽，瓣膜锚定较为困难，虽然释放时为 0 位，但释放后瓣膜仍然下滑，造成瓣周漏。针对这些难点，本例采取了以下措施：

（1）患者为二叶式主动脉瓣，因此在选择瓣膜型号时，不仅需要测量瓣环，也要对瓣上结构进行分析。同时，根据 CT 测量结果选择合适的球囊，术中进行 balloon sizing，评估冠脉闭塞风险、反流情况，指导瓣膜选取。该病例 inter-commissural 测得 21.5 mm，因此术者选择了 22 mm 球囊进行预扩张。预扩张同时行根部造影，可见钙化处"腰征"，同时未见反流，结合术前 CT 影像，最终选择 Vitaflow 24 mm 瓣膜。

（2）由于患者存在横位心、小心腔、钙化严重，术中第一次尝试系统跨瓣时困难，及时调整导丝位置，同时装载 Snare，在 Snare 辅助下输送系统顺利跨瓣。

（3）术前 CT 评估时发现该患者为 Type 0 型二叶式主动脉瓣，且钙化不对称，主要集中于左冠瓣，瓣膜的锚定存在困难，并且患者左室流出道较宽，没有明显的嵴防止瓣膜的下滑，进一步增加了瓣膜下滑造成瓣周漏的风险。因此，在瓣膜释放高度选择上需要权衡瓣膜向上或向下移位的风险。术者选择接近 0 位释放，尽管释放后即刻 TEE 未见反流，但透视下可见瓣膜持续下滑，复查造影可见大量反流，此时策略为瓣中瓣植入。第二个瓣膜的尺寸选择仍为 24 mm，释放后微量反流，结果满意。

（4）在最近的系列研究中，瓣周漏的发生率仍有 3.4%，并且和术后的死亡率相关[1~3]。瓣环—人工瓣膜不匹配、植入深度、钙化程度和分布都将影响瓣周漏的发生。术者认为瓣周漏的预防依赖于术前的评估，通过对整个主动脉根部形态、瓣环及瓣上结构测量、瓣叶形态及钙化程度和分布的评估，甄别容易发生瓣周漏的患者，选择合适瓣膜种类及尺寸。此外，随着新一代瓣膜以及球扩瓣的逐步应用，有助于对瓣周漏的进一步预防。

术中一旦发生瓣周漏，首先需要根据造影结果、经食管心脏超声评估瓣周漏的程度，同时结合患者的血流动力学状态，对于微量或轻度瓣周漏通常不需要额外处理。对于中度以上的瓣周漏需要根据不同情况采取不同策略。瓣膜植入过深的情况下可适当向上提拉瓣膜或是像本病例采取瓣中瓣的策略；若瓣膜选择过小或瓣膜展开形态不佳可使用球囊进行后扩张。

【参考文献】

1. MACK M J, LEON M B, THOURANI V H, et al. Transcatheter Aortic−Valve Replacement with a Balloon−Expandable Valve in Low−Risk Patients. N Engl J Med, 2019, 380(18): 1695−705.
2. PIBAROT P, HAHN R T, WEISSMAN N J, et al. Association of Paravalvular Regurgitation With 1−Year Outcomes After Transcatheter Aortic Valve Replacement With the SAPIEN 3 Valve. JAMA Cardiol, 2017, 2(11): 1208−16.
3. POPMA J J, DEEB G M, YAKUBOV S J, et al. Transcatheter Aortic−Valve Replacement with a Self−Expanding Valve in Low−Risk Patients. N Engl J Med, 2019, 380(18): 1706−15.

极重度钙化 Type 0 型二叶瓣 TAVR 一例

赣南医学院第一附属医院心内科

术者：廖永玲　周序锋

【病例介绍】

患者，男性，81 岁，因"反复胸痛伴呼吸困难 5 年，加重半年"入院。入院查体：血压 101/64 mmHg，脉搏 75 次 / 分，呼吸 24 次 / 分，恶病质状态，神志清，呼吸尚平稳，半卧位，心界向左稍扩大，心尖部可见抬举样搏动，心律齐，95 次 / 分，主动脉瓣第一听诊区闻及 3/6 级收缩期杂音，向颈部传导，二尖瓣听诊区可闻及 3/6 级收缩期杂音，局限无传导，未触及明显震颤，双肺呼吸音粗，双下肺可闻及少许湿啰音，未闻及明显干啰音，双下肢中度凹陷性水肿。入院诊断：心脏瓣膜病，主动脉瓣重度狭窄伴关闭不全，二尖瓣轻度狭窄伴关闭不全，心功能 Ⅳ 级（NYHA）。合并症情况：肝硬化，慢性胃炎。STS 评分 12.0%。

主要实验室检验结果：NT-proBNP 18400 pg/mL，eGFR 56.8 mL/（min·mm^2），ALT 36 U/L，血气分析、电解质基本正常。心电图：窦性心律，PR 间期 240 ms，QRS 间期 96 ms，无束支传导阻滞（图 12.1）。经胸超声心动图：升主动脉瘤样扩张并主动脉硬化；主动脉瓣重度狭窄（压差 71 mmHg）；主动脉瓣反流（轻—中度）；主动脉瓣多发钙化灶。二尖瓣重度反流；肺动脉高压（中—重度）；左心室舒张末内径（LVDD）59 mm，左心房收缩末内径（LADS）65 mm；左心室射血分数（LVEF）40%；肺动脉收缩压（PASP）33 mmHg。冠脉 CTA：主动脉瓣及二尖瓣钙化、狭窄，升主动脉明显增宽，心脏增大，心包积液；冠状动脉 CTA 未见明显异常。

主动脉 CTA　①主动脉瓣膜及根部情况：主动脉瓣呈二叶瓣，瓣膜见明确增厚及钙化灶（瓣环大小约为 37 mm×27 mm，周长 105 m，面积 868.2 mm^2），左冠状动脉开口距离瓣环 18.5 mm，右冠状动脉开口距离瓣环 20.9 mm（图 12.2），窦管交界区管径 41 mm×38 mm，瓣环上方 4 cm 处升主动脉管径 49 mm×51 mm；心脏增大，二尖瓣见钙化，左心房前后径约 59 mm，心包少量积液；左、右冠状动脉开口正常，未见斑块及狭窄。②入路情况：右股动脉内径为 9 mm×7 mm，左股动脉内径 9 mm×7 mm，升主动脉增宽，降主动脉未见狭窄及扩张。腹主动脉、双侧髂动脉见多发钙化斑块，管腔未见狭窄。双侧肾动脉、肠系膜上动脉、腹腔干动脉显示清楚，未见明显狭窄。左心房、左心室增大，左心耳见结节充盈缺损。心包少量积液。

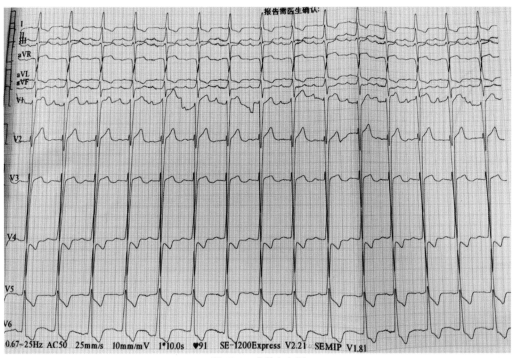

图 12.1　术前心电图

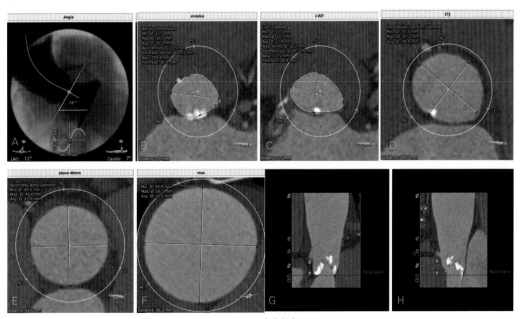

图 12.2　主动脉根部 CT

A. 主动脉根部角度；B. 主动脉瓣瓣环；C. 左室流出道；D. 窦管交界；E. 距瓣环 40 mm 处升主动脉宽度；F. 距瓣环 86 mm 处升主动脉宽度；G. 右冠开口；H. 左冠开口

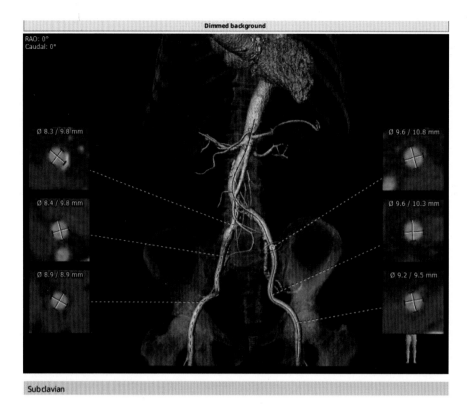

图 12.3　双侧下肢动脉 CTA 结果

【拟定手术策略】

1. 麻醉方式　全身麻醉。
2. 入路　右股动脉入路。
3. 球囊扩张策略　23 mm 球囊预扩张。
4. 所选瓣膜类型　Venus–A 26 mm。

【手术过程】

1. 入路准备

患者取平卧位，气管插管和全麻后，常规消毒双侧腹股沟区域皮肤，铺巾，seldinger 法穿刺桡动脉留置针，穿刺右颈内静脉、左股动脉，分别置入 6F 左股动脉鞘、6F 右股动脉鞘，沿右颈内静脉置入临时起搏器确定起搏稳定。穿刺右股动脉，预留两把 proglide 血管缝合器，置入 20F 带阀门鞘管，沿动脉鞘注入肝素 5 000 U。

2. 术前主动脉根部造影

经左股动脉鞘送入 6F Pig 造影导管至主动脉根部，行主动脉造影（视频 12.1）。

3. 导丝跨瓣

经右股动脉鞘管送入 6F AL1 导管至升主动脉，由于导管室缺直头超滑导丝，使用 Roadrunner 导丝无法跨瓣，将 Roadrunner 导丝头端带弯部分剪切修饰后，谨慎将导丝跨瓣进入左室，但 6F AL1 导管无法通过狭窄主动脉瓣口，改用 5F AL1 导管成功通过，经交换导丝送入 6F Pig 导管及 Landquest 导丝至左室（视频 12.2）。

4. 球囊预扩张

由于瓣膜钙化病变严重， 23 mm×40 mm 球囊无法跨瓣，选用 10 mm×40 mm 外周球囊 14 atm×5 s 扩张后，在 180 次/分起搏下以 23 mm×40 mm 球囊扩张（视频 12.3）。

5. 瓣膜释放

经右股动脉鞘将人工主动脉瓣送至原主动脉根部主动脉瓣膜处，跨瓣后进行精确定位，Marker 点与无名窦内猪尾导管下缘齐平，释放 1/3 Venus-A 26 mm 人工主动脉瓣膜，再次确定位置合适后，180 次/分快速起搏下，合适力量牵拉人工瓣膜，迅速释放中 1/3 后，停止起搏，释放后 1/3。主动脉根部造影显示，人工主动脉瓣瓣周未见明显瓣周漏，主动脉启闭良好（视频 12.4）。复测主动脉压力差由 71 mmHg 降至 13 mmHg 左右，较前明显减小（图 12.4）。

6. 入路处理

撤出输送系统，缝合右侧股动脉，留置左股动脉鞘、桡动脉留置针、临时起搏器电极，护送患者至 ICU 病房监护。临时起搏器留置 1~2 天。

7. 手术结果

患者于手术室苏醒顺利，术后胸闷、胸痛等症状无再发，未发生心衰、心梗、卒中、肾功能不全加重等不良事件，无新发房颤、束支传导阻滞等心律失常，心脏相关指标明显下降，术后第 2 天 BNP：2521 pg/mL，转出 CCU。术后第 4 天复查经胸超声心动图提示人工主动脉瓣活动正常，峰值跨瓣压差 10 mmHg，未见明显瓣周漏，无瓣中及瓣周反流，LVEF 55%。患者于术后第 6 天顺利出院，出院时心功能 Ⅱ 级（NYHA）。2 个月后随访，患者心功能较前明显改善，体重较前增加 6 kg。

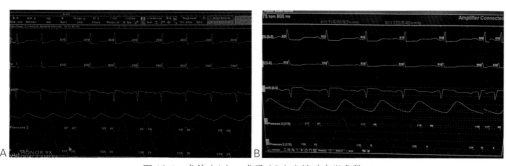

图 12.4　术前（A）、术后（B）血流动力学参数

视频 12.1　术前主动脉根部造影

视频 12.2　导丝跨瓣过程：A．未通过；B．顺利通过

视频 12.3　A．10 mm×40 mm 球囊预扩张；B、C．23 mm×40 mm 球囊预扩张

视频 12.4　A．输送系统跨瓣及定位；B．1/3 瓣膜释放；C．瓣膜全部释放；D．瓣膜释放后造影

【讨论】

本病例难点包括患者年龄大，恶病质状态，瓣膜钙化严重，导丝及导管跨瓣困难，且心脏呈横位心，容易出现血管损伤、瓣膜扩张不充分、传导阻滞、术后瓣周漏等并发症；针对这些难点，本例采取以下应对策略：

1. 通过术前 CT 充分评估了横位心导致升主动脉外侧壁无法提供足够支撑而造成的跨瓣困难，并且患者瓣膜重度狭窄合并严重钙化，在缺少直头超滑导丝的情况下，将 Roadrunner 导丝头端带弯部分剪切修饰后谨慎跨瓣操作，此时操作应注意避免导丝有张力，以免穿破心脏及损伤心脏其他组织结构；导丝跨瓣成功后，由于瓣膜严重钙化，6F AL1 导管通过困难，反复尝试后及时更换为 5F AL1 导管跨瓣成功，对于瓣膜口严重狭窄患者，更换更小一号导管可以增加跨瓣成功率。

2. 本例患者瓣膜钙化非常严重，经术前评估已充分了解其难度，导丝跨瓣困难更是验证了这一结果，并且比预想的更加严重，在欲使用球囊预扩张时，23 mm×40 mm 球囊多次尝试后未能成功跨瓣，故及时更换 10 mm×40 mm 外周球囊进行预处理是合适的。使用 23 mm×40 mm 球囊进行扩张，扩张后造影提示瓣膜未影响冠状动脉开口，且未见明显反流，这结果说明选择 Venus-A 26 mm 的瓣膜是合适的。对于 Type 0 型二叶瓣，型号合适的瓣膜支撑力对瓣周漏预防效果会更好，更大型号的瓣膜可能会增加术中瓣膜移位、下滑风险及主动脉事件的风险。对于严重钙化的 Type 0 型二叶瓣，生物瓣下滑概率并不确定，较高位置释放及释放过程中合适的后拉力量，更有利于瓣膜的精准释放。

3. 由于患者呈横位心，抓捕器的使用可以使人工瓣膜通过主动脉瓣变得更为容易，减少主动脉壁损伤的风险。但术者认为主动脉瓣膜已充分扩张，预计瓣膜通过的困难程度较小，该患者升主动脉结构基本正常，主动脉损伤风险较小，故未使用抓捕器。

4. 患者术前恶病质状态，术后 2 个月随访，临床症状明显缓解，进食正常，营养状况较前有明显改善，体重增加 6 kg，术前诊断肝硬化应考虑为心源性肝硬化，主动脉狭窄导致右心功能不全，是长期肝淤血所致。主动脉瓣置换术后，右心功能也得到明显改善，故肝功能明显好转，患者消化吸收功能好转，营养状况改善。对于这类心力衰竭较晚期患者，主动脉瓣膜置换对患者有明显获益。

横位心、重度、不对称钙化二叶示主动脉瓣 TAVR 一例

空军军医大学西京医院心内科

术者：陶凌　李飞　王博　朱存军　影像分析：牟方俊

【病例介绍】

患者，63 岁，女性，8 个月前活动后出现胸闷、胸痛。就诊于当地医院，心脏超声结果提示瓣膜病。转至我院后门诊复查心脏超声显示主动脉瓣重度狭窄（PG$_{max}$ 107 mmHg）并钙化，室间隔及左室壁普遍增厚，左室扩大，收缩功能正常。主动脉瓣上湍流 V$_{max}$ 517 cm/s，PG$_{max}$ 107 mmHg，瓣下反流，长度 1.5 cm；二尖瓣反流 3.1 mL。入院诊断考虑：主动脉瓣重度狭窄。

术前筛查：

MSCTA　①主动脉根部情况：Type 0 型二叶瓣，周长径 23.2 mm，中度钙化，钙化主要分布于右侧游离缘，嵴部可见钙化，升主动脉未见扩张，横位心，自杀左室，双侧冠脉高度较高，窦部较大，可用 20 mm 球囊扩张，可植入 L23/L26 mm；②入路：双侧股动脉直径均可作为主入路，建议右侧为主，预备抓捕器（图 13.1~13.7）。

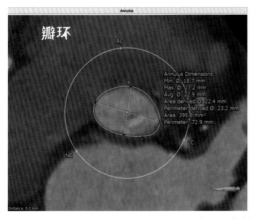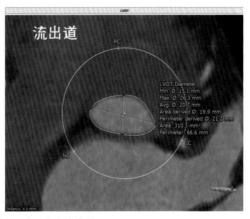

图 13.1　左：主动脉瓣瓣环；右：左室流出道

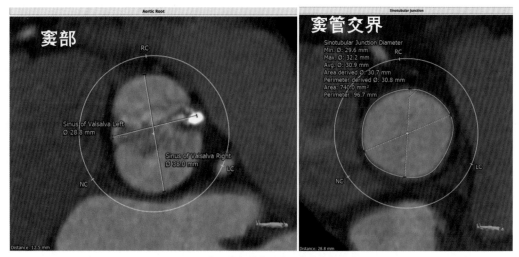

图 13.2　左：窦部结构；右：窦管交接结构

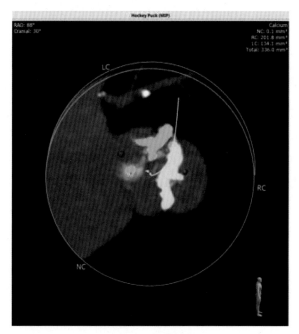

图 13.3　钙化积分

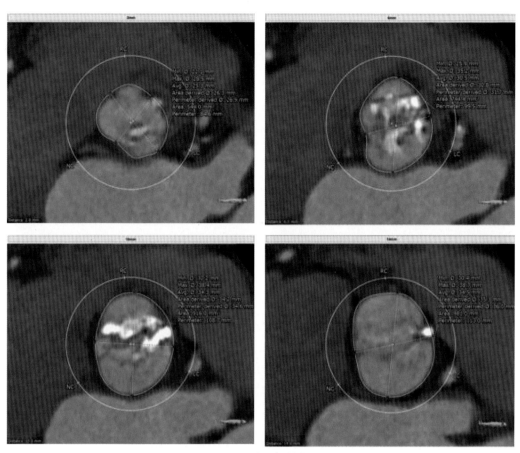

图 13.4 瓣环上结构

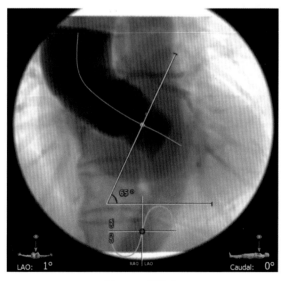

图 13.5 横位心

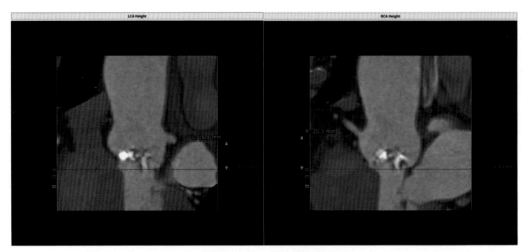

图 13.6　左、右冠脉高度

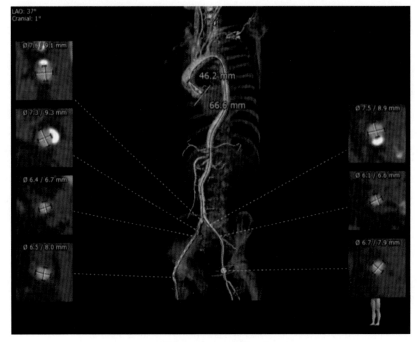

图 13.7　血管入路评估

经食管超声见图 13.8。

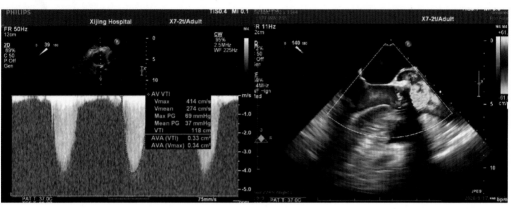

图 13.8　术中经食管超声

【手术策略】

1. 麻醉方式　全身麻醉。

2. 入路　右侧股动脉入路，20F 大鞘。

3. 球囊扩张策略　20 mm 球囊扩张。

4. 所选瓣膜类型　启明 Venus-A。

5. 瓣膜型号　23 mm 备 26 mm 瓣膜。

6. 手术难点或亮点　横位心、主动脉损伤、瓣膜移位、瓣周漏。

【手术过程】

1. 入路的建立　经颈静脉留置临时起搏器，穿刺左侧股动脉置入 6F 鞘管，超滑导丝翻山至右侧股浅动脉后，沿导丝送入 6F JR4 导管于右侧髂外动脉。行下肢血管造影显示右侧股动脉解剖。在造影指导下穿刺点后穿刺右侧股总动脉，并预置两把 proglide 血管缝合器，通过猪尾导管交换 lunderquist 超硬导丝后，置入 20Fr 血管鞘。

2. 术前主动脉根部造影　主动脉瓣重度钙化、瓣膜活动度差伴有少量反流（视频 13.1）。

3. 导丝跨瓣　根据术前 CT 预测跨瓣角度 RAO17°/ CAU16°，在 JR4 导管辅助下，直头导丝成功跨瓣（视频 13.2），并将 JR4 导管送至左室，然后交换 J 形导丝，再更换为 5F 猪尾导管，测得峰值跨瓣压差为 65 mmHg。经猪尾导管送入头端塑形的 lunderquist 超硬导丝至左室。

4. 球囊预扩张　20 mm 非顺应性球囊通过瓣膜阻力较大。进行预扩张同时造影提示球囊 "腰征" 不明显，并无明显反流，左冠显影不受影响（视频 13.3）。

5. 瓣膜释放　根据术前 CT 测量结果和术中瓣膜测量（balloon sizing）情况，采取小型号瓣膜（downsize）策略，选择 23 mm Venus-A 瓣膜。考虑横位，采取 Snare 辅助下输送瓣膜系统（视频 13.4）。结合术前 CT 预测及实际影像，瓣膜释放角度为 LAO27°/CRA10°。采取高位释放策略，并于瓣膜释放前 1/3 给予快速起搏（视频 13.5）。释放后 TEE 测量瓣膜植入深度为 4 mm，PG_{max} 34 mmHg，PG_{mean} 20 mmHg，无明显瓣周漏（视频 13.6）。

6. 球囊后扩张及最终造影　由于跨瓣压差不理想，采取 20 mm 球囊后扩张。最终 TEE 显示 PG_{max} 27 mmHg，PG_{mean} 15 mmHg（图 13.9）。主动脉根部造影提示瓣膜位置可，左、右冠显影，存在少量反流（视频 13.7）。

7. 入路处理　撤除大鞘，收紧预置的两把 proglide 缝线进行入路止血。左侧股动脉以 6F angio-seal 闭合器止血。

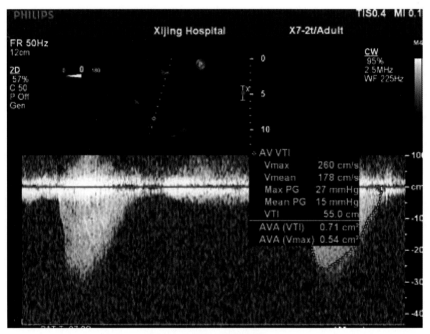

图 13.9　最终经食管超声

视频 13.1　主动脉根部造影

视频 13.2　JR4 导管辅助直头导丝跨瓣

视频 13.3　使用 20 mm 球囊预扩张

视频 13.4　Snare 辅助瓣膜到位

视频 13.5　瓣膜定位

视频 13.6　瓣膜释放

视频 13.7　主动脉根部最终造影

【讨论】

本例患者为 Type 0 型二叶瓣，周长径23.2 mm，中度钙化，CT可见钙化呈偏心分布，主要分布于右侧游离缘、嵴部。同时存在横位心及左心室偏小。因此，术前充分补液十分关键，能够避免瓣膜释放后的自杀左心室综合征。术中采取 20 mm 球囊预扩张，造影可见轻度切迹，未见反流，故决定采用 Venus-A 23 mm 瓣膜。由于横位心，在瓣膜到位过程中我们使用了 Snare 抓捕器辅助瓣膜到位。瓣膜释放后，通过经食管超声及主动脉根部造影显示瓣膜位置、功能良好。Type 0 BAV 患者往往存在瓣环不规则、不均匀钙化、升主动脉扩张、横位心等不利于 TAVR 的解剖结构，术中发生瓣膜移位、瓣周漏、主动脉夹层风险高。瓣膜选择不仅要考虑瓣环大小，还要参考瓣环以上的结构，同时可根据预扩张球囊是否存在切迹、是否存在反流来辅助瓣膜型号的选择。横位心可能导致器械到位困难，往往需要 Snare，因此，术前应根据计划选择鞘的大小。偏高位释放瓣膜有利于减少瓣膜下滑，降低术后瓣周漏程度。术后，我们常规会根据经食管超声及主动脉根部造影明确瓣膜位置、瓣膜功能及反流程度，如果存在压差高、反流大建议积极处理。

第二章 冠状动脉高风险

极重度狭窄、跨瓣困难、瓣叶钙化冗长、冠脉高风险 TAVR 一例

福建医科大学附属协和医院心血管内科

术者：陈良龙　方　军　鄢晓平

【病例介绍】

患者，女性，74 岁。因"反复气促 1 年，加重 10 天"入院。入院查体：血压 94/61 mmHg，脉搏 70 次/分，神志清楚，半卧位，颈静脉稍充盈，双下肺少量湿性啰音，心浊音界向左扩大，心音钝，心律齐，P2>A2，胸骨右缘第 2 肋间 4/6 级收缩期喷射样杂音，向颈部传导，双下肢轻度水肿。入院诊断：极重度主动脉瓣狭窄伴轻—中度关闭不全，二尖瓣中度关闭不全，心功能 IV 级（NYHA）。合并症情况：无高血压，无糖尿病。STS 评分 5.066%。严重虚弱状态。

主要辅助检查结果：cTnI 0.36 ng/mL，NT–proBNP >35000 pg/mL，Hb 120 g/L，WBC、PLT、电解质正常，eGFR 40 mL/（min·mm^2），ALT 32 U/L，PCT=1.240 ng/mL。心电图：左室高电压（图 14.1）。经胸超声心动图：主动脉瓣狭窄（极重度）伴关闭不全（轻—中度），AVA= 0.24 mm^2，跨瓣流速 6.1 m/s，平均压差 86 mmHg；中度二尖瓣关闭不全；左心室舒张末内径（LVDD）60 mm，左心室射血分数（LVEF）40.2%，左心室后壁（LVPW）14 mm，室间隔（IVS）15 mm，三尖瓣中度关闭不全，肺动脉压 53 mmHg。冠脉 CTA：冠状动脉粥样硬化。肺部 CT：双肺炎症合并肺水肿可能，双侧胸腔积液（少—中量）。

CTA 评估　①主动脉根部情况（图 14.2 A–J）：三叶瓣，重度钙化，瓣环周长 77.6 mm，直径 24.7 mm，流出道直径 25.9 mm；瓣叶交界处均可见不同程度融合，右冠瓣叶冗长，超过冠脉开口层面，窦管交界（STJ）层面可见瓣尖钙化；瓦氏窦大小尚可，左、右、无窦直径分别 33.3 mm、33.1 mm 和 27.1 mm；STJ 偏小，直径 27 mm；左右

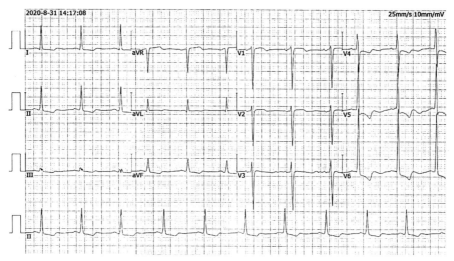

图 14.1　术前心电图

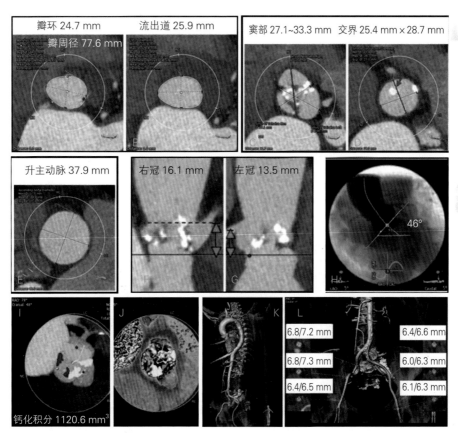

图 14.2　主动脉根部及入路 CTA 分析（主动脉根部 CTA 见视频 14.1）

A~E. 分别示主动脉瓣环、左室流出道、主动脉窦部、窦管交界及升主动脉直径；F、G. 分别示右、左冠高度，右冠瓣冗长钙化高过窦管交界水平；H. 主动脉根部夹角；I~J. 主动脉瓣叶极重度钙化，交界处不同程度融合钙化；K. 主动脉弓；L. 双侧股—髂动脉

冠脉高度尚可，左冠 13.5 mm，右冠 16.1 mm；升主动脉直径 37.9 mm，未见明显扩张；主动脉根部夹角 46°。②入路情况（图 14.2 K–L）：主动脉弓角度尚可，右髂动脉扭曲，右股动脉分叉位置较高，左右股—髂动脉直径较大，均大于 6 mm，无明显斑块。

【拟定手术策略】

1. 麻醉方式　全身麻醉。

2. 主入路　左股动脉。

3. 球囊扩张策略　20 mm 小球囊预扩张。

4. 所选瓣膜类型　Venus–A。

5. 瓣膜型号　预装 26 mm 瓣膜。

6. 球囊后扩张　20 mm 或 23 mm 球囊。

7. 冠脉保护　可能需要。

8. ECMO　备用。

【手术过程】

1. 入路准备

经右股静脉留置临时起搏器。穿刺右侧股动脉作为辅入路，将 JR3.5 导管送至左股动脉分叉上方造影，并送入泥鳅导丝协助定位穿刺点，成功穿刺左股动脉，预置两把 proglide 血管缝合器，在 lunderquist 超硬导丝支撑下置入 20Fr 爱普特血管鞘。

2. 术前主动脉根部造影（图 14.3，视频 14.2、14.3）

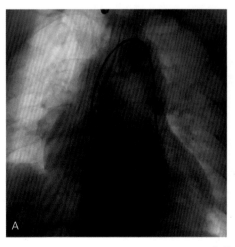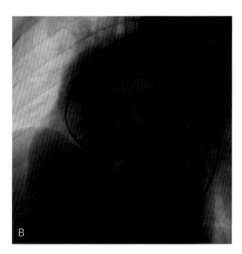

图 14.3　术前主动脉根部造影

A. 瓣环水平造影（视频 14.2）；B. 右冠切线位造影（视频 14.3）

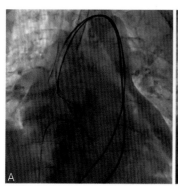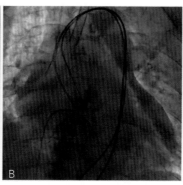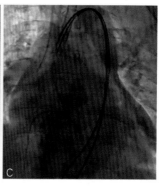

图 14.4　导丝跨瓣过程

A. AL 1.0 造影导管 + 加硬导丝跨瓣失败（视频 14.4）；B. AL 1.0 造影导管 + 泥鳅导丝硬端跨瓣失败（视频 14.5）；C. AL 0.75 指引导管 + 加硬导丝跨瓣成功（视频 14.6）

3. 导丝跨瓣过程（图 14.4，视频 14.4~14.6）

采用 AL1.0 造影管 + 加硬导丝，AL1.0 造影管 + 泥鳅导丝，AL1.0 指引管 + 加硬导丝。

4. 球囊预扩张

6F 猪尾导管艰难通过主动脉瓣口，测跨主动脉瓣压差 120 mmHg（图 14.5A，视频 14.7）。20 mm Numed 球囊无法通过瓣口（图 14.5B，视频 14.8）。6 mm × 12 cm 外周球囊扩张主动脉瓣口（图 14.6A，视频 14.9）。20 mm Numed 球囊艰难通过瓣口（图 14.6B，视频 14.10）。第　次 20 mm 球囊艰难扩起，右冠有显影（图 14.7A，视频 14.11）；第二次 23 mm Numed 球囊轻松扩起，但右冠无显影，血压下降（图 14.7B，视频 14.12）；撤出球囊，复查造影示右冠血流恢复正常（图 14.7C，视频 14.13）。

5. 瓣膜释放及球囊后扩张

根据术前 CTA 测量结果、术中球囊测量及冠脉高风险，downsize 选择 23 mm Venus-A 瓣膜，顺利释放，瓣周漏较大，23 mm Numed 球囊进行后扩张两次，瓣周漏明显减轻，造影示轻微瓣周漏（图 14.8，视频 14.14）。导管测量术后跨主动脉瓣压差降到 16 mmHg。经食管超声心动图示轻微瓣周漏（图 14.9，视频 14.15、14.16）。

6. 入路处理

主入路以预置的两把 proglide 进行血管缝合，复查造影未见血管出血、夹层、狭窄等征象。辅入路以 proglide 血管缝合器闭合穿刺处。术后 ECG 无变化，即刻拔除临时起搏器。

7. 手术结果

术后送 CCU 顺利拔除气管插管，无气促、胸闷等症状。未发生心力衰竭、心肌梗死、脑卒中、肾功能不全等不良事件，无心房颤动、束支传导阻滞等心律失常，心脏相关指标明显改善。

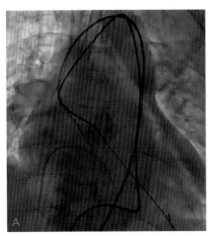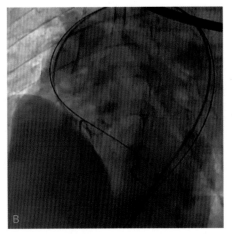

图 14.5　猪尾导管、球囊导管跨瓣

A. 6F 猪尾导管艰难跨瓣（视频 14.7）；B. 20 mm Numed 球囊无法跨瓣（视频 14.8）

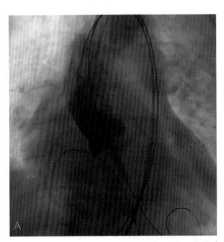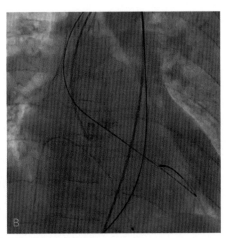

图 14.6　外周球囊扩张后预扩球囊跨瓣

A. 6 mm×12 cm 外周球囊扩张瓣口（视频 14.9）；B. 20 mm Numed 球囊艰难跨瓣（视频 14.10）

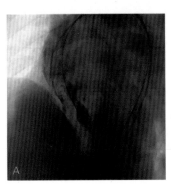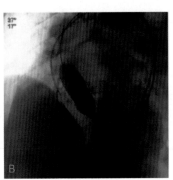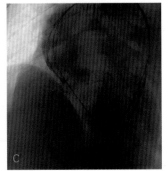

图 14.7　球囊预扩张两次

A. 20 mm 球囊艰难扩起，右冠有显影（视频 14.11）；B. 23 mm Numed 球囊轻松扩起，但右冠无显影（视频 14.12）；C. 撤出球囊后造影示右冠血流恢复正常（视频 14.13）

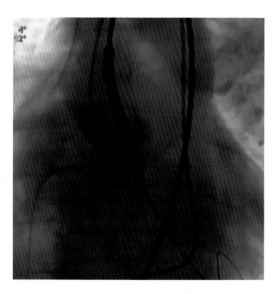

图 14.8　瓣膜释放及球囊后扩张

使用 Venus-AL23 瓣膜，瓣周漏明显，23 mm 球囊
后扩张两次，减轻为轻微瓣周漏（视频 14.14）

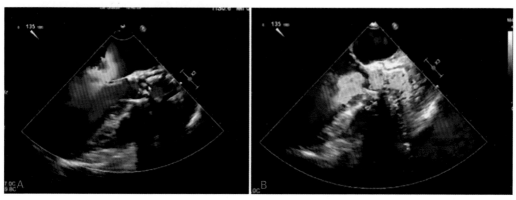

图 14.9　经食管超声心动图显示轻微瓣周漏
A. 长轴切面（视频 14.15）；B. 短轴切面（视频 14.16）

视频 14.1　主动脉根部 CTA

视频 14.2　术前主动脉根部造影（瓣环水平）

视频 14.3　术前主动脉根部造影（右冠切线位）

视频 14.4　导丝跨瓣失败（AL1.0 造影导管 + 加硬导丝）

视频 14.5　导丝跨瓣失败（AL1.0 造影导管 + 泥鳅导丝硬端）

视频 14.6　导丝跨瓣成功（AL0.75 指引导管 + 加硬导丝）

视频 14.7　6F 猪尾导管艰难通过极重度狭窄主动脉瓣口

视频 14.8　20 mm Numed 球囊无法通过主动脉瓣口

视频 14.9　6 mm（长度 12 cm）外周球囊预扩张

视频 14.10　20 mm Numed 球囊艰难通过主动脉瓣口

视频 14.11　20 mm Numed 球囊预扩张（很难扩起）

视频 14.12　23 mm Numed 球囊预扩张（容易扩起），右冠受累，血压下降

视频 14.13　撤去球囊，造影示冠脉血流正常

视频 14.14　Venus-AL23 瓣膜释放过程，23 mm 球囊后扩张两次

视频 14.15　术后食管超声心动图显示轻微瓣周漏（长轴切面）

视频 14.16　术后食管超声心动图显示轻微瓣周漏（短轴切面）

【讨论】

本例的主要难点：一是极重度主动脉瓣钙化性狭窄，瓣口有效面积仅为 0.24 cm²，导丝及球囊均难以通过主动脉瓣口；二是右冠瓣冗长，钙化高过窦管交界水平，存在右冠闭塞风险。

首先讨论跨瓣问题。跨瓣需要选择合适的导引导管和导丝。一般根据主动脉根部夹角不同，选择不同的导管。本例心脏没有明显横位，根部没有明显扩大，根据本中心经验常规选择 AL1.0 造影导管。跨瓣导丝可选直头加硬导丝或者直头泥鳅导丝，本中心常规使用直头加硬导丝进行跨瓣。合适的体位有助于跨瓣。本例根据术前 CTA 评估及术中主动脉根部造影结果，选择瓣环水平即三个窦处于同一平面的投照角度进行跨瓣，该体位可以看到瓣叶位置及活动。跨瓣时通过左手旋转导管改变方向，通过进退导管调整导管头端与瓣口的距离。当导管头端正对着瓣口时通常可见导管及导丝随血流冲击出现的晃动，此时右手来回推送导丝，于心室舒张期跨瓣。本例主要讨论小瓣口跨瓣技巧。

本例第一次使用 AL1.0 造影导管 + 直头加硬导丝，通过改变导管方向及与瓣口距离均无法跨瓣，由于没有直头泥鳅导丝，于是第二次尝试换用普通泥鳅导丝的硬头端，同样无法跨瓣。仔细分析影像发现，AL1.0 造影导管头端在主动脉根部晃动明显，难以固定，无法接近瓣口，这种晃动与心动周期无关，并非血流冲击引起，可能与其支撑力不足有关（视频 14.4，14.5）。因此，第三次尝试换用 AL0.75 指引导管，其支撑力更强，稳定性明显改善，且头端更易接近瓣口，使用加硬导丝成功跨瓣（视频14.6）。

本例小瓣口导丝跨瓣的体会是：导引导管的支撑力对于改变导管方向及位置十分重要，合适的支撑力使得导管能够到达合适的位置（与瓣口的距离合适，并非越近越好）。当然也可以尝试选择 AL2.0 造影导管，或者对导管头端进行塑形。本例跨瓣导丝的选择可能相对不重要，只要直头即可。成功跨瓣需要耐心，轻柔操作。本例不利于跨瓣的因素除了瓣口面积很小，没有明显反流也是原因之一。

本例导丝跨瓣之后，送入 6F 猪尾导管比较困难（可以换用 5F），无法送入 20 mm 球囊导管也印证了瓣口极重度狭窄。由于无法送入预扩张球囊导管，我们使用直径 6 mm、长度 12 cm 的外周球囊进行扩张，这是本例的亮点之一。外周球囊导管

直径相对较小，操作比较顺利。尽管使用外周球囊打开一个通道，送入 20 mm 预扩张球囊仍显困难，提示不仅瓣口面积很小且钙化十分严重。考虑瓣环直径 24.7 mm，预期需要植入 26 mm 瓣膜，相对充分的预扩张是必要的，因此先后使用 20 mm 和 23 mm 球囊进行预扩张，20 mm 球囊扩张时十分费力，23 mm 球囊扩张则相对轻松，提示瓣膜已被扩开。本例如果经外周球囊扩张后 20 mm 球囊仍难以跨瓣，则应考虑使用 18 mm 或更小的球囊进行预扩张。

由于右冠瓣长条形钙化不仅超过右冠开口且达到窦管交界以上，23 mm 球囊扩张时右冠没有显影，如果选择 26 mm 瓣膜，则可能存在较高右冠闭塞风险。因此决定选择 23 mm 瓣膜，考虑右窦直径较大，存在较大的前庭，有较大空间，且 23 mm 瓣膜的腰部直径不足 20 mm，右冠闭塞的风险相对较低，但预期可能存在较大瓣周漏。如果进行冠脉保护，则需要很长的支架，但没有可用的支架。因此决定使用 23 mm 瓣膜且不进行冠脉保护。最后瓣膜植入过程顺利，通过两次球囊后扩张，仅有轻微瓣周漏，效果满意，考虑本例系三叶瓣且植入瓣膜前经过充分预扩张，因此后扩张效果较好。也需要注意，在已知存在冠脉风险的情况下，多次预扩张可能因为瓣叶撕裂等因素增加冠脉风险。

左冠状动脉窦畸形患者"烟囱"PCI 保护下行 TAVR 一例

中国医学科学院阜外医院

执笔：王墨扬　术者：吴永健　宋光远

【病例介绍】

患者，女性，78 岁。因"反复胸闷、憋气 6 年多，加重 1 个月"入院。入院查体：血压 130/63 mmHg，脉搏 80 次 / 分，呼吸 22 次 / 分，血氧饱和度 100%（2 L/min 鼻导管吸氧下）。神志清，呼吸尚平稳，半卧位，心界向左稍扩大，心尖部可见抬举样搏动，心律齐，主动脉瓣第一听诊区可闻及 4/6 级收缩期杂音，向颈部传导，无明显震颤，双肺呼吸音粗，双下肺可闻及湿啰音，未闻及明显干啰音，双下肢无水肿，腹软无压痛。入院诊断：瓣膜性心脏病，主动脉瓣重度狭窄伴轻度关闭不全，三尖瓣轻中度关闭不全，心功能 Ⅲ 级（NYHA）。合并症情况：高血压病 3 级（极高危），高脂血症，阵发性心房颤动。STS 评分 6.1%。

主要实验室检验结果：NT-proBNP 1492 pg/mL，Hb 133 g/L，Cr 64 μmol/L，ALT 28 U/L，WBC、PLT、TNI、电解质正常范围。心电图：窦性心律，可见房性期前收缩，PR 间期 160 ms，QRS 间期 80 ms，无束支传导阻滞（图 15.1）。

经胸超声心动图：主动脉瓣狭窄（重度），峰值流速 4.9 m/s，平均压差 59 mmHg；主动脉瓣反流（轻度）；三尖瓣轻—中度反流；左心室舒张末内径（LVDD）38 mm；左心室射血分数（LVEF）65%；肺动脉收缩压（PASP）41 mmHg。

冠脉 CTA：单支病变，RCA 50% 狭窄。

MSCTA ①主动脉根部情况：三叶式主动脉瓣，瓣叶结构不对称，左冠窦发育畸形明显小于右侧无窦部，中重度钙化、中重度瓣叶增厚；主动脉瓣瓣环周长 72.7 mm；瓣环上 2 mm 水平周长 71.1 mm，瓣环上 4 mm 水平周长 75.1 mm，瓣环上 6 mm 水平周长 73.3，瓣环上 8 mm 水平周长 81.5 mm，左室流出道周长 74.5 mm；窦管交界均径 30.4 mm；主动脉窦部径线 26.6 mm × 32 mm × 35.5 mm；升主动脉平均径 38.7 mm；左冠高度 6.3 mm，右冠高度 13.5 mm（图 15.2）。②入路情况：双侧下肢入路血管轻度钙化，无明显迂曲及狭窄，血管平均直径可（图 15.3）。胸、腹主动脉及主动脉弓轻度钙化，无明显迂曲、狭窄，无夹层、动脉瘤等征象。

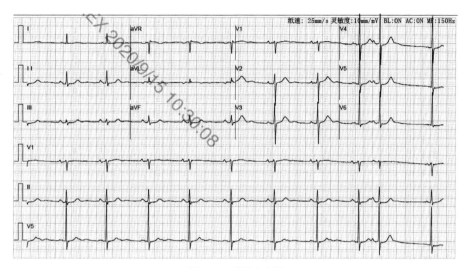

图 15.1　术前心电图

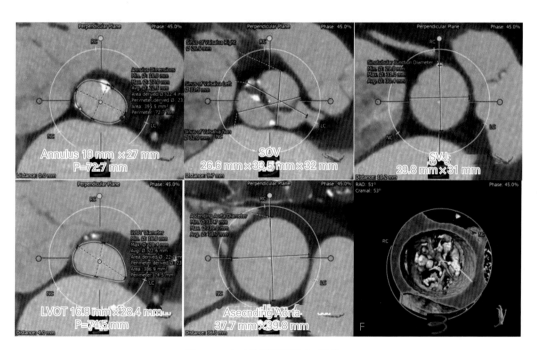

图 15.2　主动脉根部增强 CT 图像

A. 瓣环水平；B. 窦部平面：可见左冠窦发育畸形；C. 窦管交界；D. 左室流出道水平；E. 升主动脉最宽径线；F. VR 图示

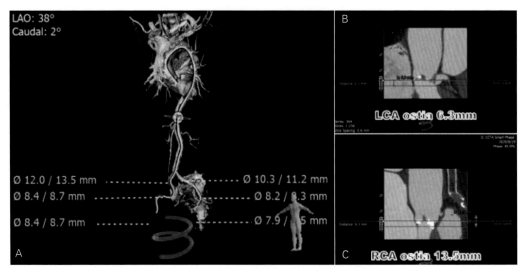

图 15.3　下肢入路 CT 图像及冠状动脉开口高度
A. 下肢入路形态及内径；B. 左冠状动脉开口；C. 右冠状动脉开口

【拟定手术策略】

1. 麻醉方式　全身麻醉。

2. 入路　右股动脉入路。

3. 球囊扩张策略　22 mm 球囊预扩张。

4. 所选瓣膜类型　Vitaflow。

5. 瓣膜型号　24 mm 瓣膜。

特殊准备：由于左冠瓣发育不良且左冠绝对高度仅为 6.3 mm，冠脉开口可见明显瓣叶，左冠闭塞风险高，术前穿刺右桡动脉进行冠脉保护，如有必要则行支架植入。

【手术过程】

1. 入路准备

经左侧股静脉留置临时起搏器；穿刺左侧股动脉为辅路，进入猪尾导管至髂总血管分叉，行下肢血管造影显示右侧下肢动脉情况。定位穿刺点，穿刺针穿刺主路股总动脉，并预置两把 proglide 血管缝合器，在 lunderquist 超硬导丝的支撑下置入 20Fr 戈尔血管鞘。

2. 术前主动脉根部造影

角度猪尾进入右冠窦进行造影，并将右窦置于中心位置，可见瓣膜形态及冠脉开口位置，造影显示左冠窦形态畸形（视频 15.1）。

3. 导丝跨瓣及冠状动脉造影

术前 CT 确定跨瓣 DSA 投射角度为 LAO 16° / CRA1°。在 AL1 导管辅助下，直头超滑导丝通过瓣口进入左室（视频 15.2）。经直头导丝送入 AL2 至左室，然后交换导丝，再经交换导丝送入猪尾导管至左室。保留左室猪尾导管，行冠状动脉造影（视频 15.3，15.4）。

4. 球囊预扩张

猪尾导管交换 lunderquist 导丝，在 180 次 / 分起搏下采用微创心通敖广 22 mm × 40 mm 球囊进行预扩张（视频 15.5），扩张同时造影提示球囊"腰征"不明显，无明显反流，被推开的左冠瓣瓣叶累及左冠开口，左冠开口无明显显影。

5. 瓣膜释放

根据术前 CT 测量结果和术中球囊测量情况，选择 24 mm 微创心通 Vitaflow 瓣膜进行体外装载，同时予以桡动脉入路植入 GuReater 4.5 mm × 21 mm 冠脉支架至前降支中段（视频 15.6）。术前 CT 确定瓣膜释放最佳角度为 RAO 5° / CAU 21°。瓣膜释放过程予以 120 次 / 分起搏，在人工瓣膜释放流入道固定后腰部展开时，回拉冠脉支架并释放于左主干开口，冠脉支架和人工瓣膜同步释放，形成"烟囱"效应保护冠状动脉开口（视频 15.7）。释放后造影提示瓣膜植入深度为 3~4 mm，左、右冠均显影正常，无瓣周漏（视频 15.8）。

6. 入路处理

主路以预置的两把 proglide 进行血管缝合，复查造影未见血管出血、夹层、狭窄等征象。辅路以 8Fr angio-seal 血管闭合器闭合穿刺处。

7. 手术结果

患者于手术室苏醒顺利，术后胸闷、胸痛等症状无再发，未发生心衰、心梗、卒中、肾功能不全加重等不良事件，无新发束支传导阻滞等心律失常。心脏相关指标明显下降，出院前 cTNT 0.27 ng/mL，BNP 2417 pg/mL，经胸超声心动图提示人工主动脉瓣活动正常，平均跨瓣压差 6 mmHg，未见瓣周漏及瓣中反流，LVEF 79%，患者于术后第 5 天顺利出院，出院时心功能 Ⅱ级（NYHA）。

视频 15.1　主动脉根部造影

视频 15.2　导丝跨瓣

视频 15.3　左冠状动脉造影

视频 15.4　右冠状动脉造影

视频 15.5　22 mm × 40 mm 微创敖广球囊扩张

视频 15.6　24 mm Vitaflow 瓣膜及支架定位

视频 15.7　瓣膜及支架同时释放

视频 15.8　释放后造影

【讨论】

本例手术难点与亮点

本病例难点主要为左冠窦罕见畸形发育不良伴有冠脉开口，低冠脉开口闭塞风险极高。

（1）风险评估：首先术前采用多种手段评估左冠窦形态、冠状动脉开口位置及风险，术前采用超声心动图明确了左冠窦发育不良，术前 CT 评估采用垂直拉伸方式测量冠脉开口高度，左冠开口仅为 6.3 mm，VR 三维重建及 4D 方法可以仔细观察左冠窦形态及冠脉开口位置。同时采用基于 CT 的三维打印技术，在术前体外进行观察及球囊扩张明确冠脉闭塞风险。术中进行球囊扩张时可进行两方面观察，除了常规的 balloon sizing 二次确认瓣膜型号外，着重观察左冠脉灌注情况。

（2）策略制定：本例患者为三叶瓣，钙化增生尚可，根据瓣环选择人工瓣膜型号为 24/27 mm Vitaflow 交界型号，结合瓣上空间情况及略小一号瓣膜可以适当减少冠脉闭塞风险情况，最终选择 24 mm Vitaflow 型号瓣膜。在适当 Downsize 同时需要充分判断瓣膜 sealing area 以及实际的铆定区，本例患者由于左冠开口低，考虑适当高位释放可能减少闭塞风险，同时 Vitaflow 的外包裙边技术可以在一定程度上改善 downsize 带来的 PVL 风险。术中球囊扩张同时对于冠脉灌注的观察极为重要，如出现冠脉闭塞情况，应进行预防。预防具体措施中结合本例特点，并非单纯开口过低，主要为窦部发育不良造成的空间狭小，故建议积极采用支架预埋策略，必要时进行保护。

（3）实际操作：本例患者术中采用 22 mm 微创敖广球囊进行预扩，术中确实发现冠脉灌注不佳（与术前三维打印结果有一定出入，也提示目前三维打印受材料等限制仅可作为参考，尚需结合术中实际情况进行分析）。术中采用桡动脉入路进行冠状动脉造影，同时在处理冠脉前完成导丝跨瓣和猪尾预留非常重要，防止处理冠脉过程中出现因 AS 导致的血流动力学不稳定，预跨瓣可及时进行预扩甚至急诊 TAVR 瓣膜植入。在球囊扩张结果指导下，本例患者采用了左冠预埋支架，瓣膜释放同时冠脉开口支架释放的"烟囱"技术，达到较好的释放效果。同时彰显了 Vitaflow 瓣膜相对平衡的径向支撑力与释放稳定性，定位较为精确，术后即刻效果良好。

横位心、升主动脉瘤样扩张、高冠脉 阻塞风险 TAVR 一例

复旦大学附属中山医院心内科

术者：周达新　潘文志

【病例介绍】

患者，女性，83 岁。因"反复胸闷痛 10 余年，加重伴不能平卧 1 个月"入院。入院查体：血压 138/53 mmHg，脉搏 90 次 / 分，呼吸 22 次 / 分，血氧饱和度 98%（2 L/min 鼻导管吸氧下），神志清，呼吸尚平稳，半卧位，心界向左稍扩大，心尖部可见抬举样搏动，心律齐，90 次 / 分，主动脉瓣第一听诊区闻及 3/6 级收缩期杂音，向颈部传导，未触及明显震颤，双肺呼吸音粗，双下肺可闻及湿啰音，未闻及明显干啰音，双下肢无水肿，下腹正中可见一陈旧手术瘢痕。入院诊断：重度主动脉瓣狭窄伴轻度关闭不全，心功能Ⅳ级（NYHA）。合并症情况：冠心病，高血压病 3 级（极高危），2 型糖尿病，慢性肾功能不全（CKD4 期），重度贫血，子宫肌瘤切除术后。STS 评分 12.0%。

主要实验室检验结果：cTNT 2.37 ng/mL，NT-proBNP 22963 pg/mL，Hb 73 g/L，eGFR 25 mL/（min·mm^2），ALT 15 U/L，WBC、PLT、电解质正常范围。心电图：窦性心律，心率 60 次 / 分，PR 间期 200 ms，QRS 间期 80 ms，无束支传导阻滞（图 16.1）。经胸超声心动图：主动脉瓣狭窄（重度），峰值压差 104 mmHg，平均压差 68 mmHg；主动脉瓣反流（轻度）；轻度二尖瓣、三尖瓣反流；左心室舒张末内径（LVDD）53 mm，左心室收缩末内径（LVSD）35 mm；左心室射血分数（LVEF）62%；肺动脉收缩压 33 mmHg。冠脉 CTA：三支病变，LAD 50%~70% 狭窄。

MSCTA　①主动脉根部情况：二叶式主动脉瓣（左、右冠窦融合 Type 1 型）明显钙化、增厚，局部钙化延伸至左室流出道；横位心（主动脉根部角度 69.5°）；主动脉瓣瓣环周长 77.9 mm；左室流出道周长 78.4 mm；窦管交界 104.6 mm；主动脉窦周长 105.2 mm；升主动脉瘤样扩张，周长 184.7 mm；左冠高度 10.4 mm，右冠高度 12.5 mm（图 16.2）。②入路情况：双侧下肢入路血管轻度钙化，局部无明显迂曲及狭窄，血管平均直径 7 mm 左右（图 16.3）；胸、腹主动脉及主动脉弓轻度钙化，无明显迂曲、狭窄，无夹层、动脉瘤等征象。

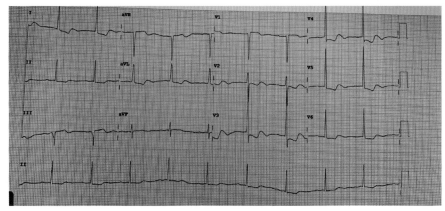

图 16.1　术前心电图

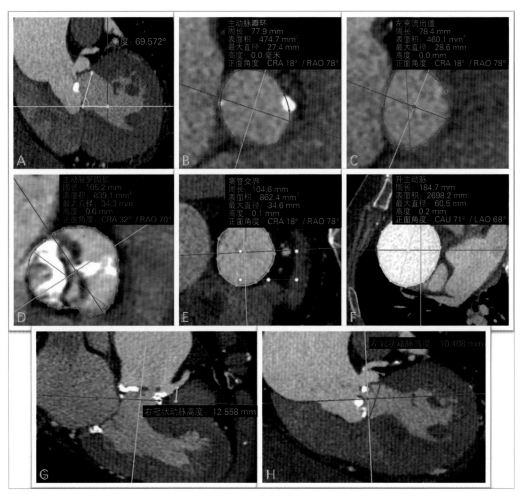

图 16.2　主动脉根部 CT

A. 主动脉根部角度；B. 主动脉瓣瓣环；C. 左室流出道；D. 主动脉窦；E. 窦管交界；F. 距瓣环 36 mm 处升主动脉；
G. 右冠开口；H. 左冠开口

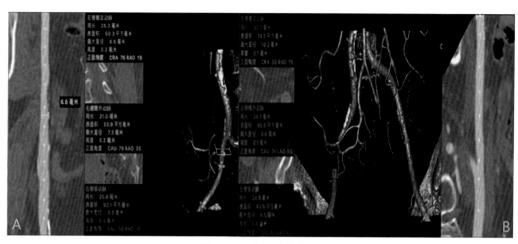

图 16.3　双侧下肢动脉 CT

A. 右侧股动脉、右侧髂外动脉、右侧髂总动脉；B. 左侧股动脉、左侧髂外动脉、左侧髂总动脉

【拟定手术策略】

1. 麻醉方式　全身麻醉。

2. 入路　右股动脉入路。

3. 球囊扩张策略　20 mm 小球囊预扩张，备 22 mm 球囊扩张 sizing。

4. 所选瓣膜类型　Venus-A。

5. 瓣膜型号　预装 26 mm 瓣膜。

【手术过程】

1. 入路准备

经左侧锁骨下静脉留置临时起搏器；穿刺左侧股动脉为辅路，插入 180° 猪尾导管至髂总血管分叉上 3~5 cm，行下肢血管造影显示右侧下肢动脉情况，定位穿刺点后以微穿刺针穿刺主路股总动脉，并预置两把 proglide 血管缝合器，在 lunderquist 超硬导丝的支撑下置入 20Fr 爱普特血管鞘。

2. 术前主动脉根部造影

右前斜投射体位造影显示主动脉瓣钙化、活动度差、瓣口开放部位、双侧冠脉情况以及主动脉瓣轻度反流（视频 16.1）。

3. 导丝跨瓣

术前 CT 确定跨瓣 DSA 投射角度为 RAO 17° / CAU16°。在 AL1 导管辅助下，直头超滑导丝通过瓣口进入左室（视频 16.2）。经超滑导丝送入 AL1 至左室，然后交换 J 形交换导丝，再经交换导丝送入 145° 猪尾导管至左室，测量血流动力学数据（表 15.1），测得峰值跨瓣压差为 102 mmHg。经猪尾导管送入头端塑形的 lunderquist 超硬导丝至左室。

表 16.1　术前血流动力学数据

左心室压力	212/10 mmHg
主动脉根部压力	110/50 mmHg
峰值跨瓣压差	102 mmHg

4. 球囊预扩张

术前 CT 确定显示左冠最佳切线位的投射角度为 LAO 20° / CRA13° 或 LAO 45° / CRA 26°。先选择 20 mm 非顺应性 Z-med 球囊进行预扩张，扩张同时造影提示球囊"腰征"不明显，并有少量反流，被推开的左冠瓣瓣叶距离左冠窦管交界处最近距离为 2 mm 左右，左冠显影不受影响（视频 16.3）。遂再选择 22 mm 非顺应性 Z-med 球囊进行预扩张，扩张同时造影提示球囊"腰征"不明显，几乎无反流，被推开的左冠瓣瓣叶距左冠窦管交界处最近距离为 1 mm 左右，左冠显影不受影响（视频 16.4）。

5. 瓣膜释放

根据术前 CT 测量结果和术中球囊测量情况，downsize 选择 26 mm Venus-A 瓣膜进行体外装载。结合瓣环较大且有瓣膜钙化延伸至流出道，计划适当高位释放。考虑横位心且升主动脉瘤样扩张，遂预置抓捕器，在抓捕器辅助下，瓣膜输送系统顺利跨瓣（视频 16.5）。术前 CT 确定瓣膜释放最佳角度为 LAO 11° / CAU 23°。瓣膜释放过程位置相对稳定，未予以起搏，缓慢释放瓣膜，释放过程中，桡动脉血压监测稳定，心电图波形无明显变化（视频 16.6）。释放后造影提示瓣膜植入深度为 1 mm，被推开的左冠瓣瓣叶与左冠窦管交界处最近距离为 2 mm 左右，左、右冠均显影正常，无瓣周漏（视频 7）。术后测量血流动力学数据提示峰值跨瓣压差为 3 mmHg（表 16.2）。

表 16.2　术后血流动力学数据

左心室压力	126/5 mmHg
主动脉根部压力	123/55 mmHg
峰值跨瓣压差	3 mmHg

6. 入路处理

主路以预置的两把 proglide 血管缝合器进行血管缝合，复查造影未见血管出血、夹层、狭窄等征象。辅路以 6Fr angio-seal 血管闭合器闭合穿刺处。患者术前无束支传导阻滞、术后 ECG 无变化，即刻拔除临时起搏器及左锁骨下静脉置管。

7. 手术结果

患者于手术室顺利苏醒，术后胸闷、胸痛等症状无再发，未发生心衰、心梗、卒中、肾功能不全加重等不良事件，无新发房颤、束支传导阻滞等心律失常，心脏相关指标明显下降，术后第 3 天 cTNT 0.91 ng/mL，BNP 2230 pg/mL，转出 CCU。术后第 4 天复查经胸心脏超声提示人工主动脉瓣活动正常，峰值跨瓣压差 5 mmHg，未见瓣周漏及瓣中反流,LVEF 65%。患者于术后第 5 天顺利出院,出院时心功能Ⅱ~Ⅲ级(NYHA)。

视频 16.1　术前主动脉根部造影

视频 16.2　导丝跨瓣过程

视频 16.3　20 mm 非顺应性 Z-med 球囊预扩张

视频 16.4　22 mm 非顺应性 Z-med 球囊预扩张

视频 16.5　输送系统跨瓣

视频 16.6　瓣膜释放

视频 16.7　瓣膜释放后造影

【讨论】

1. 本例手术难点与亮点

本病例难点包括横位心合并升主动脉瘤样扩张,跨瓣困难,易出现血管并发症;其次,冠脉开口低,尤其左冠开口高度仅 10 mm 左右,冠脉阻塞风险高;最后,左右冠窦融合的 Type 1 型 BAV,明显钙化、增厚,局部钙化延伸至左室流出道,存在瓣周漏风险。针对这些难点,本例采取应对策略如下:

(1)术前 CT 评估已充分预估了横位心合并升主动脉扩张时由于不同轴、升主动脉外侧壁无法提供足够支撑而造成的跨瓣困难,故在进入瓣膜输送系统前预装了抓捕器,在抓捕器的帮助下输送系统顺利跨瓣,未在跨瓣过程中对入路血管造成损伤。

(2)由于左冠开口低,术前 CT 评估时考虑了二叶瓣显著增厚、钙化可以占据一部分瓣环处容积,做出小型号的瓣膜选择策略,并且选择"缩腰"的 Venus-A 瓣膜,有助于减少原位瓣叶向冠窦的挤靠。同时,本例为左右融合的 Type 1 型 BAV,融合嵴钙化明显,不会被轻易撕开,一定程度上对左右冠脉开口起保护作用,而对侧无冠瓣主要以瓣尖部钙化为主,可以被推开,故预判瓣膜最终释放后,瓣膜支架会向无冠窦贴靠,不会造成冠脉的阻塞。在术中,通过球囊预扩张获得两个信息,一是扩张时原位瓣叶是否会遮挡冠脉开口,二是瓣膜大小是否合适。根据术中 22 mm 球囊预扩张时左冠开口未被瓣叶完全遮挡,且显影良好,没有反流的结果,选择 26 mm 的瓣膜是合适的。此外,术者认为从更小的 20 mm 球囊开始预扩张仍是非常有意义的。因为 20 mm 球囊预扩张仍然可以看清原位瓣膜被推开的走向,另外可以通过扩张时旁漏情况来明确是否有再次选择小型号的可能,并且小球囊不易将融合嵴撕裂,有进一步降低瓣膜尺寸的可能。

(3)本例因冠脉阻塞风险选择小型号瓣膜,且有局部瓣膜钙化延伸至流出道,容易出现因人工瓣膜过小或被局部钙化挤压而发生瓣周漏的情况。术前 CT 评估显示原位瓣膜显著增厚、钙化,瓣上环周长 69 mm 左右,且左、右冠融合嵴钙化明显,不易被撕开,因此术者认为虽然瓣环较大(按瓣环周长应选择 29 mm 瓣膜),但仍有选择

26 mm 瓣膜的可能。另一方面，术中 22 mm 球囊预扩张时几乎没有反流，进一步确定了瓣膜选择，只是流出道有局部钙化，需要适当高位释放来改善原位瓣叶和人工瓣膜的贴合，减少瓣周漏。瓣膜最终释放的位置及效果也证实了这一策略的有效性。

2. 如何防治 TAVR 术中的冠脉阻塞风险

在 TAVR 术中，冠脉阻塞发生率小于 <1%（0.66%），女性（83%）多于男性（17%），主要是因为自身瓣叶被瓣膜支架挤靠上翻堵住冠脉口，可导致致命性后果，是目前手术死亡及患者筛选失败的主要原因，其危险因素包括：冠脉高度（<12 mm）、瓦氏窦宽（<30 mm）、瓣叶长度、钙化斑块高度、钙化不均匀、瓣叶分布不均，植入瓣膜类型及大小、瓣膜深度及轴向[1,2]。

TAVR 术中一旦出现冠脉阻塞，补救措施无外乎紧急 PCI 或 CABG，都存在失败率，一旦失败便是致命的。因此，针对高冠脉阻塞风险的 TAVR，术者中心认为充分预判和适当的瓣膜选择及释放策略来预防冠脉阻塞更为重要，总结为以下三方面。一是 CT 评估内容：冠脉开口高度；冠脉窦的大小；窦管交界的高度和大小；横截面评估瓣叶长度是否完全覆盖冠脉开口；瓣叶增厚、钙化部位和程度，预判瓣膜植入后瓣叶的走向；确定术中球囊扩张时能看清冠脉开口的切线位 DSA 投射角度；根据 CT 的 3D 打印技术可能提供更多的信息。二是术中球囊预扩张评估：球囊充分扩张再造影（"要打足"）；选择的预扩张球囊直径要接近甚至略大于瓣膜支架最小直径；应用能看清冠脉开口的最佳投射体位；同时注意瓣周漏情况。三是瓣膜的选择及释放策略：选择"有腰"的瓣膜可能更优（Venus A、Corevalve）；如果可获得，用可回收的瓣膜；尽量根据瓣上结构 downsize，但必须考虑稳定性和瓣周漏；若瓣周漏风险低，释放时适当低位；可选择冠脉预保护技术，包括预置导丝、球囊、支架或 guidezilla，一旦发生冠脉阻塞，施行"烟囱支架技术"[3]；若术前明确冠脉肯定会发生阻塞风险，可尝试"BASILICA"技术撕裂原位瓣膜，该技术成功率在 90% 以上，但操作有难度，存在卒中、瓣叶撕裂后瞬时循环崩溃的风险[4,5]；当然，对于确实不适合经股动脉 TAVR 的患者，经心尖途径带定位键瓣膜（如 J-Valve）可能是更好的选择。

【专家点评】

TAVR 术中冠脉阻塞虽不常见，但一旦发生就是致命的。本例术者在术前通过 CT 评估冠脉风险，并制定球囊顺序预扩张、小型号瓣膜选择、适当高位释放策略，同时避免了冠脉阻塞和瓣周漏。并且，本例为横位心合并升主动脉瘤样扩张，术者预计有跨瓣困难，直接利用抓捕器辅助成功跨瓣，无相关血管并发症发生。瓣膜最终的完美释放，有赖于充分的术前评估和适当的手术策略制定。本例患者 83 岁高龄，外科手术高危，无法行传统外科手术，TAVR 虽然解决了主动脉瓣狭窄的问题，但升主动脉瘤样扩张预后如何，还需随访。

【参考文献】

1. RIBEIRO H B, WEBB J G, MAKKAR R R, et al. Predictive factors, management, and clinical outcomes of coronary obstruction following transcatheter aortic valve implantation: insights from a large multicenter registry. J Am Coll Cardiol. 2013;62(17):1552−1562.

2. KHATRI P J, WEBB J G, RODÉS−CABAU J, et al. Adverse effects associated with transcatheter aortic valve implantation: a meta−analysis of contemporary studies. Ann Intern Med. 2013;158(1):35–46.

3. FETAHOVIC T, HAYMAN S, COX S, et al. The prophylactic chimney snorkel technique for the prevention of acute coronary occlusion in high risk for coronary obstruction transcatheter aortic valve replacement/implantation cases. Heart Lung Circ. 2019;28(10):e126−e130.

4. KHAN J M, GREENBAUM A B, BABALIAROS V C, et al. The BASILICA Trial: Prospective multicenter investigation of intentional leaflet laceration to prevent TAVR coronary obstruction. JACC Cardiovasc Interv. 2019;12(13):1240−1252.

5. KHAN J M , DVIR D, GREENBAUM A B, et al. Transcatheter laceration of aortic leaflets to prevent coronary obstruction during transcatheter aortic valve replacement: Concept to First−in−Human. JACC Cardiovasc Interv. 2018;11(7):677−689.

第三章　主动脉瓣反流

单纯主动脉瓣重度反流 TAVR 一例

浙江大学医学院附属邵逸夫医院心内科

术者：傅国胜　俞飞成

【病例介绍】

患者，女性，68岁，168 cm/59 kg，BMI 22.5。因"反复胸闷2个月"入院。入院查体：血压 152/56 mmHg，脉搏 52 次/分，呼吸 18 次/分。神志清，双肺呼吸音清，心界向左扩大，心律齐，主动脉瓣第一和第二听诊区闻及舒张期哈气样杂音，双下肢无水肿。入院诊断：心脏瓣膜病，重度主动瓣关闭不全，心功能 II 级。合并症情况：冠状动脉粥样硬化，频发房性期前收缩，高胆固醇血症，多发脑缺血灶。

主要实验室和辅助检查：血红蛋白（Hb）146 g/L，肌酐（Cr）58 μmol/L，肾小球滤过率（eGFR）91.3 mL/min，N 端脑钠肽前体（NT-proBNP）276 pg/mL，生化全套和心肌损伤标志物未见明显异常；抗核抗体和血管炎系列异常。肺功能：轻度阻塞性通气功能障碍。

心电图和 24 小时动态心电图：窦性心律（心率 47~111 次/分，平均 69 次/分），频发房性期前收缩 12998 次，短阵房速 10 次，最长持续 10 个心搏，双源性室性期前收缩 132 次，第一、三通道 ST-T 改变（图 17.1）。

心脏超声（视频 17.1）：主动脉瓣三叶瓣，重度关闭不全（反流束宽 6.5 mm，反流束占流出道比值 72%），轻—中度二尖瓣反流，轻度三尖瓣反流，左心增大（LVDD 61 mm，LVSD 42.3 mm，EF 57.2%），肺动脉收缩压 36 mmHg。

TAVR CTA　①冠状动脉：右冠中段、前降支近中段、第一对角支轻度狭窄病变（图 17.2）；②主动脉根部情况：三叶式主动脉瓣，无钙化，瓣叶略有增厚；主动脉瓣瓣环周长 77.2 mm；左室流出道周长 75.6 mm；窦管交界平均直径 31.5 mm，高度 24.5 mm；升主动脉（距离瓣环 40 mm）平均直径 34.5 mm；左冠状动脉开口高度

20.1 mm，右冠状动脉开口高度 19 mm（视频 17.2，图 17.3）。③入路情况：双侧下肢入路血管迂曲，血管平均直径大于 6 mm，胸、腹主动脉及主动脉弓无明显迂曲、夹层、动脉瘤等征象（图 17.4）。

视频 17.1　术前经食管心脏超声　　　　　视频 17.2　主动脉根部 4D CTA

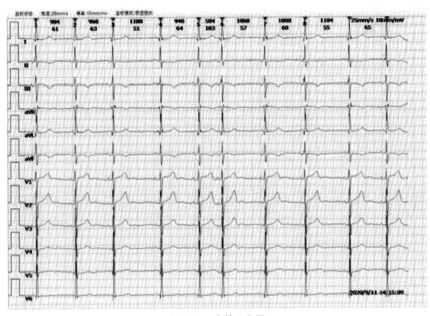

图 17.1　术前心电图

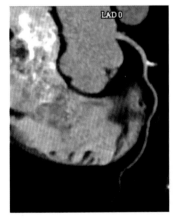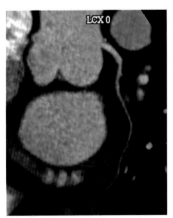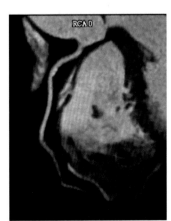

图 17.2　冠脉未见明显狭窄病变

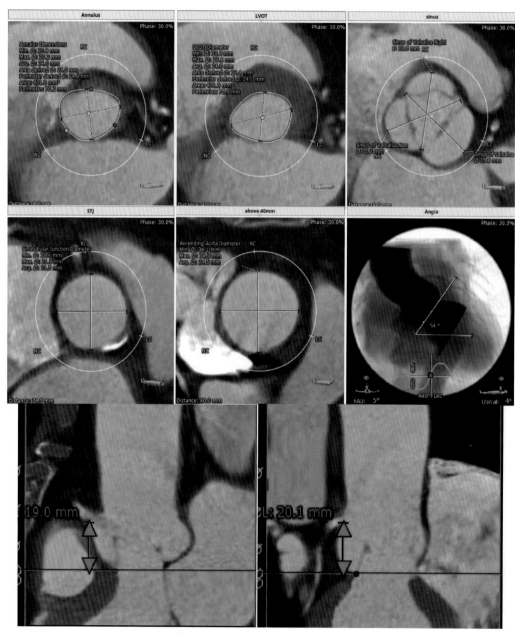

图 17.3 主动脉根部 CTA

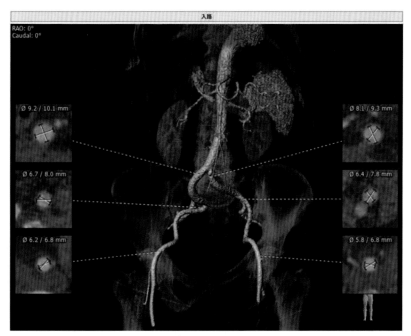

图 17.4 入路情况 CTA

【拟定手术策略】

1. 麻醉方式　全身麻醉。
2. 入路选择　右侧股动脉主入路。
3. 瓣膜类型　自膨胀式瓣膜。
4. 瓣膜型号　Venus A–Valve 29 mm。

【手术过程】

1. 麻醉科进行全身麻醉，气管插管，右侧颈内静脉穿刺，经食管心脏超声插入。

2. 临时起搏器置入

经右侧颈内静脉临时起搏置入右心室，测试成功后备用。

3. 入路准备

穿刺左侧股动脉置入 6F 鞘管，6F 猪尾导管送入腹主动脉远端，造影定位右侧股动脉穿刺部位（视频 17.3），4F 微穿刺右侧股动脉，穿刺点定位于右股动脉分叉上方和血管中心，交换为 6F 鞘管，预埋两把 proglide 血管缝合器，11F 鞘管扩张，lunderquist 导丝支撑下送入 20F APT 鞘管。

4. 主动脉根部造影和跨瓣

DSA 投射 LAO 5°/ CAU 8°，主动脉根部造影显示主动脉瓣大量反流，6F 猪尾导管和 J 形导丝直接跨瓣（视频 17.4）。

5. 术前血流动力学测量

通过主动脉根部和左心室猪尾导管测量，主动脉根部压力为 116/50 mmHg，左心室压力为 116/12 mmHg。

6. 瓣膜释放

根据术前主动脉根部CT测量，选择29 mm Venus A-Valve瓣膜，计划偏高位释放（猪尾导管定位于无冠窦窦底，人工瓣膜最低点距离无冠窦窦底 1~2 mm）。打开瓣膜至 marker 点，再次造影确认位置后（视频 17.5），在停止呼吸、临时起搏 180 次/分状况下，快速释放瓣膜，术后人工瓣膜置入深度接近零位。

7. 复查造影和测量压差

升主动脉造影和心脏超声未见明显瓣周漏（视频 17.6），测量主动脉根部压力为 144/69 mmHg，左心室压力为 144/18 mmHg。

8. 入路处理

预置的两把 proglide 进行右侧股动脉主路血管缝合，复查造影未见血管出血、夹层、狭窄等征象；左侧股动脉一把 proglide 血管缝合器缝合。

9. 麻醉科手术室进行麻醉复苏，患者清醒，恢复自主呼吸，拔除气管插管后送入 CCU 病房。

【讨论】

据统计，在中国老年退行性主动脉瓣病变中，主动脉瓣反流较狭窄发病率更高。针对单纯主动脉瓣反流患者行 TAVR 治疗，主要是经心尖途径植入人工瓣膜，国内瓣膜为 J-valve。经股动脉入路治疗单纯主动脉瓣反流患者，目前还没有相应指南推荐。对于外科禁忌或高危，或不愿意选择外科手术的单纯反流患者，国内外均有尝试和报告。手术主要难点在于主动脉瓣反流患者，没有瓣叶钙化、增厚或交界粘连，瓣环通常较大，如何进行人工瓣膜锚定非常困难，释放过程中容易向下移位至左心室或向上跳出至升主动脉，因此，术前的主动脉根部 CT 分析、术中释放操作策略，对于手术的成功非常关键。鉴于目前国内瓣膜最大尺寸，一般选择瓣环直径小于 28 mm、瓣环上方 40 mm 升主动脉直径大于窦管交界直径 5 mm 以上，流出道、窦部结构和升主动脉没有明显扩张的结构，瓣膜植入成功率相对较高，瓣膜可依赖于瓣环、流出道或窦管交界处进行锚定。释放一般建议高位释放，在停止呼吸、临时起搏 180~200 次/分状况下，释放至 marker 点精确定位后，进行快速完全释放，释放过程中不建议向上拉瓣膜，以免瓣膜向上移位至瓣上。术中同时需要瓣中瓣准备。相信随着器械的革新和技术的发展，经外周血管路径的主动脉瓣反流 TAVR 治疗会越来越成熟。

【参考文献】

1. YOON S H, Schmidt T, Bleiziffer S, et al. Transcatheter Aortic Valve Replacement in Pure Native Aortic Valve Regurgitation. J Am Coll Cardiol, 2017, 70(22): 2752−2763.

2. HADDAD A, Arwani R, Altayar O, et al. Transcatheter aortic valve replacement in patients with pure native aortic valve regurgitation: A systematic review and meta - analysis. Clin Cardiol. 2019 Jan;42(1):159−166.

3. FRANZONE A, PICCOLO R, SIONTIS G C, et al. Safety and efficacy of transcatheter aortic valve replacement for native aortic valve regurgitation: A systematic review and meta−analysis. Catheter Cardiovasc Interv. 2019 Feb 1;93(2):345−353.

经股动脉 TAVR 治疗单纯四叶式
主动脉瓣反流一例

广东省人民医院（广东省医学科学院）广东省心血管病研究所 心内科

术者：罗建方　李捷

【病例介绍】

患者，男性，72 岁。因"PCI 术后 11 年，活动后气促 5 个月"入院。入院查体：体温 36.3℃，脉搏 58 次 / 分，呼吸 20 次 / 分，血压 144/50mmHg，血氧饱和度 98%。神志清楚，双肺呼吸音清，未闻及明显干湿性啰音，无心前区隆起，相对浊音界向左下方扩大，心律齐，可闻及主动脉瓣区舒张期叹气样杂音，无双下肢浮肿。入院诊断：重度主动脉瓣反流（四叶瓣），心功能 II 级。合并症情况：冠心病（三支病变、RCA PCI 术后），高血压病 2 级（极高危），2 型糖尿病。STS 评分 1.5%。

主要实验室检验结果：肌酐 95.8 μmol/L，NT-proBNP 830.1 pg/mL，血常规、肝功能、电解质正常。心电图：窦性心律，PR 间期 161 ms，QRS 间期 102 ms，无束支传导阻滞（图 18.1）。经胸超声心动图：重度主动脉瓣反流（彩束面积 11.2 cm^2）；轻度二尖瓣反流；左心室舒张末内径 60 mm，左心室收缩末内径 45 mm，左心室射血分数 56%；肺动脉收缩压 32 mmHg（图 18.2）。冠脉 CTA：冠心病，三支病变，右冠状动脉支架置入术后；考虑右冠状动脉支架近侧 60%~70% 狭窄，建议进一步检查（图 18.3）。

主动脉根部 CTA　①主动脉根部情况：四叶式主动脉瓣，瓣叶无增厚钙化；主动脉瓣瓣环周长 88.3 mm，左室流出道周长 84.5 mm，主动脉窦结构大，直径分别为 34.2 mm（左冠窦）、36.2 mm（右冠窦）、39.6 mm（无冠窦），窦管交界周长 99.9 mm，升主动脉平均径 32.9 mm；左冠高度 15.2 mm，右冠高度 13.6 mm；心脏呈横位，角度约为 60°（图 18.4）。②入路情况：双侧下肢入路血管轻度钙化，局部无明显迂曲及狭窄，血管直径 7~10 mm；胸、腹主动脉及主动脉弓轻度钙化，无明显迂曲、狭窄，无夹层、动脉瘤等征象（图 18.5）。

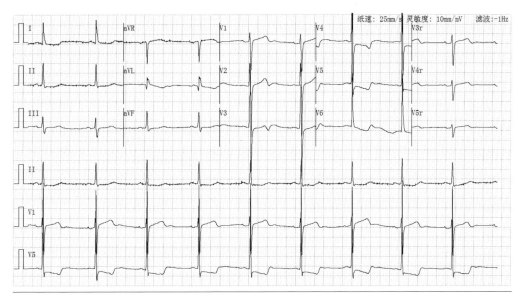

图 18.1 术前心电图

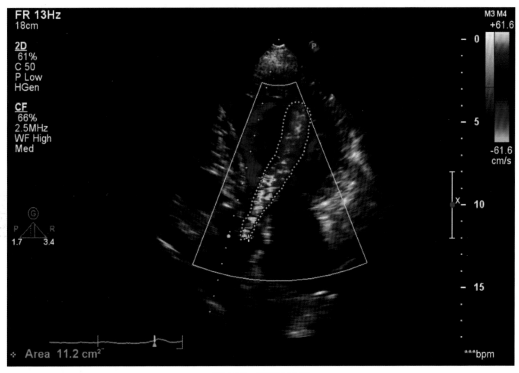

图 18.2 超声心动图

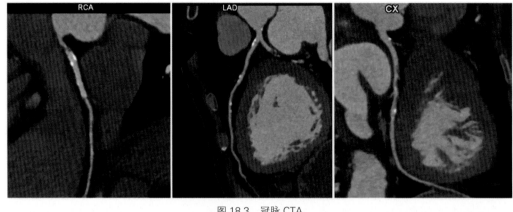

图 18.3　冠脉 CTA

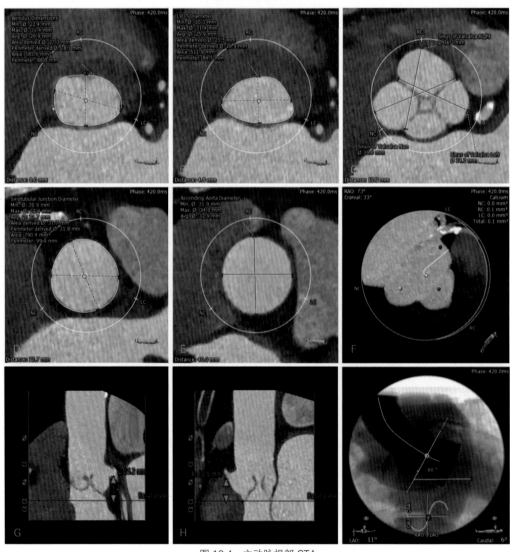

图 18.4　主动脉根部 CTA

A. 主动脉瓣瓣环；B. 左室流出道；C. 主动脉窦；D. 窦管交界；E. 距瓣环 40 mm 处升主动脉；F. 主动脉根部钙化体积；G. 左冠高度；H. 右冠高度；I. 主动脉根部角度

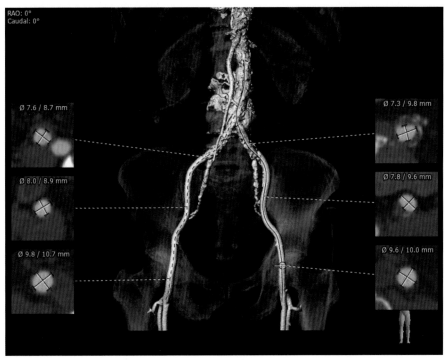

图 18.5　双侧下肢动脉 CTA

【手术策略】

1. 麻醉方式　局部麻醉。
2. 入路　右股动脉入路。
3. 瓣膜类型　Venus-A。
4. 瓣膜型号　预装 32 mm 瓣膜。

【手术过程】

1. 入路准备 + 冠脉造影

患者平卧于导管床，予以局麻镇静，常规消毒铺巾，穿刺左侧股静脉，留置临时起搏电极，穿刺左侧股动脉，置入 6F 鞘，肝素 3000 U 入鞘。JL4.0、JR4.0 造影导管行选择性冠脉造影提示：冠脉左优势型，前降支未见明显斑块及狭窄，血流 TIMI 3 级，回旋支内膜不光滑，未见明显狭窄；右冠近中段原支架贴壁良好，未见支架内狭窄，支架外近段狭窄 70%，支架外远段狭窄 50%~60%，血流 TIMI 3 级。调整 JR4.0 至髂总动脉，造影明确右股动脉穿刺点，穿刺右侧股动脉，分别植入两把 proglide 缝合器，右股动脉植入 8F 鞘。

2. 主动脉根部造影

猪尾造影管进入升主动脉造影示主动脉瓣重度反流（视频 18.1）。

3. 导丝跨瓣

换右侧股动脉鞘为 20F 爱普特鞘，经右股动脉进入 150 cm J 形头端导丝，插入 6F AL2.0 造影管，插入 150 cm 直头导丝跨瓣到左心室，交换 Pig 导管至左心室；升主动脉压力为 90/37 mmHg，左室压力为 106/8 mmHg，交换 lunderquist 导丝至左心室（视频 18.2）。

4. 瓣膜释放

置入 Venus-32 号瓣膜，推送顺利，成功跨瓣并在精确定位和快速起搏辅助下释放（视频 18.3，18.4）。

5. 复查造影

瓣膜固定良好，主动脉瓣轻度反流，升主动脉压力 150/68 mmHg，左室压力 146/6 mmHg，患者生命体征平稳（视频 18.5）。

6. 入路处理

proglide 缝合器缝合右侧股动脉穿刺处，造影未见血管出血、夹层、狭窄等征象，angioseal 闭合左侧股动脉穿刺处，纱布覆盖，弹力绷带压迫。固定左侧股静脉及临时起搏电极。

7. 手术结果

患者术后无不适，未发生心力衰竭、心肌梗死、卒中、肾功能不全加重等不良事件，无新发房颤、束支传导阻滞等心律失常，术后第 3 天转出 CCU。术后第 8 天复查经胸心脏超声提示人工主动脉瓣活动正常，未见瓣周漏及瓣中反流，LVEF 57%。患者术后第 9 天顺利出院，出院时心功能 Ⅱ级（NYHA）。术后 1 个月复查经胸心脏超声提示人工主动脉瓣活动正常，未见瓣周漏及瓣中反流，主动脉瓣平均跨瓣压差 5 mmHg，EF 62%。

视频 18.1　主动脉根部造影　　　　　视频 18.2　导丝跨瓣

视频 18.3　瓣膜定位　　　　　　　　视频 18.4　瓣膜释放

视频 18.5　瓣膜释放后造影

【讨论】

本例患者有两个解剖特点：一是四叶式主动脉瓣（QAV）。QAV 是一种罕见的先天性心脏病，发病率不足 0.1%，但 75% QAV 可合并主动脉瓣反流（AR）[1]；二是单纯 AR。国内目前的 AR 病例多数是使用专门的经心尖器械行 TAVR 治疗[2]，但是经股动脉 TAVR 因为相对更加微创，所以不少术者在行经股动脉 TAVR 治疗 AR 方面进行了尝试。国际上也有使用经股动脉 TAVR 治疗 AR 患者的文献报道[3]。新一代的 evolut pro 和 sapien 3 比初代器械手术成功率更高，同时瓣周漏更少，总体死亡率、卒中等终点与主动脉瓣狭窄（AS）患者 TAVR 的结局相当，说明使用国外新一代器械行经股动脉 TAVR 是安全有效的。目前国内只有两款经股动脉 TAVR 的器械，都是第一代产品，不可回收，如果想更好地提高手术的器械成功率（一个瓣膜完成手术），在主动脉根部的解剖结构上必须有所选择。根据我们单中心的经验，对于 AR 患者我们建议最好有三个平面辅助瓣膜锚定，分别是瓣环平面、流出道平面及升主动脉平面（瓣环上 40 mm）。对于瓣环及流出道平面，最好可以有 15%~20% 的 oversize，且流出道比瓣环平面略小，升主动脉最好也有 10% 的 oversize（相对人工瓣膜的流出道花冠大小）。由于 AR 的血流动力学和 AS 不同，大多数 AR 患者的瓣环流出道都比较大，如果确实无法耐受经心尖 TAVR，行经股动脉 TAVR 时多数情况下第一个瓣膜会滑向流出道，再进行瓣中瓣的操作，也不失为一种选择。释放技巧方面，与 TAVR 治疗 AS 不同，释放时输送系统不需要保持向外的张力；定位后，尽量让输送系统既没有向外（升主动脉方向）的张力，也没有向内（心室方向）的张力。接近瓣膜开花时，180 次 / 分快速起搏，让血压尽可能降低，减少对瓣膜的冲击作用。在瓣膜开花过程中如果发现瓣膜移位，不要用力去推拉输送系统。AR 患者瓣膜没有钙化，锚定力量很差，如果用力向外拉输送系统，很容易把瓣膜完全拉到升主动脉。第四，如果瓣膜已经移位到升主动脉，在没有完全放开前，可以把瓣膜拉到降主动脉释放或者经大鞘完全回收出体外。

总之，目前使用第一代经股动脉器械治疗的 AR 患者，在操作上还是比较有挑战性的，建议成熟的中心可以尝试。为了提高手术器械成功率，解剖上对 AR 患者有一定的选择要求，我们仅提供本中心的一些初步经验供大家参考。随着新一代的可回收瓣膜上市，AR 患者行经股动脉 TAVR 的安全性和有效性会越来越高，未来可期。

【参考文献】

1. KARIYANNA P T, FRANCOIS J, JAYARANGAIAH A, et al. Quadricuspid Aortic Valve: A Case Report and Review. Am J Med Case Rep, 2020, 8(8): 253−6.
2. LIU H, YANG Y, WANG W, et al. Transapical transcatheter aortic valve replacement for aortic regurgitation with a second−generation heart valve. J Thorac Cardiovasc Surg, 2018, 156(1): 106−16.
3. PESARINI G, LUNARDI M, PICCOLI A, et al. Effectiveness and Safety of Transcatheter Aortic Valve Implantation in Patients With Pure Aortic Regurgitation and Advanced Heart Failure. Am J Cardiol, 2018, 121(5): 642−8.

巨大左心室、低射血分数合并双侧低冠脉开口单纯主动脉瓣反流 TAVR 一例

四川大学华西医院心外科

术者：郭应强　陈玉成

【病例介绍】

患者，男性，70 岁，因"反复胸痛、胸闷 1 年，加重 2 个月"入院。入院查体：血压 131/50 mmHg，脉搏 70 次 / 分，呼吸 22 次 / 分，血氧饱和度 95%。神志清，呼吸尚平稳，半卧位，心界向左扩大，心尖部可见抬举样搏动，心律齐，主动脉瓣第一听诊区闻及 3/6 级舒张期杂音，未触及明显震颤；双肺呼吸音粗，未闻及明显干湿啰音，双下肢轻度水肿。入院诊断：心瓣膜病，主动脉瓣反流（重度）、二尖瓣反流（中度）、巨大左心室、慢性心功能不全。合并症情况：冠心病，高血压，COPD，完全性左束支传导阻滞，室性期前收缩，外周动脉狭窄，十二指肠溃疡，脑萎缩，消化道出血。STS 评分 10.6%。

主要实验室检验结果：cTNT 18.5 ng/mL，NT-proBNP 5665 pg/mL，血常规、肝功能、电解质正常范围。心电图：窦性心律，完全性左束支传导阻滞（图 19.1）。

经胸超声心动图：主动脉瓣反流（重度），前向血流速度 1.7 m/s；二尖瓣中度反流，三尖瓣轻度反流；左心室舒张末内径（LVDD）73 mm，左心室收缩末内径（LVSD）62 mm；左心室射血分数（LVEF）29%；肺动脉收缩压（PASP）33 mmHg。冠脉造影显示前降支病变，LAD 20% 狭窄。

MSCTA　①主动脉根部情况：三叶式主动脉瓣，瓣叶完全无钙化、稍增厚；主动脉瓣瓣环周长 81.6 mm；左室流出道周长 88.4 mm；窦管交界 35.5 mm；主动脉窦 35.4 mm；升主动脉稍扩张，直径 40.1 mm；左冠高度 8.1 mm，右冠高度 8.7 mm（图 19.2）。②入路情况：患者为单纯主动脉瓣反流患者，选择经心尖入路（图 19.3），切口的选择依据是射线下心尖跳动位置。

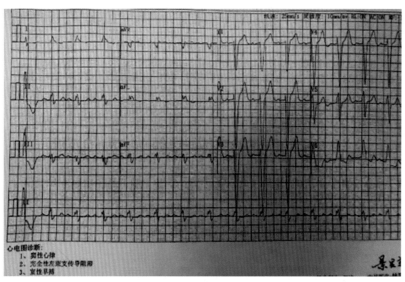

图 19.1　术前心电图

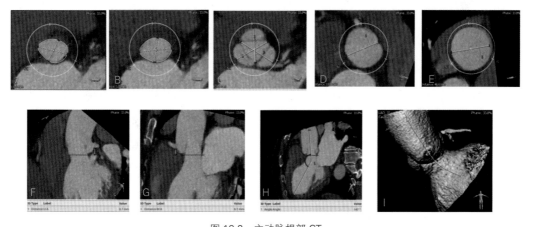

图 19.2　主动脉根部 CT

A. 主动脉瓣瓣环；B. 左室流出道；C. 主动脉窦；D. 窦管交界；E. 升主动脉；F. 左冠开口；
G. 右冠开口；H、I. 主动脉根部角度

【拟定手术策略】

1. 麻醉方式　全身麻醉。

2. 入路　心尖入路。

3. 无须球囊扩张策略。

4. 所选瓣膜类型　J-Valve。

5. 瓣膜型号　预装 27 mm 瓣膜。

【手术过程】

1. 入路准备

在透视下确定左心室心尖位置（视频 19.1），于左前外侧心尖相对应肋间行 4~5 cm 切口。暴露心尖裸区，预留双荷包。

2. 术前主动脉根部造影

调整 C 臂角度，造影下三个瓣窦显影，使窦底显示在同一平面。造影显示主动脉瓣、活动度、瓣口开放部位、双侧冠脉情况、左心室大小以及主动脉瓣重度反流（视频 19.2）。

3. 导丝跨瓣

中心静脉穿刺针心尖穿刺，造影下 6F 鞘管引导钢丝经心室进入升主动脉（图 19.3）。经超滑导丝送至降主动脉，然后交换导丝，超硬导丝经左室过主动脉弓送至髂动脉分叉上缘。

4. 瓣膜释放

根据术前 CT 测量结果，oversize 选择 27 mm J-Valve 瓣膜进行体外装载。结合瓣环较大，无瓣膜钙化，且冠脉开口较低，计划适当低位释放。术中未安置起搏导线，注意保护冠脉的同时预防传导阻滞发生，瓣膜输送系统顺利跨瓣（图 19.4）。超硬导丝引导下，植入器钝性穿刺心尖进入左心室，输送器将 THV 输送至主动脉瓣环上的升主动脉中释放定位键，然后回拉植入器，透视下调整定位键，使其分别进入主动脉瓣窦内（视频 19.3），定位键位于窦内后可作为瓣环定位标志，同时术者感觉心脏跳动下定位键的牵拉力。在定位键的标记下回拉瓣膜至瓣环平面（视频 19.4），随后

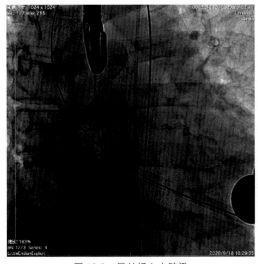

图 19.3　导丝经心尖跨瓣

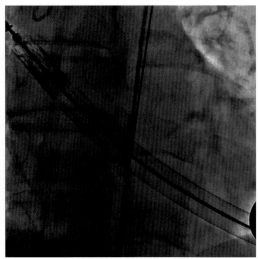

图 19.4　输送系统跨瓣

再次造影确认 THV 处于瓣环位置后释放瓣膜，透视和 TEE 监测瓣膜展开过程（视频 19.5），瓣膜完全扩展后，退出植入器，再次造影和 TEE 评估释放后瓣膜位置和功能。释放后造影提示瓣膜植入后，左、右冠均显影正常，无瓣周漏（视频 19.6）。术后测量血流动力学良好。

5. 入路处理

双荷包打结，检查无出血。逐层关闭切口。患者术前完全性左束支传导阻滞、术后 ECG 无变化，即刻拔除股静脉置管。

6. 手术结果

患者于手术室苏醒顺利，术后胸闷、胸痛等症状无再发，未发生心衰、心梗、卒中、肾功能不全加重等不良事件，无新发房颤、束支传导阻滞等心律失常，心脏相关指标明显下降，术后第 1 天转出 ICU。术后第 4 天复查经胸心脏超声提示人工主动脉瓣活动正常，峰值跨瓣压差 6 mmHg，未见瓣周漏及瓣内反流，LVEF 35%。患者于术后第 5 天顺利出院，出院时心功能 II 级（NYHA）。

视频 19.1　透视定位入路位置　　　　视频 19.2　术前主动脉根部造影

视频 19.3　定位键定位瓣窦内　　　　视频 19.4　确认瓣膜与瓣环的位置

视频 19.5　瓣膜释放　　　　　　　　视频 19.6　瓣膜释放后造影

【讨论】

患者为高龄男性，STS 高危外科手术患者，选择 TAVR 策略正确。

单纯瓣膜反流，瓣膜无钙化，股动脉途径设计应用于 AS 的瓣膜，超适应证植入导致瓣膜栓塞、瓣周漏、瓣膜移位风险均较高，因此我们选择专用于主动脉瓣反流的 J-Valve 瓣膜。该瓣膜通过定位键能够精准定位瓣环，无须过多调整，可准确植入瓣膜；同时定位键可以提供额外的纵向支撑力，植入瓣膜也无须过度 oversize，从而降低传导阻滞的风险。

左、右冠脉开口位置均较低，传统 SAVR 手术植入瓣膜过程，冠脉梗阻的风险也极高，行 Bentall 手术可能增加风险。因此，我们选择具有冠脉保护功能的 J-Valve 进行 TAVR 治疗。首先，需要在球囊扩张下造影查看冠脉是否阻塞，如果冠脉严重堵塞，考虑做好外科手术的准备。密切评估冠脉口是否堵塞。术前要充分讨论手术方案的可行性以及备选方案的准备。低冠脉开口患者，瓣膜植入前需评估冠脉梗阻风险，瓣膜植入时精准植入瓣膜位置，避免冠脉梗阻。

单纯主动脉瓣反流 TAVR 一例

山东大学齐鲁医院

术者：谷兴华 张希全

【病例介绍】

患者，男性，74 岁。主诉：活动后胸闷 1 年多，加重 2 个月。一般情况：体重 68 kg，体质差，心率 70 次 / 分，律齐，于 A1、A2 区可闻及哈气样收缩期杂音。其余心脏听诊区未闻及明显病理性杂音。诊断：主动脉瓣关闭不全、心功能 III 级（NYHA 分级）。合并症：肺气肿、肺通气功能障碍。STS 评分 6.971%。

主要实验室检查：ALT 64 U/L，AST 56 U/L，cTnI 27.90 ng/L，NT-proBNP 307.00 pg/mL，血常规正常。心电图：窦性心动过缓、I 度房室传导阻滞。经胸超声心动图：LA 34 mm，左心室舒张末内径（LVDD）55 mm，RA 44 mm×44 mm，RV 17 mm，主动脉瓣瓣环 22 mm，升主动脉 33 mm，窦管交界 27 mm。左心室射血分数（LVEF）65%。主动脉瓣叶略增厚，回声增强，右冠瓣厚约 2.6 mm，无冠瓣厚约 2.2 mm，左冠瓣厚约 3.2 mm，左冠瓣及无冠瓣交界处略有粘连。主动脉瓣反流（中—重度）。

MSCTA ①主动脉根部情况：三叶式主动脉瓣，瓣叶轻微增厚，主动脉瓣瓣环周长 93.2 mm（平均直径 28.2 mm），面积 627.6 mm²；左室流出道周长 93.1 mm（平均 27.7 mm），面积 549.4 mm²；窦管交界 100 mm（平均 31mm），面积 973.2 mm²；主动脉窦周长 118.3 mm；升主动脉周长 118.5 mm（平均 36 mm）；左冠高度 17.4 mm，右冠高度 20.2 mm（图 20.1）。②入路情况：双侧下肢入路血管有明显迂曲，无狭窄，血管平均直径 6.8 mm 左右（图 20.2）；胸、腹主动脉及主动脉弓无钙化，主动脉夹角 89.9°，无狭窄，无夹层、动脉瘤等征象。③重点分析主动脉瓣环和左室流出道的解剖结构（视频 20.1，20.2）。

视频 20.1，20.2 主动脉瓣环及左室流出道解剖结构分析与瓣膜置入位置分析

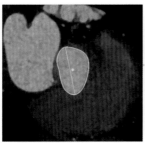

Aortic valve annulus
周长：93.2 mm
表面积：627.5 mm²
最大直径：35.2 mm
高度：0.0 mm
正面角度：CRA 26° / RAO 74°

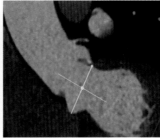

Aortic valve annulus
周长：93.2 mm
表面积：627.6 mm²
最大直径：35.2 mm
高度：0.0 mm
正面角度：CRA 26° / RAO 74°

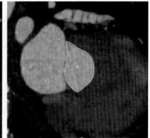

LVOT perimeter
周长：93.1 mm
表面积：549.4 mm²
最大直径：37.0 mm
高度：0.0 mm
正面角度：CRA 26° / RAO 74°

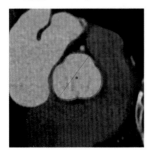

Sinuses of Valsalva perimeter
周长：118.3 mm
表面积：1050.2 mm²
最大直径：39.2 mm
高度：0.0 mm
正面角度：CRA 28° / RAO 74°

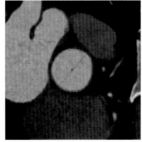

STJ perimeter
周长：100.0 mm
表面积：793.2 mm²
最大直径：32.6 mm
高度：0.0 mm
正面角度：CRA 37° / RAO 80°

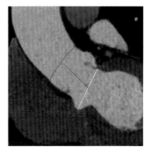

STJ height
Distance: 26.7 mm

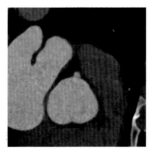

LCA ostium
X: 4.6 Y: −173.5 Z: −405.5
Voxel value: 600 HU

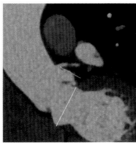

LCA height
Distance: 17.4 mm

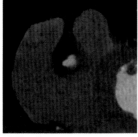

RCA ostium
X: 16.4 Y: −210.8 Z: −452.3
Voxel value: 569 HU

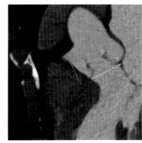

RCA height
Distance: 20.2 mm

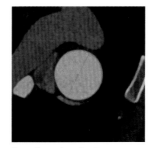

Ascending aorta perimeter
周长：118.5 mm
表面积：1116.6 mm²
最大直径：38.1 mm
高度：0.3 mm
正面角度：CRA 65° / RAO 60°

图 20.1　主动脉根部 CT
（主动脉瓣瓣环、左室流出道、主动脉窦、窦管交界、窦管交界高度、左冠开口、右冠开口、升主动脉）

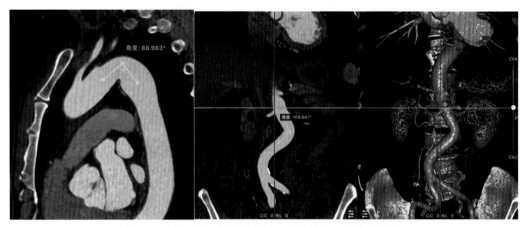

图 20.2　动脉 CTA: 主动脉弓角度、腹主动脉、左右髂总动脉

【拟定手术策略】

1. 麻醉方式　全身麻醉。

2. 入路　右股动脉入路。

3. 所选瓣膜类型　Vitaflow。

4. 瓣膜型号　预装 30 mm 瓣膜。

5. 手术难点　①主动脉瓣反流患者；②主动脉瓣环大（93.2 mm/627 mm²/28.2 mm），临界瓣环；③瓣环散在钙化点；④瓣膜定位问题；⑤瓣膜释放策略；⑥瓣膜下移或飞瓣的可能；⑦Ⅲ度房室传导阻滞的可能。

【手术过程】

1. 入路准备

经左侧颈内静脉留置临时起搏器；穿刺左侧股动脉为辅路，进入 JR 3.5 导管翻山至右髂动脉，行右侧股动脉造影，定位、穿刺主路股总动脉，并预置两把 proglide 血管缝合器，在 lunderquist 超硬导丝的支撑下置入 20Fr 爱普特血管鞘。

2. 术前主动脉根部造影

右前斜投射体位造影显示主动脉瓣无钙化、主动脉瓣重度反流、主动脉瓣环水平位置、双侧冠脉，尤其是左室流出道、室间隔膜部以及突出的室间隔膜肌部交界处情况（视频 20.3）。

3. 导丝跨瓣

主动脉瓣关闭不全，6F 猪尾导管配合泥鳅导丝直接跨瓣入左心室。经猪尾导管送入头端塑形的 lunderquist 超硬导丝至左室。

4. 瓣膜释放

根据术前 CT 测量结果，提前预装 30 mm Vitaflow 瓣膜。术前 CT 确定瓣膜释放最佳角度为 LAO 3° / CAU 22°。瓣膜定位：介入瓣膜的远端位于无冠窦下方、室间隔膜部瘤内、室间隔膜肌交界突出肌性结构上方。慢释放过程：瓣膜的远端逐渐开花，位置不变，防止瓣膜下滑。快速释放过程：瓣膜的远端开花贴附于左室流出道后，固定瓣膜位置，快速释放瓣膜，使瓣膜尽快、多处、立体锚定（主动脉瓣环、STJ、AO）。造影并结合 TEE：可见瓣膜中心性反流及右侧无冠瓣交界处轻度反流。撤加硬导丝及猪尾导管，再次造影：可见瓣膜位置、形态满意，无反流。瓣膜释放过程位置稳定，起搏 140 次 / 分，释放过程中，桡动脉血压监测稳定，心电图波形无变化（图 20.3，视频 20.4~20.10）。

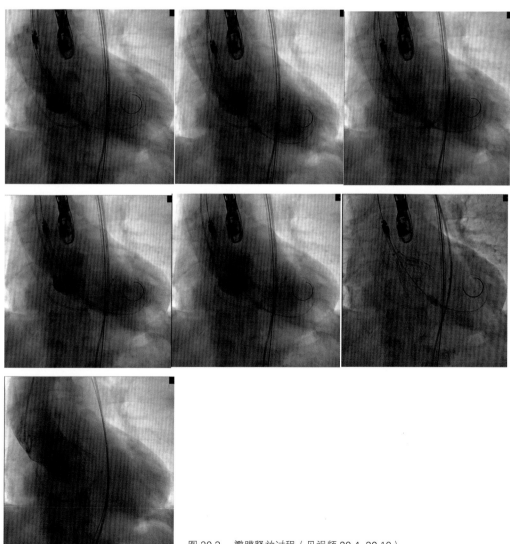

图 20.3　瓣膜释放过程（见视频 20.4~20.10）

5. 入路处理

主路以预置的两把 proglide 进行血管缝合，猪尾导管复查造影未见血管出血、夹层、狭窄等征象。辅路也以 proglide 缝合穿刺处。

6. 手术结果

患者安全监护病房，苏醒顺利，无心衰、心梗、卒中、肾功能不全加重等不良事件，无新发房颤、束支传导阻滞等心律失常。术后第 3 天转出 ICU。术后第 5 天复查经胸超声心动图提示人工主动脉瓣活动正常，无跨瓣压差，未见瓣周漏及瓣中反流，LVEF 65%。患者于术后第 7 天顺利出院。

视频 20.3　术前主动脉根部造影

视频 20.4~20.10　瓣膜释放过程

【讨论】

1. 入路问题

一般单纯主动脉瓣反流患者首选经心尖 J-Valve。在实际临床工作中，随着患者对 TAVR 技术知识了解得更加深入，患者更主动地要求经外周途径。因此，这也要求医生对单纯主动脉瓣反流患者进行仔细分析和评估，决定其能否采取经股动脉途径。通过仔细评估，部分主动脉瓣反流患者可以行经股动脉途径。

2. 瓣膜锚定评估

主动脉瓣反流患者行经股动脉途径 TAVR，对术前评估的要求更高。与主动脉瓣狭窄不同，在主动脉瓣反流病例中，介入瓣膜更容易脱瓣，同时介入瓣膜放置位置偏深，更容易下滑至左心室，造成严重瓣周漏、瓣中瓣应用和Ⅲ度房室传导阻滞的可能性更高。一般认为，在主动脉瓣反流病例中，介入瓣膜的锚定为多处、立体，包括 4 处锚定环：主动脉锚定环、STJ 锚定环、主动脉瓣环、左室流出道锚定瓣环（2/3 环）。我们认为，从主动脉根部解剖结构分析，如果有以上 3~4 处锚定环在所选瓣膜的范围内，置入瓣膜会比较固定；如果有 2 处锚定环（包括主动脉瓣环）在所选瓣膜的范围内，置入瓣膜移位的可能性较大；如果仅主动脉瓣环在所选瓣膜的范围内，置入瓣膜则慎重，建议改经心尖途径。考虑到主动脉瓣反流，主动脉瓣环的弹性，我们主张主动脉瓣环周长 85 mm 以内可以考虑，如果大于 85 mm，需要慎重。选择过大的介入瓣膜，虽然稳定性好，但是造成Ⅲ度房室传导阻滞的可能性也会增加。

3. 真实主动脉瓣环和虚拟主动脉瓣环的评估

主动脉瓣反流病例，行经股动脉 TAVR，首先要考虑主动脉瓣环的结构。术前心脏超声和 CT 分析，可以提供许多相关信息。除常规测量主动脉瓣环的直径外，还需要评估主动脉瓣叶是否有增厚、硬化，真实主动脉瓣环在收缩期和舒张期的活动幅度，三个瓣叶交界处是否有瓣叶增厚或轻度粘连，主动脉瓣环弹性等。

4. 重视 STJ 和 LVOT 的结构分析评估

如上所述，在主动脉瓣反流病例中，介入瓣膜的锚定为多处、立体，其中包括 STJ 锚定环和左室流出道锚定瓣环（2/3 环）。STJ 直径对选择合适的介入瓣膜具有重要参考意义，可以防止瓣膜过度下滑至左心室。由于左室流出道的解剖特点，主动脉瓣—二尖瓣幕存在，因此左室流出道并非完整环形的肌性结构，呈近似不规则的椭圆结构。因此左室流出道呈"直筒形"结构还是"喇叭口形"结构，对介入瓣膜的位置固定也有参考意义。

5. 瓣膜定位策略

因为主动脉瓣反流，相应结构无钙化等情况，用力牵拉导致脱瓣的可能性大，因此相对保守地尽量不牵拉瓣膜，从而出现瓣膜下滑的情况。我们主张瓣膜初始定位于主动脉瓣环 0 位，即使有下滑的趋势，也避免下滑过深。

6. 瓣膜释放策略

主动脉瓣反流与主动脉瓣狭窄的释放策略不完全相同。在介入瓣膜初始定位、逐渐释放、开花并贴左室流出道的过程为常规操作。在介入瓣膜贴左室流出道前调整起搏心率，逐渐增至 140 次 / 分，在快速起搏下，介入瓣膜贴于左室流出道后，尽快、一键并完全释放，使瓣膜尽快与主动脉壁、窦管结合部、主动脉瓣环、左室流出道相贴附，达到多处锚定。如果在快速释放过程中，有瓣膜上移的迹象，需要下压瓣膜，避免瓣膜弹出。应用目前一代产品，对操作要求高，如果有可回收的介入瓣膜，可能还有回旋的余地。

单纯主动脉瓣反流经股动脉 TAVR 一例

武汉亚心总医院

术者：苏晞　张龙岩

【病例介绍】

患者，81 岁，女性，因"间断胸闷、呼吸困难 1 年，加重 1 个月"入院。既往史：高血压病 20 余年，血压控制在 130/50 mmHg 左右。

主要实验室检查：NT-proBNP 1811.9 pg/mL。血常规、肝肾功能、电解质正常。经胸心脏彩超：主动脉瓣右冠瓣脱垂并重度关闭不全（LVDD 5.5 cm，EF 50%）。冠脉 CTA：冠状动脉粥样硬化，左前降支中段肌桥。STS 评分 6.3%，中度虚弱。

术前 CT 分析如图 21.1~21.5：

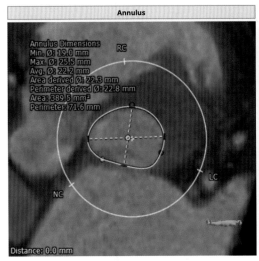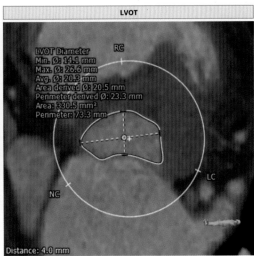

图 21.1　术前 CT 扫描
收缩期时相主动脉瓣环周长 71.6 mm，左室流出道周长 73.3 mm；
舒张期时相主动脉瓣环周长 70.4 mm，左室流出道周长 76.1 mm

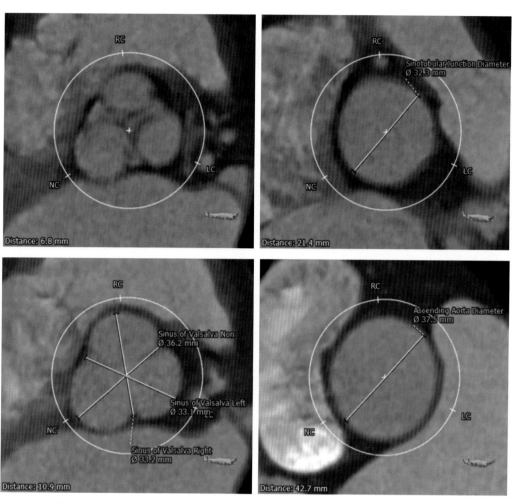

图 21.2 术前 CT 扫描可见瓣叶无钙化，窦部直径为 33.1~36.2 mm，窦管交界处直径 32.3 mm，升主动脉直径 37.5 mm

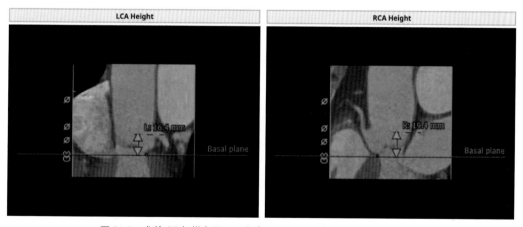

图 21.3 术前 CT 扫描左冠开口高度 16.4 mm，右冠开口高度 19.4 mm

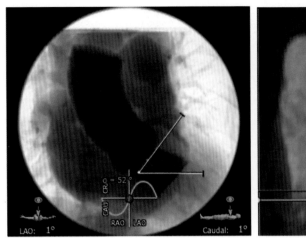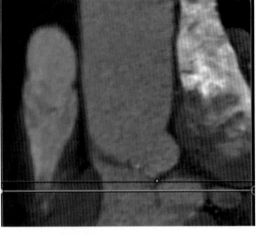

图 21.4　术前 CT 扫描显示心脏角度 52° 左右，左室流出道形态类似 "直筒状"

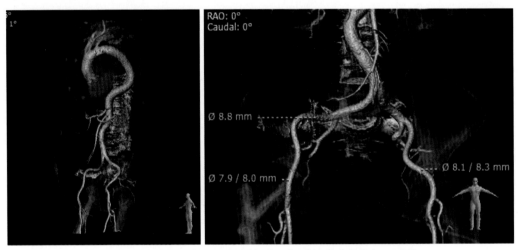

图 21.5　术前 CT 扫描显示外周路径稍迂曲，但血管直径较大，无钙化

【术前策略】

1. 麻醉方式　全身麻醉。

2. 入路　右侧股动脉入路。

3. 球囊扩张策略　单纯反流无须球囊扩张。

4. 所选瓣膜类型　Vitaflow。

5. 瓣膜型号　Vitaflow TAV 27。

6. 释放策略　拟低位释放，利用瓣环下 4 mm 流出道和瓣环提供第一锚定区，升主动脉提供第二锚定区。

【手术过程】

详见视频 21.1，视频 21.2。

手术结果：患者术后 1 小时顺利拔管，心电图无传导阻滞，心功能正常，复查心脏彩超未见瓣周漏，第 5 天顺利出院。

视频 21.1　术中造影见大量反流。选取释放角度，用猪尾导管顺利跨瓣并送入加硬导丝，直接送入 Vitaflow TAV27 瓣膜，根据流出道选择低位释放。

视频 21.2　释放策略：①140 次 / 分左右起搏，缓慢稳定释放，直到瓣膜底部"开花"。②确定瓣膜接近或贴靠到流出道时，立即将起搏频率上调至 180 次 / 分，确定血压明显下降。③快速释放瓣膜，需要一次性完全释放，让瓣膜花冠在升主动脉锚定，完全释放后停起搏器。最终造影见瓣膜位置良好，冠状动脉显影，未见瓣周漏。

【讨论】

1. Vitaflow 瓣膜特点可以尝试应用在解剖结构适合的反流

（1）该瓣膜底边有 10 mm 裙边，增加了瓣膜与左室流出道锚定区的摩擦力，一旦锚定后瓣膜不易滑动。

（2）该瓣膜底部接近于"直筒状"，瓣架硬度适中，在左室流出道可以很好地锚定，不会因为瓣架张力太大而滑入左心室。

（3）电动释放，尤其是瓣膜张开后，快速起搏状态需要迅速一次性释放时，稳定性较高。一旦瓣膜花冠锚定住升主动脉，则瓣膜不易移位。

2. 患者的选择：尽量选择合适的主动脉根部结构

（1）单纯反流患者瓣环普遍偏大，Vitaflow 30 号瓣膜最小径为 28 mm，当瓣环直径超过 28 mm 时，原则上不再考虑 Vitaflow 植入，因为此时即使采用 2 个瓣膜策略仍然会有大量瓣周漏风险。（鉴于存在测量误差，最好将选择的病例平均瓣环径控制在 27 mm 以内。）

（2）合适的左室流出道和瓣环结构，包括流出道直径和长度。因为左室流出道到瓣环水平，是瓣膜接触的第一个锚定平面，这个"区域"是手术能否成功的关键，最理想的情况是流出道直径与瓣环直径相差不大（直筒状），同时具备一定的长度提供锚定（测量瓣环下 4 mm）。

（3）窦管交界或者升主动脉还需提供至少 1 个锚定平面，与左室流出道共同锚定，提高瓣膜植入后的稳定性。考虑到瓣膜不一定完全同轴，需要升主动脉（距瓣环 40 mm 高度以内）直径不超过 45 mm。

3. 释放技巧

（1）起始位置一般都是低位，参考流出道长度决定。

（2）先慢后快，一次性释放。在瓣膜底边没有开花锚定住流出道以前，在稍快频率起搏状态下（一般 130~140 次 / 分），可以缓慢释放控制位置，此过程可以调整瓣膜深度。一旦瓣膜底部开花并贴靠住左室流出道，则需快速并且一次性完全释放瓣膜，目的是利用窦管交界或者升主动脉锚定住瓣膜花冠后，瓣膜整体是不易移动的。

第四章　急诊 TAVR

TAVR 术中循环崩溃一例

浙江大学医学院附属第一医院心内科

术者：郭晓纲　周逸蒋

【病例介绍】

患者，男性，70 岁，因肝癌复发拟行肝癌切除术收治入院；术前心脏超声发现重度主动脉瓣狭窄，追问病史，患者有活动后气急症状 2 年。入院查体：血压 142/70 mmHg，脉搏 75 次 / 分，呼吸 22 次 / 分，血氧饱和度 98%。神志清，呼吸平稳，心律齐，主动脉瓣第一听诊区闻及 3/6 级收缩期杂音，向颈部传导，未触及明显震颤，双肺呼吸音粗，未闻及明显干啰音，双下肢无水肿。STS 评分 2.01%；BMI 25.4 kg/m^2。

入院诊断：心脏瓣膜病，主动脉瓣重度狭窄伴轻度关闭不全，二尖瓣轻度狭窄伴后叶钙化斑，心肌肥厚，心功能 I 级（NYHA）。

合并症情况：乙肝 30 余年，合并肝硬化，3 年前发现肝癌；既往行 3 次经动脉化疗栓塞（TACE）（2017 年, 2020 年 2 月，2020 年 5 月）。

主要实验室及辅助检查结果：NT-BNP 567 pg/mL；血常规、肝肾功能、电解质、心肌酶谱、肌钙蛋白、凝血功能等均正常。心电图：窦性心律，左心室高电压，PR 间期 170 ms，QRS 间期 94 ms，无束支传导阻滞（图 22.1）。

经胸超声心动图　M 型、2DE：左心房前后径 4.53 cm，大小 6.5 cm×6.2 cm，左心室内径 4.11 cm，其余各个房室大小正常。主动脉不宽，主动脉瓣明显钙化、粘连、启闭受限、开放呈三叶式，左、右冠瓣闭合线粘连。二尖瓣细，前叶双峰，后叶可探及大小 1.42 cm×0.85 cm 的强回声斑。室间隔增厚 1.87 cm，基底部最厚 2.0 cm，左室后壁厚 1.5 cm。二尖瓣最大开放径 1.49 cm，解剖面积 2.73 cm^2。主肺动脉内径 24 mm。主动脉瓣环直径 25 mm，右冠开口高度 1.8 cm，左冠开口高度 1.6 cm。静息状态下未见明显室壁节段性运动异常。

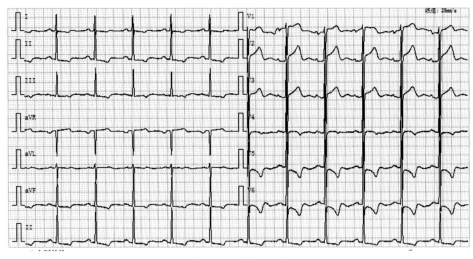

图 22.1　术前心电图

Dopple：心尖五腔切面见左室流出道内收缩期呈蓝色为主的五彩血流，流速 V_{max}=1.38 m/s，估测峰值压差 7.66 mmHg。肺动脉收缩期 V_{max}=1.11 m/s，ACT=110 ms。PHT 法测得二尖瓣功能面积 2.58 cm^2，跨瓣平均压差 3.03 mmHg。DTI 测得二尖瓣侧壁瓣环运动速度 Ea 7 cm/s，Aa 10 cm/s。收缩期主动脉瓣口峰值流速 5.2 m/s、峰值压差 107.9 mmHg，平均压差 72.1 mmHg、连续方程式测得主动脉瓣口功能面积 0.95 cm^2，收缩期二尖瓣左房侧、三尖瓣右房侧可探及收缩期呈蓝色为主的五彩血流束，V_{max}=3.1 m/s，估测肺动脉收缩压 43 mmHg。左室射血分数 EF 68.6%。

心脏超声结论：主动脉瓣钙化、狭窄（重度）伴轻度反流；左心房增大伴左室壁对称性增厚；二尖瓣后叶钙化斑形成二尖瓣狭窄（极轻度）伴轻度反流，肺动脉压增高（PASP 43 mmHg），左室舒张功能减退。

冠脉 CTA：冠状动脉未见明显狭窄。

MSCTA　①主动脉根部情况：功能型二叶瓣（tricommissural-BAV），左右瓣叶钙化融合，无冠瓣叶钙化；瓣环周长 84.9 mm，直径 27 mm；左室流出道周长 81.9 mm，直径 26.1 mm；窦管交界 30.6 mm×33.2 mm；瓦氏窦 34.1 mm×33.5 mm×24.7 mm；升主动脉 34.6 mm×34.9 mm；左冠高度 17.6 mm，右冠高度 18.1 mm；主动脉根部角度 48°（图 22.2）；②左心室情况：左心室肥厚，收缩末期心腔直径 14.6 mm×22.5 mm（图 22.3）；③入路情况：双侧下肢入路血管轻度钙化，局部无明显迂曲及狭窄，血管平均直径 8 mm 左右（图 22.4）；胸、腹主动脉及主动脉弓轻度钙化，无明显迂曲、狭窄，无夹层、动脉瘤等征象。

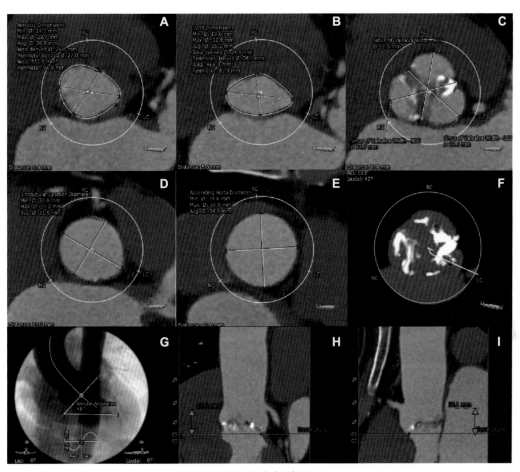

图 22.2　主动脉根部 CT

A. 主动脉瓣瓣环；B. 左室流出道；C. 主动脉窦；D. 窦管交界；E. 距瓣环 40 mm 处升主动脉；F. 主瓣钙化；G. 主动脉根部角度；H. 右冠开口；I. 左冠开口

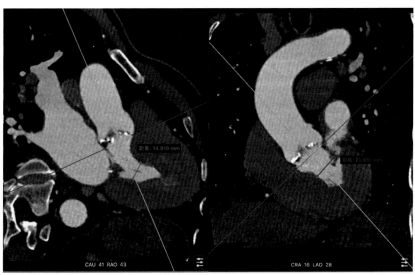

图 22.3　左心室大小

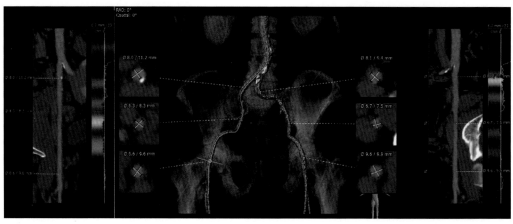

图 22.4　双下肢动脉 CTA

【拟定手术策略】

1. 麻醉方式　全麻、气管插管。

2. 入路　右股动脉入路。

3. 球囊扩张策略　22 mm。

4. 所选瓣膜类型　Vitaflow。

5. 瓣膜型号　预装 27 mm 瓣膜。

6. 后扩　根据瓣周漏等情况。

7. 术前补液　2000 mL。

【手术过程】

1. 入路准备

穿刺左侧股动脉为辅路，进入 JR 4.0 导管至髂总血管分叉上方 3~5 cm，行下肢血管造影显示右侧下肢动脉情况。定位穿刺点后穿刺主路股总动脉，并预置两把 proglide 血管缝合器，在 lunderquist 超硬导丝的支撑下置入 20Fr 爱普特血管鞘。

2. 术前主动脉根部造影

右前斜投射体位造影显示主动脉瓣钙化、瓣口开放部位、双侧冠脉情况以及主动脉瓣轻度反流（视频 22.1）。

3. 导丝跨瓣

在 AL 1.0 导管辅助下，直头超滑导丝通过瓣口进入左室（视频 22.2）。经超滑导丝送入 AL 至左室，然后交换 J 形交换导丝，再经交换导丝送入猪尾导管至左室，测量血流动力学数据（表 22.1），测得峰值跨瓣压差为 103 mmHg。经猪尾导管送入头端塑形的 lunderquist 超硬导丝至左室。

表 22.1　术前血流动力学数据

左心室压力	220/0 mmHg
主动脉根部压力	117/58 mmHg
峰值跨瓣压差	103 mmHg

4. 球囊预扩张

选择 22 mm 非顺应性球囊进行预扩张，第一次扩张球囊上滑（视频 22.3），遂行第二次扩张，扩张良好（视频 22.4）。但球囊扩张后患者循环崩溃，出现室性逸搏心律、无脉性电活动，收缩压下降至 40 mmHg，立即进行胸外按压并予以升压治疗（视频 22.5）。

5. 瓣膜释放

根据术前 CT 测量结果已预装载 27 mm vitaflow 瓣膜；暂停胸外按压后开始释放瓣膜；初始释放过程中，患者恢复窦性心律，但仍为 PEA，血压在升压药维持下仍只有（45~55）/（30~40）mmHg，因此释放时未快速起搏。在标准位快速释放瓣膜，当瓣膜释放至功能区后，血压迅速回升，释放完成后血压、心率已完全恢复（视频 22.6）。释放后造影提示瓣膜植入深度为 1 mm，左、右冠均显影正常，无瓣周漏（视频 22.7）。术后测量血流动力学数据提示峰值跨瓣压差为 2 mmHg（表 22.2）。

表 22.2　术后血流动力学数据

左心室压力	100/55 mmHg
主动脉根部压力	98/52 mmHg
峰值跨瓣压差	2 mmHg

6. 入路处理

主路以预置的两把 proglide 进行血管缝合，复查造影未见血管出血、夹层、狭窄等征象；辅路以一把 proglide 进行血管缝合。患者术前无束支传导阻滞、术后 ECG 无变化，第二天拔出左股静脉置管。

7. 手术结果

患者于 SICU 苏醒顺利，术后胸闷、胸痛等症状无再发，未发生心衰、心梗、卒中、肾功能不全加重等不良事件，无新发房颤、束支传导阻滞等心律失常。术后第 3 天复查经胸心脏超声提示人工主动脉瓣活动正常，峰值跨瓣压差 14.3 mmHg，未见明显瓣周漏或瓣中反流，LVEF 68%。患者于术后第 7 天顺利出院，出院时心功能 I 级（NYHA）。

视频 22.1　术前主动脉根部造影

视频 22.2　导丝跨瓣过程

视频 22.3　22 mm 非顺应性球囊第一次预扩

视频 22.4　22 mm 非顺应性球囊第二次预扩

视频 22.5　血流动力学崩溃后立即胸外按压

视频 22.6　瓣膜释放

视频 22.7　瓣膜释放后主动脉根部造影

【讨论】

TAVR 术中循环崩溃主要有以下几类原因（表 22.3）：血管损伤引起的后腹膜血肿、主动脉夹层或破裂、心脏压塞、冠脉开口阻塞、急性重度主动脉瓣反流、心内撕裂、急性二尖瓣反流、传导阻滞和"自杀左室"等。循环崩溃重在预防，一旦发生应及时识别病因，果断对因治疗。

表 22.3　TAVR 术中常见的循环崩溃以及预防、处理措施[1]

	预防措施	处理措施
血管损伤引起的后腹膜血肿	充分评估入路、选用适当鞘管	球囊封堵、带膜支架、外科治疗
主动脉夹层或破裂	选取合适球囊和瓣膜直径	主动脉支架、外科治疗
心脏压塞	注意起搏器导线位置、左室导丝操作等	心包引流、必要时开胸手术
冠脉开口阻塞	评估冠脉风险，导丝、球囊保护；烟囱支架、BASILICA 技术	PCI 和外科疗
急性重度主动脉瓣反流	选择合适瓣膜、评估 BAV 必要性	瓣中瓣
心内撕裂	根据心室结构预塑形导丝；小心操作导丝	必要时外科治疗
急性二尖瓣反流	术中超声评估调整导丝	必要时外科治疗
传导阻滞	密切关注监护	必要时植入起搏器
自杀左室	术前影像评估；充分扩容、小球囊预扩张、预装瓣膜	血管活性药物；释放瓣膜

"自杀左室"（suicide left ventricle）是由于长期的主动脉瓣狭窄导致左室代偿性肥厚，术中进行球囊扩张或瓣膜植入后，心脏后负荷骤然降低，过小的左室容量导致前向血流不足，引起流出道或心室内的动力性梗阻，造成循环崩溃。另一方面，球囊扩张后引起的急性重度主动脉瓣反流对狭小心腔的冲击可能超过心室的承受能力。"自杀左室"的特征包括左室舒张末期内径过小、左室射血分数较高、室间隔与后壁厚度比值较高、跨瓣压差较高、左心室质量较小[2]。

与肥厚型梗阻性心肌病的血流动力学特性类似，在"自杀左室"患者中，增加前负荷（补液）或后负荷（苯肾上腺素）以及降低心室收缩力（β-受体阻滞剂）能缓解动力性梗阻，而降低前负荷（利尿）或后负荷（扩血管、IABP）以及增加心室收缩力（内源性儿茶酚胺、外源性 β-肾上腺素能激动剂）则加重梗阻[3]。

术前心脏超声和心脏 CT 的准确评估对于识别"自杀左室"至关重要，如患者心腔内径过小、心肌过于肥厚、跨瓣压差高、主动脉瓣反流轻，提示术中有较高风险出现血流动力学崩溃，应考虑采取以下预防措施：①术前充分扩容；②术中可考虑采用小球囊顺序扩张的策略；③预装载瓣膜；④考虑体外循环 /ECMO 支持；⑤避免使用正性肌力药物。

本例中，患者左心室重度向心性肥厚（室间隔 1.87 cm，左室后壁 1.5 cm），其中基底部非对称性增厚至 2.0 cm，左心室较小（LVEDD/LVESD：4.11/2.55 cm），主动脉瓣轻度反流，高度提示术中可能出现血流动力学崩溃。在术前给予充分扩容，术中根据 CT 结果预装载 27 mm vitaflow 瓣膜。在两次 22 mm 球囊预扩张后患者出现顽固性低血压和无脉性电活动，立即启动胸外按压，并在无起搏下快速释放瓣膜，当瓣膜释放到功能位时，心率及血压立即恢复。

【参考文献】

1. EL-GAMEL A. Cardiovascular Collapse During Transcatheter Aortic Valve Replacement: Diagnosis and Treatment of the "Perilous Pentad". Aorta (Stamford)2013;1:276-82.

2. SUH W M, WITZKE C F, PALACIOS I F. Suicide left ventricle following transcatheter aortic valve implantation. Catheter Cardiovasc Interv 2010;76:616-20.

3. KRISHNASWAMY A, TUZCU E M, SVENSSON L G, et al. Combined transcatheter aortic valve replacement and emergent alcohol septal ablation. Circulation 2013;128:e366-8.

ECMO 支持下 TAVR+PCI 处理一例

厦门大学附属心血管病医院

术者：王焱　王斌　陈翔

【病例介绍】

患者为 76 岁男性，一年半前开始出现活动后或情绪激动后胸部闷痛，近几天胸闷、胸痛频繁发作，症状明显加重，药物不能缓解，遂就诊于厦门大学附属心血管病医院。

入院时胸闷痛仍反复发作，心电图提示 AVR 及前壁导联 ST 段明显改变。结合经胸超声结果及病史，入院诊断考虑：急性冠脉综合征，非 ST 段抬高型心肌梗死，心脏瓣膜病，主动脉瓣重度狭窄合并中—重度关闭不全，高血压病，糖尿病。

主要实验室检查结果：

（1）心电图：窦性心律（图 23.1）。

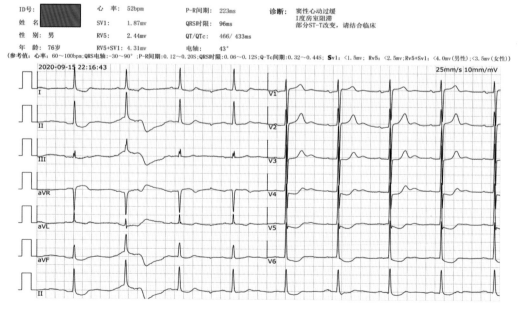

图 23.1　术前心电图

（2）心脏超声检查

心脏测值：EF 66%，FS 37%，Vp-AV 4.8 m/s，PPG 90 mmHg，MPG 49 mmHg。

左心扩大，右房室内径正常。房、室间隔回声连续性完整。左室壁增厚；左室壁整体运动欠协调，幅度尚可。主动脉瓣环直径 24 mm；主动脉瓣叶明显增厚、钙化，瓣叶启闭活动僵硬明显受限，闭合不良；二尖瓣后瓣环钙化；其余瓣膜回声纤细柔软，开放幅度正常；升主动脉轻度增宽，肺动脉内径正常。

彩色及频谱多普勒显示：收缩期主动脉瓣口血流速度及跨瓣压差明显增高，舒张期主动脉瓣下可见中大量反流信号；其余未见明显异常血流信号（图 23.2）。

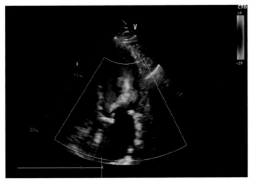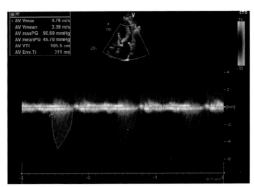

图 23.2　术前超声心动图

（3）MSCTA

①主动脉根部情况：三叶瓣，瓣叶重度钙化，瓣环周长为 89.5 mm，瓣上结构无粘连，左冠高度 15 mm，右冠高度 23 mm，窦宽为 34.6~35.6 mm，判断无冠脉开口闭塞风险，最终决定植入 TAV30 瓣膜。②入路情况：双侧下肢入路血管局部轻度钙化，无明显迂曲、夹层等征象。右股最狭窄处平均直径约为 5.9 mm，左股最狭窄处平均直径约为 5.7 mm，故选择右股动脉作为主入路（图 23.3~23.8）。

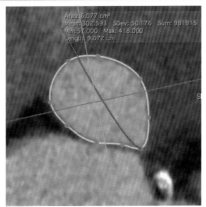

周长：89.49 mm
面积：613.1 mm²

周长：90.72 mm
面积：603.7 mm²

图 23.3　A. 主动脉瓣瓣环；B. 左室流出道

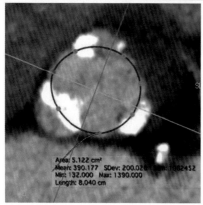
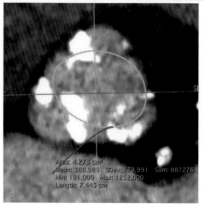

周长：80.40 mm
面积：512.2 mm²

周长：74.45 mm
面积：427.3 mm²

图 23.4　A. 瓣上 4 mm 结构；B. 瓣上 6 mm 结构

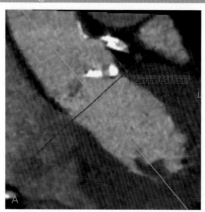
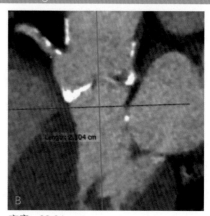

高度：15.11 mm

高度：23.04 mm

图 23.5　A. 左冠开口高度；B. 右冠开口高度

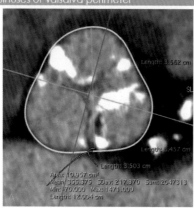
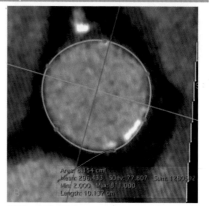

周长：109.57 mm
直径 L：34.57 mm
直径 R：35.03 mm
直径 N：35.62 mm

周长：101.37 mm
面积：1013.7 mm²

图 23.6　A. 瓦氏窦宽度；B. 窦管结合部

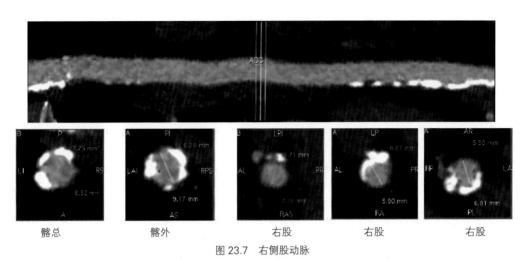

图 23.7　右侧股动脉

| 髂总 | 髂外 | 右股 | 右股 | 右股 |

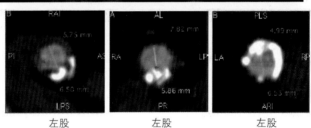

图 23.8　左侧股动脉

左股　　　　左股　　　　左股

（4）冠状动脉造影

视频 23.1　冠状动脉造影　　　　　　视频 23.2　冠脉全程钙化

【拟定手术策略】

1. 麻醉方式　全身麻醉。

2. 入路　左股动脉入路。

3. 球囊扩张策略　25 mm 球囊扩张。

4. 所选瓣膜类型　Vitaflow。

5. 瓣膜型号　预装 TAV27 瓣膜。

【手术过程】

1. 冠状动脉介入手术

术中行 IVUS 提示冠脉全程 270°～360° 钙化。1.5 mm 磨头旋磨左冠状动脉，1.5 mm 及 1.75 mm 磨头旋磨右冠状动脉。Culotte 双支架术式治疗 LM 末端分叉病变（median 1,1,1）（图 23.9，视频 23.3、23.4）。

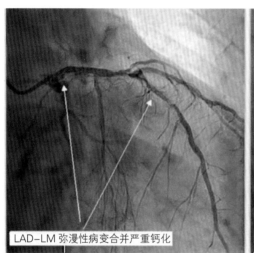
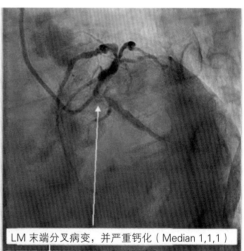

LAD-LM 弥漫性病变合并严重钙化

LM 末端分叉病变，并严重钙化（Median 1,1,1）

图 23.9　冠脉钙化病变

2. 经导管主动脉瓣置换术

使用 25 mm 非顺应 Z-med 球囊预扩张（视频 23.5）。

术前确定瓣膜释放最佳角度为 RAO 5°／CAUD 9°，输送系统顺利跨瓣后造影确认植入深度，二次调整精准定位（视频 23.6）。

瓣膜释放过程位置相对稳定，释放出 10 mm 左右时开始以 140 次／分起搏，释放过程中检测血压稳定。

释放后造影提示瓣膜植入深度为 5 mm，左、右冠脉均显影正常，无瓣周漏，跨瓣压差 7 mmHg（视频 23.7，23.8）。

视频 23.3　左冠状动脉手术　　　　视频 23.4　右冠状动脉手术

视频 23.5　球囊预扩张　　　　　　视频 23.6　瓣膜定位

视频 23.7　释放瓣膜　　　　　　　视频 23.8　最终造影

【讨论】

1. 手术要点解析

患者是一位 76 岁男性，患有高血压、糖尿病 10 多年，近一年多来反复出现胸部闷痛，最终诊断为"主动脉瓣重度狭窄合并中重度关闭不全、急性非 ST 段抬高型（NESTEM）心肌梗死"。

该患者高龄、心功能差，此次因急性非 ST 段抬高型（NESTEM）心肌梗死入院，造影提示：左主干分叉病变，末端狭窄 80%，LCX 开口狭窄 90%；LAD 全程弥漫性钙化病变，最严重处狭窄 90%；RCA 全程弥漫性病变，最严重处狭窄 90%。同时合并主动脉瓣重度狭窄并中重度关闭不全，这使得手术策略制定变得极为复杂。如果先处理冠脉，加上左主干分叉术式及旋磨病变，术中操作风险极高，若旋磨过程中出现 no flow，随时有生命危险。如果先处理主动脉狭窄，对这种左主干 + 三支病变，而且是 NESTEMI 的患者，手术风险也极高。

2. 专家会诊意见

王斌主任表示，无论是患者的冠脉病变（左主干分叉病变 + 严重钙化病变）还是瓣膜病变，单独来看都是极为高危且极具挑战的手术。而同时合并这些病变无疑使手术难度呈几何级别增加。

王焱院长带领的厦门大学心瓣膜团队在经过术前充分评估讨论后，最终确定手术方案并决定在 ECMO（体外膜肺氧合，主要用于对重症心肺功能衰竭患者提供持续的体外呼吸与循环，以维持患者生命）支持下进行手术治疗。因为只有在 ECMO 支持下，患者才有机会手术，甚至可能"一站式"解决所有问题。

COPD、慢性心衰 5 年、加重半日急诊入院 TAVR 一例

首都医科大学附属北京安贞医院

术者：张海波

【病例介绍】

患者，男性，71 岁。因"反复胸闷、心衰住院 5 年多，夜间不能平卧 3 年，急性加重半天"入院。入院查体：血压 95/50 mmHg，脉搏 87 次 / 分，呼吸 20 次 / 分，血氧饱和度 90%，鼻导管吸氧下 95%。神志清，呼吸急促，强迫坐位，桶状胸，心界向左扩大，腋前线第 6 肋间可扪及心尖部抬举样搏动，心律齐，偶发房性及室性期前收缩，心率 110 次 / 分，主动脉瓣第一听诊区闻及 4/6 级收缩期喷射样杂音及 3/6 级舒张期泼水样杂音，向颈部传导，第二听诊区可闻及 3/6 级收缩期杂音，股动脉可闻及枪击音，双肺呼吸音粗，双下肺可闻及细湿啰音及捻发音，未闻及明显干啰音，双下肢胫前区轻度水肿。患者饮食差，近半个月体重下降 5 kg，有长期吸烟史，每日 1 包，床旁闭气试验 15 s，甲亢病史，药物控制可。入院诊断：重度主动脉瓣狭窄伴重度关闭不全，二尖瓣中度反流，慢性心功能不全急性加重，心功能Ⅳ级（NYHA）。合并症情况：冠心病，慢性阻塞性肺疾病（Ⅲ级），甲状腺功能亢进（药物治疗）。STS 评分 11.5%，EuroSCORE Ⅱ 49.8%。

主要实验室检验结果：hsTNT 148.2 ng/mL，BNP 3383 pg/mL，WBC、PLT、电解质、肝肾功基本在正常范围。肺功能 1 秒率 40%；心电图：窦性心律，心率 66 次 / 分，室上性期前收缩，ST-T 段异常，左心室高电压，室内传导阻滞（图 24.1）。

经胸超声心动图：主动脉瓣重度狭窄伴重度关闭不全，峰值压差 75 mmHg，平均压差 44 mmHg；二尖瓣中量偏心性反流（中度），反流面积 6.6 cm²；左心室舒张末内径（LVDD）61 mm，左心室收缩末内径（LVSD）44 mm；左心室射血分数（LVEF）35%。

冠脉 CTA：三支病变，LAD 50% 狭窄。

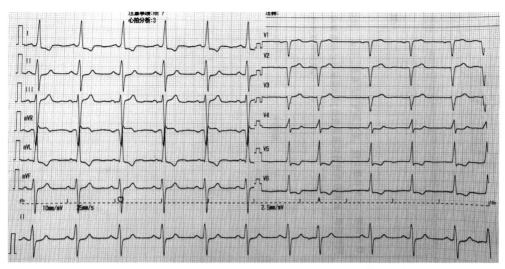

图 24.1　术前心电图

MSCTA　Type 0 型二叶瓣，重度钙化，瓣叶前交界缘可见部分钙化融合，左、右冠均起自左侧窦，冠脉高度高，法式窦结构大，左室可见增大。主动脉根部角度 49°，主动脉瓣直径 29 mm；左室流出道直径 30.4 mm；窦管交界 34.7 mm；主动脉窦 35.4 mm；升主动脉未见明显扩张（升主动脉平均直径 37.4 mm）；左冠高度 18.9 mm，右冠高度 18.9 mm（图 24.2）。

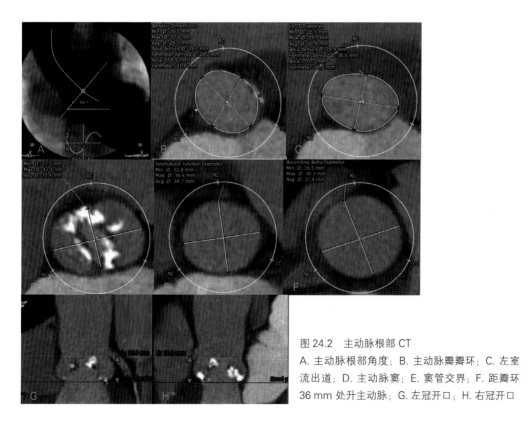

图 24.2　主动脉根部 CT
A. 主动脉根部角度；B. 主动脉瓣瓣环；C. 左室流出道；D. 主动脉窦；E. 窦管交界；F. 距瓣环 36 mm 处升主动脉；G. 左冠开口；H. 右冠开口

入路情况：双侧下肢入路血管轻度钙化，局部无明显迂曲及狭窄，血管平均直径 6.7 mm 左右（图 24.3）；胸、腹主动脉及主动脉弓轻度钙化，无明显迂曲、狭窄，无夹层、动脉瘤等征象。

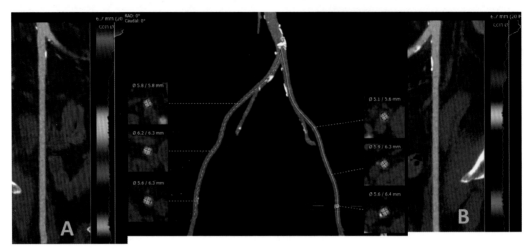

图 24.3　双侧下肢动脉 CT
A. 右侧股动脉、右侧髂外动脉、右侧髂总动脉；B. 左侧股动脉、左侧髂外动脉、左侧髂总动脉

【拟定手术策略】

1. 麻醉方式　局部麻醉＋MAC 麻醉。
2. 入路　右股动脉入路经右侧股动脉、18Fr 大鞘。
3. 球囊扩张策略　20 mm 小球囊预扩张，备 22 mm 球囊扩张。
4. 所选瓣膜类型　L29 Venus A。
5. 瓣膜型号　预装 L29 瓣膜，备选 L32，根据术中球囊扩张情况选择。

【手术过程】

1. 局麻 MAC 下，右颈静脉穿刺做临时起搏电极备用，右腹股沟区小切口，游离股动脉。

2. 肝素化 1 mg/kg，穿刺双侧股动脉，置上 6F 鞘，左侧植入猪尾导管至无冠窦底，根部造影如图 24.4。

3. 术前 CT 确定跨瓣 DSA 投射角度为 LAO 5°／CAU 23°。右侧后换成 18F 鞘植入，使用超滑导丝跨主动脉瓣进入左心室，交换超硬导丝建立轨道（图 24.5）。血流动力学数据见表 24.1。

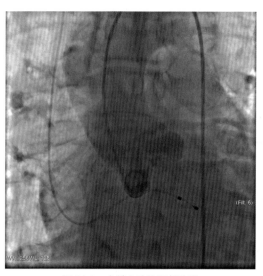

图 24.4　术前主动脉根部造影　　　　　　图 24.5　导丝跨瓣过程

表 24.1　术前血流动力学数据

左心室压力	190/10 mmHg
主动脉根部压力	120/50 mmHg
峰值跨瓣压差	70 mmHg

4. 140 次 / 分或 160 次 / 分起搏，待收缩压低于 70 mmHg，23 mm 球囊预扩张（图 24.6）。

5. 瓣膜较滑，两次预扩张时，球囊均滑脱，第三次预扩张充分，造影提示冠脉无梗阻。

6. 遂选择 25 mm Venus A 瓣膜。

7. 撤出球囊，沿超硬导丝送入瓣膜，透视下定位瓣膜，使 3 个 Mark 点高于窦底瓣环 2~4 mm，尽早起搏，待血压下降，缓慢释放，使自膨胀瓣膜充分适应血液温度，控制释放速度。

8. 待瓣膜释放超过 2/3，瓣膜开始工作后，停止起搏，暂停释放，造影确认冠脉无梗阻，接近完全释放，缓慢释放（图 24.7）。

9. 经胸超声心动图探查跨瓣流速 210 cm/s，最大压差 15 mmHg，平均压差 10 mmHg；瓣周微量反流，瓣膜形态好，EF 值无变化，心包腔无积液。

10. 撤除输送器、导丝，右侧股动脉切口充分止血缝合，左侧股动脉使用血管缝合器止血。术后血流动力学数据见表 24.2。

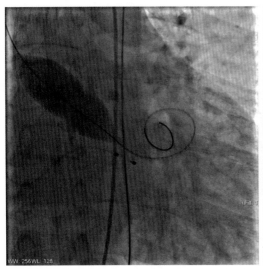

图 24.6　球囊预扩张

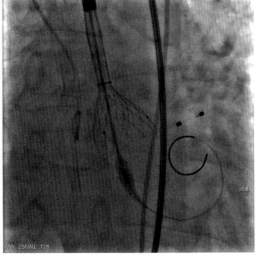

图 24.7　释放瓣膜

表 24.2　术后血流动力学数据

左心室压力	108/5 mmHg
主动脉根部压力	105/55 mmHg
峰值跨瓣压差	3 mmHg

【手术结果】

患者症状术后即刻改善，血管活性药可立即减停，患者自诉在手术台上是他 3 年内第一次平卧睡觉。术后胸闷、胸痛等症状无再发，未发生心衰、心梗、卒中、肾功能不全加重等不良事件，无新发房颤、束支传导阻滞等心律失常，心脏相关指标明显下降。术后第 3 天 BNP 156 pg/mL，术后当日转回普通病房，第 2 天下地活动。术后第 4 天复查经胸心脏超声提示：人工主动脉瓣活动正常，峰值跨瓣压差 4 mmHg，未见瓣周漏及瓣中反流，LVEF 55%。患者于术后第 5 天顺利出院，出院时心功能 Ⅱ ~ Ⅲ 级（NYHA）。

【讨论】

该患者术前急诊入院，急性心衰状态，静脉给予强心利尿药物治疗效果不明显。在监护条件下紧急进行主动脉 CTA 检查后完成手术。对于这一类失代偿的主动脉瓣狭窄患者治疗方案选择：急诊 TAVI 或 BVA（经皮主动脉瓣球囊扩张）。

重度主动脉瓣狭窄患者，症状始发后 2 年内的死亡率达 50%，合并急性失代偿心衰时死亡率更高[1]。TAVI 对于外科高危 AS 患者是优先选择，但是目前对于急性失代偿 AS 心衰患者行 TAVI 技术，仍然缺乏明确证据显示获益[2]。其他有限证据级别的研究，例如 Kashiyama N. 等人报道了主动脉瓣狭窄合并急性心衰，对于药物治疗反应差，并且存在外科 AVR 手术高危因素的患者，接受急诊 TAVI 术或外科 AVR 术，术后 30 天死亡率分别为 4.8% 和 10.1%[3]。

急诊球囊扩张主动脉瓣成形后，再择期行 TAVI 或外科 AVR，2014 年的 AHA/ACC 瓣膜病治疗指南给了 Ⅱ b 类 C 级别的证据[4]。Bongiovanni D. 等人报道一组多中心的队列研究，合并急性心衰且药物治疗效果差的 SAS 患者，接受急诊 TAVI 术（emergency transcatheter aortic valve implantation，eTAVI），或先急诊球囊扩张（emergency balloon aortic valvuloplasty，eBAV）后择期 TAVI 术，eTAVI 和 eBAV 术中死亡率分别为 8.7% 和 20.3%（$P=0.19$），而 eBAV 后的择期 TAVI 术，术中死亡率 9.4%，高于 eTAVI。但与 eBAV 后计划 TAVI 相比，eTAVI 术后 30 天心源性死亡率更高（$P=0.01$）[5]。

在 TVT 注册登记的一项研究中，2011 年 11 月至 2016 年 6 月急诊 TAVI 3953 例（占总登记数的 9.9%），与择期 TAVI 相比，在大出血、大血管并发症、心梗、中风、永久起搏器植入、中转外科开胸及瓣周漏方面，两组无统计学差异；但在急性肾损伤发生率方面，急诊组高于择期组（8.2% vs. 4.2%，$P<0.001$），但基线矫正后，两组无统计学差异；急诊 TAVI 30 天及 1 年死亡率高于择期，院内死亡率 6.1%[4]。

综上所述，在有资源能够应用 CT 或 3D 超声心动图准确评价合并急性心衰患者主动脉根部瓣环情况的大中心，立即进行 TAVI 手术是一线选择，但仍需要更多高级别研究证据支持。

【参考文献】

1. MCHENRY M.M., et al. Pulmonary hypertension and sudden death in aortic stenosis. British Heart Journal, 1979. 41(4): p. 463−467.

2. SMITH C.R., et al. Transcatheter versus surgical aortic−valve replacement in high−risk patients. New England Journal of Medicine, 2011. 364(23): p. 2187−2198.

3. KASHIYAMA N., et al. Urgent transcatheter aortic valve replacement for severe aortic valve stenosis with acute decompensated heart failure: report of a case. Surgery Today, 2015. 45(7): p. 911−914.

4. KOLTE D., et al. Outcomes Following Urgent/Emergent Transcatheter Aortic Valve Replacement: Insights From the STS/ACC TVT Registry. JACC: Cardiovascular Interventions, 2018. 11(12): p. 1175−1185.

5. BONGIOVANNI D., et al. Emergency treatment of decompensated aortic stenosis. Heart, 2018. 104(1): p. 23−29.

第五章　其他 TAVI

股动脉困难入路无鞘管植入 TAVR 一例

首都医科大学附属北京安贞医院心内科

术者：周玉杰　刘巍

【病例介绍】

患者，女性，84 岁，因"阵发性胸闷 30 年"入院。入院诊断：主动脉瓣重度狭窄，心功能 Ⅱ 级（NYHA）。合并症情况：冠心病，慢性胃炎，自身免疫性肝炎。STS 评分 11.8%。

主要实验室检验结果：WBC 4.05×10⁹/L，PLT 186×10⁹/L，Hb 130 g/L，Cr 64.4 μmol/L，BNP 320 pg/mL。心电图：窦性心律，心率 77 次/分，PR 间期 132 ms，QRS 间期 99 ms，无束支传导阻滞（图 25.1）。

经胸超声心动图：主动脉瓣重度狭窄伴轻度反流，二尖瓣轻度反流，三尖瓣轻度反流，峰值压差 99 mmHg，平均压差 53 mmHg，主动脉瓣口面积 0.72 cm²，主动脉瓣上最大流速 4.98 m/s；左心室舒张末内径（LVDD）43 mm，左心室收缩末内径（LVSD）26 mm；左心室射血分数（LVEF）65%。

冠脉 CTA：冠脉未见特殊异常。

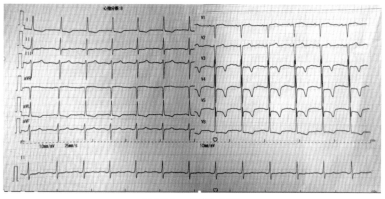

图 25.1　术前心电图

MSCTA ①主动脉根部情况：二叶式主动脉瓣（左、右冠窦融合 Type 1 型），瓣叶增厚；未见横位心（主动脉根部角度 45°）；主动脉瓣瓣环周长 77.3 mm；左室流出道周长 71.9 mm；窦管交界 89 mm；瓦氏窦周长 110.2 mm；升主动脉周长 95.7 mm；左冠高度 14.3 mm，右冠高度 15.6 mm（图 25.2）。②入路情况：左侧髂动脉严重迂曲，双侧髂外动脉略细，未见严重钙化，血管韧性可，髂外血管平均直径 6 mm 左右（图 25.3）；胸、腹主动脉及主动脉弓轻度钙化，无明显迂曲、狭窄，无夹层、动脉瘤等征象。

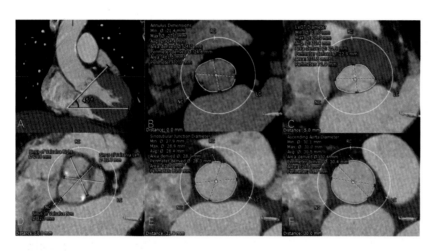

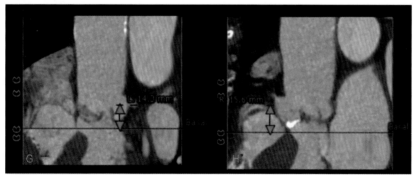

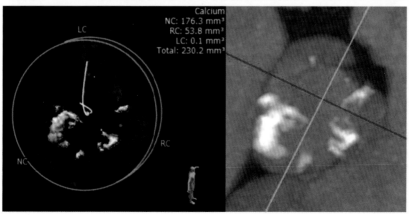

图 25.2 主动脉根部 CT
A. 主动脉根部角度；
B. 主动脉瓣瓣环；
C. 左室流出道；D. 主动脉窦；E. 窦管交界；
F. 距瓣环 36 mm 处升主动脉；G. 右冠开口；H. 左冠开口

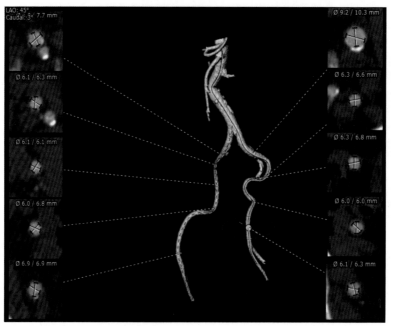

图 25.3　双侧下肢动脉 CT

【拟定手术策略】

1. 麻醉方式　局部麻醉＋MAC 麻醉。

2. 入路　右股动脉入路。

3. 球囊扩张策略　23 mm 球囊预扩张，根据 balloon sizing 结果选择瓣膜。

4. 所选瓣膜类型　Tauruselite Valve。

5. 瓣膜型号　预装 26 mm Tauruselite Valve，备用 29 mm Tauruselite Valve。

【手术过程】

1. 入路准备

经左侧颈内临时起搏器；穿刺左侧股动脉为辅路，插入 180° 猪尾导管至髂总血管分叉上 3~5 cm，行下肢血管造影显示右侧下肢动脉情况，定位穿刺点后右侧股动脉切开并预置荷包缝合，应用比伐卢定进行抗凝，在 lunderquist 超硬导丝的支撑下置入 22Fr 外鞘（戈尔）较为困难，患者循环不稳定，波动较大，遂决定采取无鞘管置入。

2. 术前主动脉根部造影

右前斜投射体位造影显示主动脉瓣钙化、活动度差、瓣口开放部位、双侧冠脉情况以及主动脉瓣轻度反流（视频 25.1）。

3. 导丝跨瓣

术前 CT 确定跨瓣 DSA 投射角度为 RAO 9° / CAU 9°。在 AL1 导管辅助下，直头超滑导丝通过瓣口进入左室（视频 25.2）。经超滑导丝送入 AL1 至左室，然后交换 J 形交换导丝，再经交换导丝送入 145° 猪尾导管至左室，测得平均跨瓣压差为 46 mmHg。经猪尾导管送入头端塑形的 lunderquist 超硬导丝至左室。

4. 球囊预扩张

术前 CT 确定显示球囊预扩张投射角度为 RAO 9° / CAU 9°。先选择 23 mm 非顺应性 Z-med 球囊进行预扩张，扩张同时造影提示球囊有轻微"腰征"，左冠显影不受影响（视频 25.3）。

5. 瓣膜释放

根据术前 CT 测量结果和术中球囊 sizing 情况，选择 26 mm Tauruselite 瓣膜进行体外装载，计划标准位释放。瓣膜输送系统顺利跨瓣（视频 25.4）。术前 CT 确定瓣膜释放最佳角度为 RAO 7° / CAU 12°。瓣膜释放过程位置相对稳定，140 次 / 分起搏下缓慢释放瓣膜（视频 25.5）；释放过程中，股动脉血压监测基本稳定，心电图波形无明显变化。释放后造影提示瓣膜植入深度为 2 mm，左、右冠均显影正常，无瓣周漏（视频 25.6）。术后测量血流动力学数据提示峰值跨瓣压差为 5 mmHg。

6. 入路处理

主路由心外科进行血管缝合，复查造影未见血管出血、夹层、狭窄等征象。辅路以 6Fr angio-seal 血管闭合器闭合穿刺处。患者术前无束支传导阻滞，术后 ECG 无变化。

7. 手术结果

患者于手术室顺利苏醒，送回 CCU 病房。术后即刻经胸心脏超声提示人工主动脉瓣活动正常，平均跨瓣压差 5 mmHg，主动脉瓣上最大流速为 1.02 m/s，少量瓣周漏，未见瓣中反流，LVEF 75%。

视频 25.1　术前主动脉根部造影

视频 25.2　导丝跨瓣过程

视频 25.3　23 mm 非顺应性 Z-med 球囊预扩张

视频 25.4　输送系统跨瓣

视频 25.5　瓣膜释放

视频 25.6　瓣膜释放后造影

【讨论】

本例手术难点与亮点

本病例难点包括入路血管直径偏细，易出现血管并发症；左、右冠窦融合的 Type 1 型 BAV，瓣叶增生肥厚且钙化分布不均匀，存在瓣周漏风险。针对这些难点，本例采取应对策略：

（1）术前 CT 评估提示外周血管入路偏细，左侧髂动脉严重扭曲，采取右侧股动脉切开入路，大鞘外鞘置管困难，因患者术中循环不稳定，果断采取无鞘管植入，快速有效完成手术。

（2）本例为左右融合的 Type 1 型 BAV，左、右冠开口高度均大于 12 mm，故左、右冠脉开口闭塞风险一般不高。术前 CT 评估显示原位瓣膜显著增厚，左、右瓣叶纤维性融合，瓣上环周长 71 mm 左右，且钙化分布绝对不均匀，主要集中在无冠瓣叶上，左、右瓣叶仅少许钙化，钙化分布影响人工瓣膜稳定性，因此术者认为虽然瓣环较大（按瓣环周长应选择 29 mm 瓣膜），但仍有 downsize 选择 26 mm 瓣膜的可能，且选择 Tauruselite 可回收瓣膜，更增加了手术安全性和有效性。术中通过球囊预扩张获得两个信息：一是扩张时原位瓣叶是否会遮挡冠脉开口，二是瓣膜大小是否合适。根据术中 23 mm 球囊预扩张时左冠开口未被瓣叶完全遮挡，且显影良好，有轻微"腰征"，没有反流的结果，进一步确定了瓣膜选择。瓣膜最终释放的位置及效果也证实了这一策略的有效性。

复杂病例行极简式 TAVR 治疗一例

中国医学科学院阜外医院

执笔：姚晶　术者：吴永健　宋光远

【病例介绍】

患者，女性，70岁。诊断为重度主动脉瓣狭窄6年，近1年来出现逐渐加重的胸口发紧，NYHA心功能分级Ⅲ级。合并症：高脂血症、脊柱侧弯。

心电图：窦性心律，心率69次/分，无束支传导阻滞（图26.1）。

经胸超声心动图：主动脉瓣平均跨瓣压差69 mmHg，瓣口峰值流速5.3 m/s，瓣口面积0.64 cm^2，LVEDD 41 mm，左室射血分数65%。STS评分4.9%。

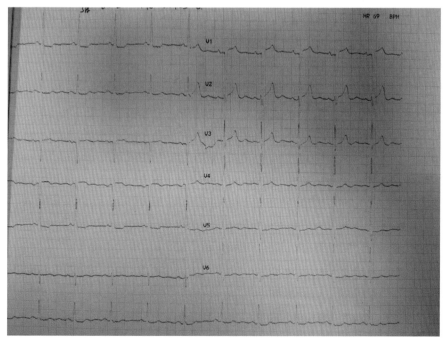

图 26.1　术前心电图

MSCTA ①主动脉根部情况：先天三叶瓣，功能型二叶瓣，瓣环平面周长平均径25.8 mm，左右瓣叶融合部位明显粘连增厚（图 26.2）。②入路情况：明显脊柱侧弯，主动脉严重迂曲，升主动脉至降主动脉呈一个大"S"弯（图 26.3）。③冠脉评估：冠脉开口高度为 16.3 mm 左右，冠脉均出自右冠窦，冠脉狭窄程度不重（图 26.4）。

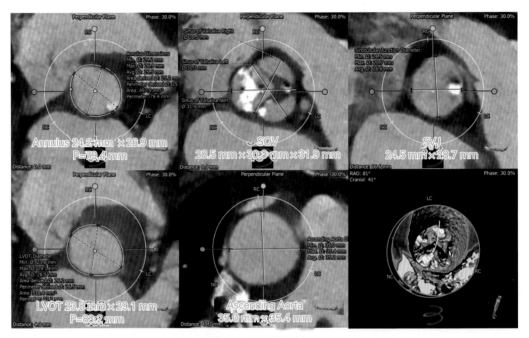

图 26.2　主动脉根部 CT

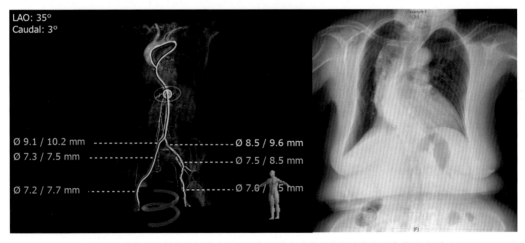

图 26.3　脊柱明显侧弯，主动脉严重迂曲，升主动脉至降主动脉呈一个大"S"弯

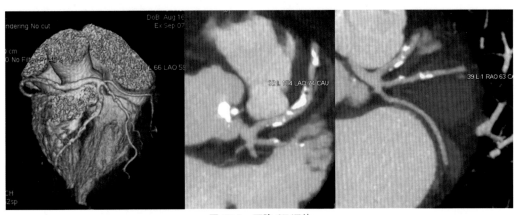

图 26.4　冠脉 CT 评估

【手术风险及手术策略】

1. 手术风险评估　STS 评分 4.9%。

2. 综合风险评估　中度外科手术风险，冠状动脉起源异常，严重脊柱侧弯。

3. 临床指征　症状性严重主动脉瓣狭窄。

4. 手术策略　局部麻醉 + MAC 麻醉，经右侧股动脉极简式 TAVR，通过瓣膜输送导丝直接起搏，选用 23 mm 球囊扩张，26 mm VenusA 瓣膜植入。

【手术过程】

1. 经右桡动脉送入角度猪尾导管至无冠窦，行主动脉根部造影。

2. 跨瓣后交换工作钢丝送入左室，使用导丝 180 次 / 分起搏，23 mm 球囊预扩张主动脉瓣，完全扩张后，主动脉根部造影无反流，回撤球囊停止临时起搏。

3. 选择 26 mm VenusA 主动脉瓣膜，跨瓣定位后，工作导丝起搏，瓣膜释放成功，造影瓣膜位置理想，瓣膜无反流。术后经胸超声即刻压差为 0，手术顺利结束。术后即刻经胸超声心动图见图 26.5。

视频 26.1　经右桡动脉送入角度猪尾导管

视频 26.2　主动脉根部造影

视频 26.3　导丝跨瓣

视频 26.4　23 mm 球囊扩张

视频 26.5　瓣膜通过主动脉弓

视频 26.6　瓣膜跨瓣

视频 26.7　瓣膜定位释放

视频 26.8　造影瓣膜无反流

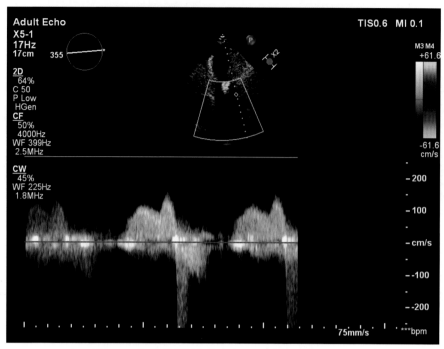

图 26.5 术后即刻经胸超声心动图，无跨瓣压差，无反流

【讨论】

本例手术难点与亮点

本病例难点主要是由于脊柱侧弯导致手术体位受到极大影响，不便于操作；主动脉严重迂曲带来的导丝跨瓣和器械输送极为困难。此外，瓣膜一侧（无冠窦）钙化严重，瓣膜释放时易出现移位。既往 TAVR 手术评估主动脉根部结构主要考虑瓣环大小、流出道情况和冠状动脉高度等，经过 10 多年的发展，对于主动脉根部的评估重心已经转移到瓣膜本身的病变。本病例窦部情况可，瓣环周长 25 mm 左右，可以植入 26 mm 或 29 mm 瓣膜，考虑在无冠窦一侧钙化明显，对侧则以增生肥厚为主，考虑选用 26 mm 瓣膜释放时较易控制位置。左右冠脉均开口于右冠窦，高度可，冠脉受压可能性不大，但一旦受压，左右冠将同时受到影响，故释放高度亦需小心。随着 TAVR 手术的逐渐成熟，TAVR 操作流程也有了很大发展，从最初的全麻到现在的局麻，从导线起搏到工作钢丝起搏，在保证手术有效性和安全性的同时，极大简化了手术流程。本例手术中，虽然患者本身脊柱侧弯，手术难度较大，但依然采用极简式 TAVR，监护麻醉，操作简单迅速，患者苏醒快；冠脉起源异常，仅穿刺右股动脉和上肢右桡动脉，操作简单，同时降低了穿刺股动脉并发症风险，左室工作导丝代替起搏导线直接起搏安全可靠，减少了临时起搏器植入，操作步骤更简化、更安全。极简式 TAVR 是器械发展、技术成熟、经验累积的必然产物，也是 TAVR 进一步发展和推广的前提条件之一。对于适合的患者，极简式 TAVR 术式更舒适，手术效率也更高。

经导管主动脉瓣置换术中应用
颈动脉滤器一例

浙江大学医学院附属第二医院

术者：王建安　刘先宝

【病例介绍】

患者，男性，87岁，因"反复活动后胸闷、气急2个月，晕厥1次"入院。患者2个月来反复出现活动后胸闷、气急，伴胸痛，无放射痛，休息3~5分钟后缓解，未予以诊治。半个月前患者走路时突发晕厥，意识丧失，无抽搐，数分钟转醒。入院查体：体温36.7℃，呼吸18次/分，脉搏72次/分，血压126/56 mmHg；双肺未闻及干湿性啰音，心脏临界增大，心率72次/分，心律齐，主动脉瓣区3/6级收缩期喷射样杂音，向颈部传导；双下肢可见轻度水肿。有"冠状动脉粥样硬化性心脏病、慢性肾功能不全"病史，否认高血压病、糖尿病等慢性病史。美国心胸外科学会（Society of Thoracic Surgeons, STS）评分为8.431%。

主要实验室检查结果：N末端脑钠肽前体（NT-proBNP）1174 pg/mL，肌钙蛋白T（cTNT）0.018 ng/mL。经胸超声心动图：主动脉瓣重度狭窄伴中度关闭不全，平均跨瓣压差91 mmHg，主动脉瓣瓣口流速6.42 m/s，瓣口面积0.46 cm²，二尖瓣中重度关闭不全，左室肥厚，左室舒张末期内径5.16 cm，左室流出道内可见飘带样回声（视频27.1），左室射血分数63.9%。冠脉CTA：右冠近中段轻微狭窄，前降支近段轻度狭窄，回旋支轻—中度狭窄（图27.1）。

MSCTA提示：主动脉瓣呈三叶瓣，瓣叶重度钙化，瓣环钙化并延伸到左室流出道。瓣环内径19.5 mm×26.5 mm，平均径23.1 mm，左室流出道（LVOT）18.2 mm×28.3 mm（图27.2），左冠状动脉开口高度14.6 mm，右冠状动脉开口高度16.1 mm（图27.3）。双侧股动脉入路条件较理想，右侧最窄处6.4 mm×6.5 mm，左侧最窄处6.7 mm×6.8 mm（图27.4）。

视频27.1　经胸超声心动图

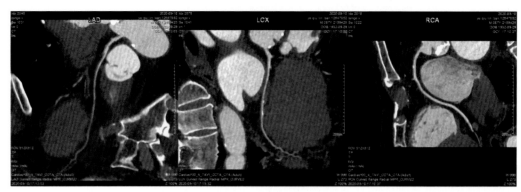

图 27.1　冠脉 CTA

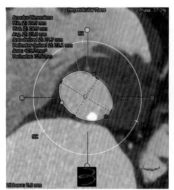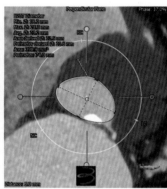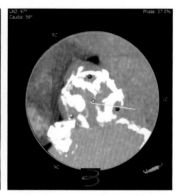

类型：TAV；瓣环：23.1 mm；LVOT：23.6 mm

图 27.2　MSCTA 示严重钙化

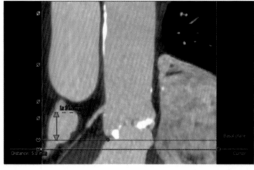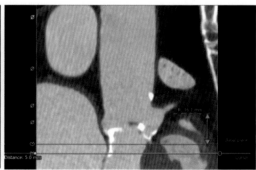

RCA：16.1 mm；LCA：14.6 mm

图 27.3　MSCTA 示左、右冠状动脉开口高度

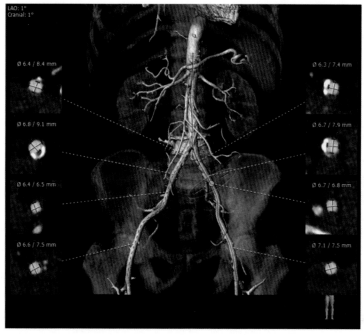

图 27.4　MSCTA 示双侧股动脉入路

【拟定手术策略】

1. 麻醉方式　局部麻醉 + MAC 麻醉。
2. 入路　右侧股动脉。
3. 所选瓣膜类型　Venus-A。
4. 瓣膜型号　预装 26 mm 瓣膜。
5. 双侧颈动脉预置滤器预防卒中。

【手术过程】

1. 入路准备

患者选择右侧股动脉作为手术主入路，因术中需行颈动脉血管保护，故以左侧股动脉作为颈动脉保护血管入路。消毒穿刺右侧桡动脉作为主动脉根部造影入路。手术开始时，穿刺右侧颈内静脉置入临时起搏器后，通过超声引导穿刺左侧及右侧股动脉，右侧股动脉置入 20F 血管鞘作为瓣膜输送系统通过入路，左侧股动脉置入 7F 血管鞘。穿刺时需要保证穿刺位置位于血管正中及血管分叉以上 1.5 cm，同时位于股骨头位置。通过左侧股动脉入路分别在两侧颈内动脉置入颈动脉滤器作为保护（视频 27.2）。

2. 主动脉根部造影

穿刺右侧桡动脉置入猪尾造影导管，主动脉根部造影提示：主动脉瓣钙化、活动度差，冠脉开口高度合适，同时合并主动脉瓣中大量反流（视频 27.3）。

3. 导丝跨瓣

在 AL1 导管辅助下，直头超滑导丝通过瓣口进入左室（视频 27.4）。经超滑导丝送入 AL1 管至左室，然后交换为 2.6 米长 J 形导丝。随后通过 J 形导丝退出 AL1 导管，交换为猪尾导管至左室，测量血流动力学数据（图 27.5），测得峰值跨瓣压差为 121 mmHg。经猪尾导管送入头端塑形的 lunderquist 超硬导丝至左室。

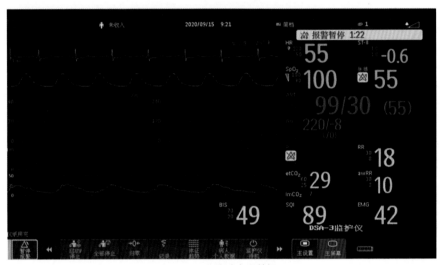

图 27.5　血流动力学数据

4. 球囊预扩张

患者瓣环平均径 23.1 mm，根据"杭州方案"，首先选择 20 mm 非顺应性 Z-med 球囊进行预扩张。180 次 / 分快速起搏下予以 20 mm × 40 mm Z-med 球囊预扩张瓣膜一次，术中造影可见球囊无明显腰征，且球囊周边伴明显造影剂渗漏。两侧冠脉显影不受影响（视频 27.5）。

5. 瓣膜释放

根据术前 CT 测量结果和术中球囊测量情况，术中选择 26 mm Venus-A 瓣膜进行体外装载。因患者心脏超声提示左室流出道有飘带样物，且瓣膜及瓣环严重钙化，在球囊预扩张前已在双侧颈内动脉置入颈动脉滤器预防卒中。术中瓣膜小心通过主动脉瓣弓处，避免与颈动脉滤网发生纠缠，130 次 / 分起搏下，在常规位缓缓释放瓣膜（视频 27.6），小心退出输送系统后，予以 20 mm × 40 mm Z-med 球囊后扩张一次。主动脉根部造影提示两侧冠脉显影清晰，但瓣周中等量反流（视频 27.7），舒张压较术前下降，经心脏瓣膜团队讨论后决定行瓣中瓣治疗，再次置入一枚 26 mm Venus-A 瓣膜（视频 27.8），并予以 22 mm × 40 mm Z-med 球囊后扩张一次。再次行主动脉根部造影确认瓣周漏减少至少量（视频 27.9），术后测压提示主动脉瓣跨瓣压差降低为 8 mmHg（图 27.6）。

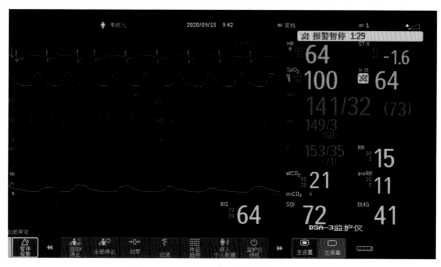

图 27.6　术后测压值

6. 颈动脉滤器处理

在完成瓣膜植入后，退出双侧颈动脉滤网，体外仔细观察，两侧滤网未见钙化斑块、血栓及组织等脱落物（图 27.7）。

7. 入路处理

主路以预置的两把 proglide 进行血管缝合，复查造影未见血管出血、夹层、狭窄等征象（视频 27.10）。辅入路给予一把 proglide 进行血管缝合，两侧血管搏动均可，手术结束，送至心内监护室。

8. 手术结果

患者手术过程顺利，术后无胸闷、胸痛不适，未见脑卒中、肾功能不全等并发

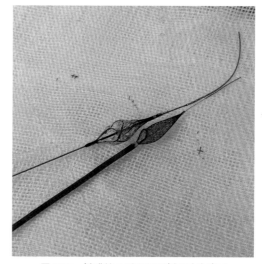

图 27.7　瓣膜植入后所见双侧颈动脉滤网

症，无新发房颤及束支传导阻滞。术后一天复查心脏超声提示左室流出道最大血流速为 1.05 m/s，最大跨瓣压差 4 mmHg，平均跨瓣压差 2 mmHg。患者恢复可，术后第三天顺利出院，出院时心功能Ⅱ级（NYHA）。

【讨论】

自 2002 年 Cribier 医生完成首例 TAVR 以来，TAVR 发展迅速，已经被证实是治疗症状性主动脉瓣病变有效的方法。TAVR 术中的各个步骤包括导丝跨瓣、球囊预扩张、瓣膜植入、球囊后扩张都可能引起斑块或血栓的脱落，导致脑卒中。脑卒中可以表现

为无症状性脑卒中、神经认知功能障碍、致残性卒中甚至死亡。这不仅会严重影响患者的生活质量，还增加了围手术期及术后的死亡率。PARTNER I 研究报道了 TAVR 术后 30 天卒中发生率高达 5%[1]。TAVR 术后的头颅磁共振检查显示有将近 80% 的患者发生了无症状性脑卒中，这会引起神经认知功能下降和痴呆风险增高。国外已经有许多脑保护装置问世，而且被证实是安全有效的[2]，能够捕捉 99% 的栓塞碎片[3]，可以显著减少 TAVR 术后脑梗死灶的数量和体积[4]，也能够减少围手术期脑卒中和死亡的发生[5]。但目前国内还没有脑保护装置可供 TAVR 术中使用。本例患者心脏超声提示左室流出道内飘带样回声，CTA 提示瓣叶、瓣环、左室流出道及双侧股动脉入路钙化重，手术过程中有斑块和血栓脱落导致脑梗死的风险。经过心脏瓣膜团队的讨论，决定在 TAVR 术中应用颈动脉滤器进行脑保护。颈动脉滤器的置入和取出未对 TAVR 手术造成不良影响。术后反复检查确认滤器内没有斑块和血栓等异物。术后复查心脏超声提示左室内飘带状物质无变化。术后患者无致残性脑卒中发生，神经认知功能也没有较术前减退。对比患者术前、术后的头颅磁共振提示术后两侧大脑半球及右侧小脑散在点状新近梗死。这可能是由于：①脱落斑块或血栓通过颈动脉滤器的网孔或颈动脉滤器与血管壁之间的缝隙而引起脑梗死；②颈动脉滤器只实现了部分脑保护，斑块和血栓仍可通过椎动脉引起脑梗死[6]；③脱落的斑块或血栓在颈动脉滤器内撞击成碎屑后通过网孔；④ Advance 研究表明 TAVR 术后 50% 新近脑梗死发生在手术当天，50% 发生在手术后第 2~30 天[7]，本例患者术后头颅磁共振在术后第 2 天进行，说明头颅磁共振报告的点状新近梗死可能与手术操作无关；⑤本例患者主动脉弓钙化严重，置入颈动脉滤器时可能导致斑块脱落而引起脑梗死[6]。

我国二叶式主动脉瓣狭窄的比例显著高于西方国家，相对于三叶式主动脉瓣狭窄，这类患者年龄小、发病早，钙化严重且分布不均匀，更需要脑保护装置预防脑卒中。根据本文报道的 TAVR 术中置入颈动脉滤器的成功经验提示，对于重度主动脉瓣狭窄合并卒中高风险的患者，TAVR 术中置入颈动脉滤器是安全可行的。但置入颈动脉滤器只能阻挡部分斑块和血栓，是否能减少卒中还需要进一步的研究。

【参考文献】

1. LEON M B, SMITH C R, MACK M, et al. Transcatheter aortic-valve implantation for aortic stenosis in patients who cannot undergo surgery. N Engl J Med. 2010;363(17):1597-1607.

2. VOSS S, DEUTSCH M A, SCHECHTL J, et al. Impact of a Two-Filter Cerebral Embolic Protection Device on the Complexity and Risk of Transcatheter Aortic Valve Replacement [published online ahead of print, 2019 May 15]. Thorac Cardiovasc Surg. 2019;10.1055/s-0039-1688483.

3. KAPADIA S R, KODALI S, MAKKAR R, et al. Protection Against Cerebral Embolism During Transcatheter Aortic Valve Replacement. J Am Coll Cardiol. 2017;69(4):367-377. doi:10.1016/j.jacc.2016.10.023.

4. HAUSSIG S, MANGNER N, DWYER M G, et al. Effect of a Cerebral Protection Device on Brain Lesions Following Transcatheter Aortic Valve Implantation in Patients With Severe Aortic Stenosis: The CLEAN-TAVI Randomized Clinical Trial. JAMA. 2016;316(6):592-601.

5. MEGALY M, SORAJJA P, CAVALCANTE J L, et al. Ischemic Stroke With Cerebral Protection System During Transcatheter Aortic Valve Replacement. JACC Cardiovasc Interv. 2020;13(18):2149-2155.

6. MEGALY M, SORAJJA P, CAVALCANTE J L, et al. Ischemic Stroke With Cerebral Protection System During Transcatheter Aortic Valve Replacement. JACC Cardiovasc Interv. 2020;13(18):2149-2155.

7. BOSMANS J, BLEIZIFFER S, GERCKENS U, et al. The Incidence and Predictors of Early- and Mid-Term Clinically Relevant Neurological Events After Transcatheter Aortic Valve Replacement in Real-World Patients. J Am Coll Cardiol. 2015;66(3):209-217.

术中瓣膜脱落再植入瓣膜的 TAVR 一例

南京医科大学第一附属医院（江苏省人民医院）心血管内科

术者：孔祥清　张浩　孙伟

【病例介绍】

患者，男性，73 岁。因"胸闷伴左肩部疼痛不适 5 年多"入院。

入院查体：血压 123/78 mmHg，脉搏 66 次 / 分，呼吸 16 次 / 分，血氧饱和度 98%。神志清，呼吸平稳，步入病房，双肺呼吸音清，双肺未闻及明显干湿啰音，心尖搏动在左侧第 5 肋间锁骨中线内侧 0.5 cm 处，心律齐，胸骨右缘第二肋间可闻及粗糙的喷射性 3/6 级收缩期杂音，向颈部传导，未触及明显震颤，腹软，双下肢无水肿，四肢肌力正常，病理反射未引出。

入院诊断：主动脉瓣重度狭窄，心功能 Ⅱ 级（NYHA）。合并症情况：冠状动脉粥样硬化性心脏病，高血压病 2 级。

主要实验室检验结果：高敏肌钙蛋白 T（cTNT）18.15 ng/L，NT-proBNP 653 ng/L，Hb 112 g/L，eGFR 88.38 mL/（min · 1.73 m^2），ALB 33.8 g/L，白细胞计数、PLT、电解质正常范围。心电图：窦性心律，PR 间期 263 ms，QRS 间期 88 ms，Ⅰ 度房室传导阻滞（图 28.1）。

经胸超声心动图：主动脉瓣重度狭窄，峰值压差 54 mmHg，平均压差 24 mmHg，主动脉瓣口面积约 0.49 cm^2；二尖瓣、三尖瓣轻度反流；永存左上腔静脉；左心室舒张末内径（LVDD）41 mm，左心室收缩末内径（LVSD）27 mm；左心室射血分数（LVEF）63.6%；肺动脉收缩压（PASP）25 mmHg。

冠状动脉 CTA：冠脉粥样硬化（LAD 临界病变），LAD 近段 65%~70% 狭窄。

MSCTA ①主动脉根部情况：二叶式主动脉瓣（右冠、无冠窦融合 Type 1 型），轻度钙化；横位心（主动脉根部角度 65°）；主动脉瓣瓣环周长 67.8 mm；左室流出道周长 66.0 mm；窦管交界 78.19 mm；主动脉窦周长 91.69 mm；左冠高度 9.8 mm，右冠高度 12.0 mm（图 28.2）。②入路情况：双侧下肢入路血管无明显钙化、迂曲及狭窄，血管平均直径 7.8 mm 左右（图 28.3）；胸、腹主动脉及主动脉弓无明显钙化、迂曲、狭窄，无夹层、动脉瘤等征象。

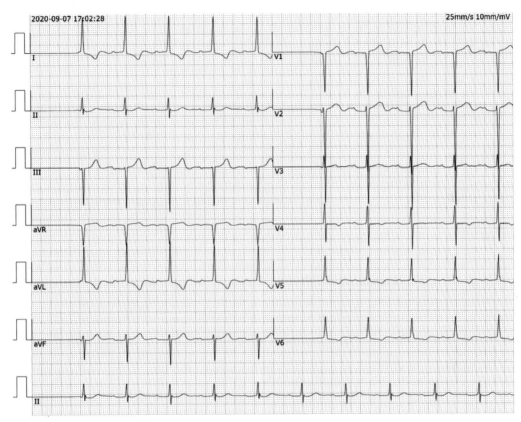 28

冠脉造影：患者入院后第 4 天行冠状动脉造影显示左主干未见明显狭窄，前降支近段狭窄 90% 伴轻度瘤样扩张，对角支较小，开口狭窄 80%；回旋支中段弥漫性长病变，狭窄 70%~80%；右冠细小，弥漫性斑块浸润，近段狭窄 30%。术中分别于前降支和回旋支各植入支架一枚。

图 28.1　术前心电图

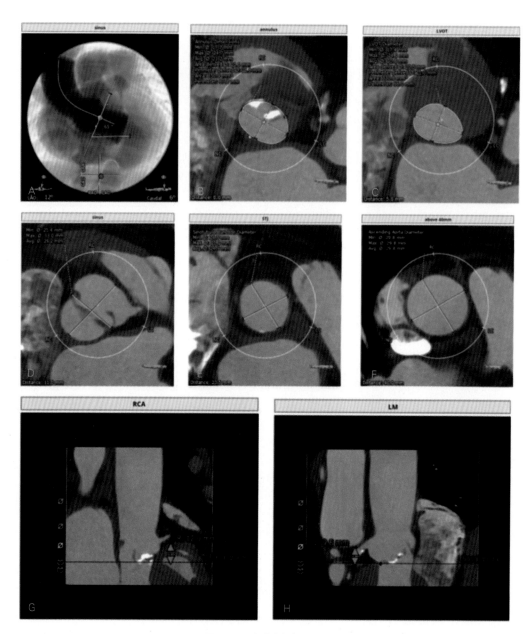

图 28.2　主动脉根部 CTA
A. 主动脉根部角度；B. 主动脉瓣瓣环；C. 左室流出道；D. 主动脉窦；E. 窦管交界；F. 距瓣环 40 mm 处升主动脉；
G. 右冠开口；H. 左冠开口

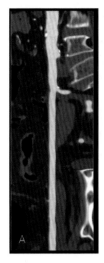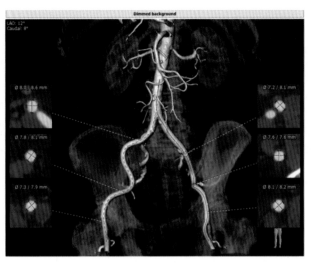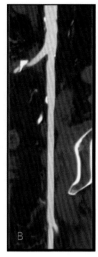

图 28.3　双侧下肢动脉 CTA

A. 右侧股动脉、右侧髂外动脉、右侧髂总动脉；B. 左侧股动脉、左侧髂外动脉、左侧髂总动脉

【拟定手术策略】

1. 麻醉方式　全身基础麻醉。

2. 入路　右侧股动脉。

3. 球囊扩张策略　18 mm 球囊。

4. 所选瓣膜类型　Venus-A。

5. 瓣膜型号　预装 23 mm 瓣膜。

【手术过程】

1. 入路准备

经右侧颈内静脉留置临时起搏器；穿刺左侧股动脉为辅路，送入右冠指引导管至右侧髂总动脉行下肢血管造影显示右侧下肢动脉情况，定位穿刺点后穿刺右侧股动脉，并预置两把 proglide 血管缝合器，在 lunderquist 超硬导丝的支撑下置入 20Fr 爱普特血管鞘。

2. 术前主动脉根部造影

右前斜投射体位造影显示主动脉瓣轻度钙化、活动度差、瓣口开放部位、双侧冠脉情况以及主动脉瓣无明显反流（视频 28.1）。

3. 导丝跨瓣

术前 CT 确定跨瓣 DSA 投射角度为 LAO 17° / CRA 6°。在 AL1 导管辅助下，0.38″ 直头 2.6 mm 导丝通过瓣口进入左室（视频 28.2）。经直头导丝送入 AL1 至左室，然后交换 J 形交换导丝，再经交换导丝送入猪尾导管至左室，测量血流动力学数据（表 28.1），测得峰值跨瓣压差为 41 mmHg。经猪尾导管送入头端塑形的 lunderquist 超硬导丝至左室。

表 28.1　术前血流动力学数据

左心室压力	149/-3（43） mmHg
主动脉根部压力	108/78（91） mmHg
峰值跨瓣压差	41 mmHg

4. 球囊预扩张

术前 CT 确定显示左冠最佳切线位的投射角度为 LAO 17°／CRA 6°。先选择 18 mm 非顺应性 Z-med 球囊进行预扩张，扩张同时造影提示球囊"腰征"不明显，几乎无反流，左冠显影不受影响（视频 28.3）。

5. 瓣膜释放

根据术前 CT 测量结果和术中球囊 sizing 情况，选择 23 mmVenus-A 瓣膜进行体外装载。结合 Type 1 型二叶瓣及轻度钙化，计划适当高位释放。虽为横位心，但术中瓣膜输送系统顺利跨瓣（视频 28.4）。术前 CT 确定瓣膜释放最佳角度为 RAO 13°／CAU 47°，但实际手术过程中机头位置影响操作，遂调整机头位置至 LAO 17°／CRA 6°，输送系统定位环和三个定位点位置良好。缓慢稍高位释放瓣膜，反复造影，瓣膜释放至 1/3 时，以 140 次／分快速起搏，至 1/2 时瓣膜被持续向上挤压至主动脉根部（视频 28.5，28.6），整体回撤瓣膜系统，期望回收至 20F 大鞘，至腹主动脉后系统脱载，尝试回收瓣膜至大鞘失败（视频 28.7），瓣膜放置于腹主动脉（肾动脉平面以上），腹主动脉造影示肋间动脉及肾动脉显影，腹腔干部分动脉未见显影（视频 28.8）。

大血管外科医生会诊，综合考虑后建议先行处理主动脉瓣，再处理腹腔干动脉。遂送入第二个瓣膜，采用标准位释放，缓慢释放瓣膜。前 1/4 瓣膜位置良好，起搏下释放 1/2~2/3 时瓣膜被挤压至瓣上（视频 28.9）。瓣膜系统整体回撤时，是放置于胸主动脉还是放在腹主动脉与第一个瓣膜重叠？或者尝试回收入大鞘？术中考虑尝试回收，瓣膜系统回撤至第一个瓣膜位置时，抵住大鞘，回撤系统，瓣膜整体回收至大鞘，撤出体外，过程中第一个瓣膜稍向下滑动（视频 28.10）。之后腹主动脉造影示肋间动脉、腹腔干动脉及肾动脉显影良好（视频 28.11）。

继续送入第三个瓣膜，释放平面低于标准位（视频 28.12），释放过程非常缓慢，让瓣膜充分膨胀。释放至 1/3 时，瓣膜略有下移；140 次／分起搏条件下继续释放瓣膜至 2/3，造影示瓣膜位置稍低，下部完全膨开，位置相对稳定；之后整体释放瓣膜（视频 28.13），释放过程中，桡动脉血压监测稳定，心电图波形无明显变化。释放后造影提示瓣膜植入深度基本在标准位，左右冠均显影正常，少量瓣周漏（视频 28.14）。术后超声心动图监测显示瓣膜位置及成型良好，可见少量瓣周漏（视频 28.15，

28.16）。术后测量血流动力学数据提示峰值跨瓣压差为 3 mmHg（表 28.2）。

表 28.2　术后血流动力学数据

左心室压力	107/3（45）mmHg
主动脉根部压力	104/62（82）mmHg
峰值跨瓣压差	3 mmHg

6. 入路处理

主路以预置的两把 proglide 进行血管缝合，复查造影未见血管出血、夹层、狭窄等征象。辅路以 6Fr 的 angioseal 血管闭合器闭合穿刺处。患者术前无束支传导阻滞，术后 ECG 无变化。

7. 手术结果

患者于监护病房苏醒顺利，术后胸闷、胸痛等症状无再发，未发生心衰、心梗、卒中、肾功能不全加重等不良事件，无新发房颤、束支传导阻滞等心律失常，术后第 2 天高敏 cTNT 353.5 ng/L，NT-proBNP 1666.2 ng/L，转出监护病房。术后第 6 天复查经胸超声心动图提示人工主动脉瓣活动正常，峰值跨瓣压差 21 mmHg，平均压差 9.5 mmHg，可见少量瓣周漏，LVEF 64.7%。患者于术后第 7 天顺利出院，出院时心功能 I 级（NYHA）。

视频 28.1　术前主动脉根部造影

视频 28.2　导丝跨瓣过程

视频 28.3　18 mm 非顺应性 Z-med 球囊预扩张

视频 28.4　输送系统跨瓣

视频 28.5　第 1 次瓣膜释放（稍高位）

视频 28.6　第 6 次释放滑脱至主动脉根部

视频 28.7　尝试回收瓣膜至大鞘失败

视频 28.8　腹主动脉造影

视频 28.9　第 2 次释放瓣膜至 1/2~2/3 时，瓣膜被挤压至瓣上

视频 28.10　第 2 个瓣膜成功回收至大鞘

视频 28.11　腹主动脉造影

视频 28.12　第 3 次瓣膜释放（低于标准位）

视频 28.13　瓣膜释放

视频 28.14　瓣膜释放后主动脉根部造影

视频 28.15　术后超声心动图 1

视频 28.16　术后超声心动图 2

【讨论】

本病例难点包括横位心，重度主动脉瓣狭窄，Type 1 型二叶瓣，瓣膜开口面积小且开口偏心，跨瓣困难；其次，冠脉开口低，尤其左冠开口高度仅为 9.8 mm 左右，冠脉阻塞风险高；最后，右冠、无冠窦融合 Type 1 型 BAV，轻度钙化、增厚，存在瓣周漏风险。针对这些难点，本例采取应对策略：

1. 术前 CT 评估横位心，有跨瓣困难可能，准备抓捕，如跨瓣困难可以辅助，实际操作中导丝跨瓣和输送系统跨瓣顺利，但也要注意术中导丝的张力，避免手术过程中对入路血管造成损伤。

2. 由于左冠开口低，术前进行了 3D 打印患者主动脉瓣结构，体外运用 18 mm 及 20 mm 球囊扩张，观察对冠脉的影响，发现 20 mm 球囊扩张后导致左冠阻塞，18 mm 球囊扩张后左右冠脉均无影响，同时术中 18 mm 球囊扩张后造影，左冠显影清楚，几乎无反流，因此选择了 23 mm 的瓣膜，结果也是合适的。术前 CT 评估瓣膜直径临界水平可以术中用球囊来估测。

3. 患者为 Type 1 型 BAV，术前瓣膜释放策略考虑稍高位释放，避免瓣膜释放过程中下滑至流出道，导致瓣周漏发生，实际手术过程中发生了一些意外，释放第一个瓣膜过程中，瓣膜系统没有下滑，反而是被向上的力挤压至瓣上，导致瓣膜释放不到位，遇到这种情况需及时判断后续处理，释放瓣膜至胸主动脉还是回收至大鞘。术者当时考虑回收，但在回收至大鞘过程中，瓣膜脱载，滞留腹主动脉，腹主动脉有肋间动脉、腹腔干和肾动脉等重要血管，在腹主动脉释放瓣膜需考虑避免阻塞这些血管。本例第一个瓣膜在腹主动脉释放后造影腹腔干动脉显示不清，与大血管外科医生商量后考虑先行处理主动脉瓣，再解决腹腔干动脉。第二个瓣膜释放采用标准位，前 1/3 相对比较稳定，但释放至 1/2~2/3 时瓣膜再次被挤压至瓣上，虽然第二个瓣膜被迅速回撤至大鞘，拉出体外，但整个过程还是惊心动魄。第三个瓣膜释放起始位置稍低位，非常缓慢释放，特别是前 1/3，让瓣膜充分膨胀，中 1/3 在起搏下稍快释放，让瓣膜支架下部锚定瓣环，最终完全释放。本例患者虽是二叶瓣，常规释放瓣膜需稍高位，但实际术中瓣膜向上挤的力量较大，因此释放过程中位置的调整非常重要，可以通过增加造影次数来确定；其次，在释放瓣膜过程中，速度要非常缓慢，特别是前 1/3，让瓣膜充分膨胀，小尺寸的瓣膜要尤其缓慢，这样在中 1/3 释放过程中，瓣膜容易锚定瓣环，瓣膜不易下滑或上移。如遇瓣膜上移至瓣上，可以固定手柄释放旋钮，尝试整体回撤瓣膜系统至大鞘，回收过程中，瓣膜系统后撤靠近大鞘的同时轻轻推送大鞘，协助瓣膜回收。当然，把瓣膜释放至胸主动脉也是比较安全的选择。二代可回收瓣膜的出现则避免了此类风险的发生，同时释放位置将更容易调整，期待二代可回收瓣膜早日进入临床。

第六章　其他瓣膜

Valve-in-Valve 治疗二尖瓣生物瓣毁损伴重度狭窄一例

复旦大学附属中山医院心外科

术者：魏来　杨晔

【病例介绍】

患者，女性，79 岁，因"二尖瓣生物瓣置换 + 冠状动脉搭桥术后 15 年，活动后胸闷、气促 3 个月"入院。专科查体：血压 122/65 mmHg，脉搏 82 次 / 分，体温 36.6℃，呼吸 20 次 / 分，血氧饱和度 98%。双肺呼吸音清，未闻及明显干湿性啰音。心尖区可闻及 3/6 级舒张期杂音。双下肢无水肿，胸部正中可见手术瘢痕。入院诊断：人工二尖瓣生物瓣（27 mm Baxter）重度狭窄；LIMA-LAD 搭桥术后；重度肺动脉高压；心功能Ⅲ级（NYHA）；高血压病；下肢动脉硬化闭塞症。

辅助检查：心电图示窦性心律，术前体表超声心动图结果见表 29.1。

表 29.1　术前体表超声心动图

左房内径	54 mm
左室舒张末内径	34 mm
左室收缩末内径	22 mm
肺动脉收缩压	81 mmHg
LVEF	66%
二尖瓣跨瓣平均压差	23 mmHg
二尖瓣有效开口面积	1.0 cm^2

MSCTA　二尖瓣见人工瓣膜影，人工瓣支架在位，二尖瓣人工瓣环约为 24.0 mm × 23.4 mm，周长约 78 mm，面积约为 433 mm^2，二尖瓣瓣环与主动脉瓣环夹角约为 128.5°。二尖瓣瓣环平面距主动脉窦底约 4.0 mm，左室长轴径线约 67.9 mm，左室基底段短轴径线约为 26.4 mm × 23.9 mm，左房大小约为 69.2 mm × 64.1 mm × 61.3 mm（图 29.1）。

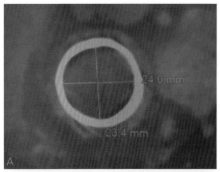
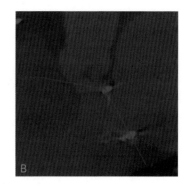
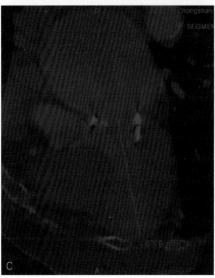

图 29.1 A. 瓣环内径 24.0 mm x 23.4 mm（周长 78 mm）;B. 二尖瓣瓣环与主动脉瓣环夹角 128.5°；C. 左室长轴 67.9 mm

Valve in Valve app: 27 mm Baxter（即 Edwards Perimount）的真实内径为 25 mm，推荐 29 mm Sapien XT 或 26 mm Sapien 3.

【病例策略】

1. 麻醉方式　全身麻醉。

2. 入路　经心尖。

3. 球囊扩张策略　24 mm 球囊预扩张 +24 mm 球囊后扩张。

4. 所选瓣膜类型　J-Valve。

5. 瓣膜型号　25 mm。

【手术过程】

1. 体表心脏超声定位心尖，并标记切口。

2. 麻醉诱导后消毒铺巾。

3. 经左股静脉植入心内膜临时起搏导线。

4. 于标记处行 4 cm 切口，暴露心尖（图 29.2）。

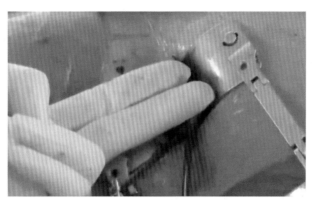

图 29.2 暴露心尖

5. 以穿刺点为中心，布线 3-0 prolene 荷包（图 29.3）。

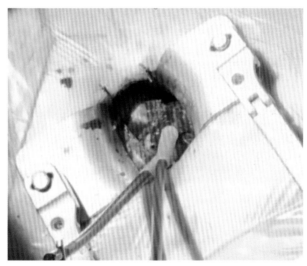

图 29.3 布线 3-0 prolene 荷包

6. 取右前斜位 54° + 足位 8° 后，经心尖穿刺，导丝逆行跨瓣（视频 29.1）。

7. 植入前行左房造影（视频 29.2），左房测压（图 29.4）。

8. 快速起搏下（140 次 / 分），使用 24 mm 球囊进行预扩张（视频 29.3）。

9. 三维超声评估扩张效果后（视频 29.4），开始输送植入器。

10. 先释放 J-Vavle 三个定位件，对位于外科瓣三个瓣角之间（视频 29.5）。

11. 对位满意后，调整瓣膜位置，并在快速起搏下释放瓣膜（25 mm）（视频 29.6）。

12. 撤除植入器，再次快速起搏下使用 24 mm 球囊进行后扩张（视频 29.7）。

13. 测定左房压（图 29.5），并行左室造影，显示轻微瓣周反流（视频 29.8）。

14. 术后经食管超声心动图：二尖瓣轻微反流，平均压差 3 mmHg（视频 29.9）。

15. 撤除导丝导管及心内膜临时起搏导线，关闭心尖及皮肤切口，手术结束。

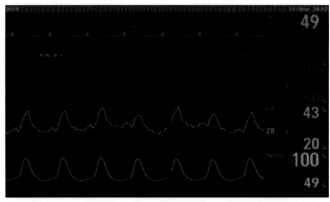

图 29.4 左心房测压（红色：桡动脉血压；黄色：左房压力）

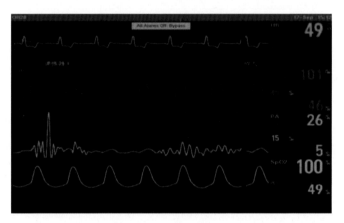

图 29.5 测定左房压（红色：桡动脉血压；黄色：左房压力）

【讨论】

本例手术通过应用 J-Valve 经导管二尖瓣瓣中瓣植入术成功救治了一名二尖瓣生物瓣毁损伴重度狭窄的患者。患者的二尖瓣平均跨瓣压差从术前 23 mmHg 降低至 3 mmHg，并且仅有轻微的二尖瓣瓣周反流。手术时间从切皮至手术结束约 1 小时，术中造影剂使用 40 mL，透视时间 14 分 20 秒，术中出血约 100 mL，患者术后 2 小时拔除口插管并于术后第 4 天出院。

目前国际上已有多款经导管主动脉瓣植入系统开始应用于二尖瓣瓣中瓣的治疗，包括 Edwards 的 Sapien 系列，Medtronic 的 Melody，Boston Scientific 的 Lotus，以及 Direct Flow 等，其中 Sapien 系列取得了令人满意的临床结果[1]，美国食品药品监督管理局于 2017 年正式批准 Sapien 3 用于二尖瓣瓣中瓣治疗。Sapien 3 在中国上市前，国内除了 J-Valve 外，没有任何一款瓣膜适合应用于二尖瓣毁损的瓣中瓣治疗。

J-Valve 是一款自膨胀短支架瓣膜，是目前国内唯一一款批准用于治疗主动脉瓣狭窄和主动脉瓣反流的介入瓣膜，并取得了良好的早期临床结果[2,3]。北京安贞医院心外科张海波教授于 2019 年 1 月首次报道，应用 J-Valve 定位件和瓣膜反装，成功救治二尖瓣生物瓣毁损患者[4]。

所有二尖瓣瓣中瓣手术都必须重视 2 个问题：一是左室流出道梗阻和瓣膜移位风险。关于左室流出道梗阻，需要术前 CT 的精确评估，目前认为二尖瓣瓣环与主动脉瓣环夹角大于 90° 时左室流出道梗阻的风险小；二是瓣膜移位风险。因为二尖瓣在舒张期因瓣膜开放，受力点少，且左房—左室压差均较低，往往不会出现左室移位。但在收缩期，左室面和左房面有巨大的压差，因此瓣膜左房移位的风险高，故既往在介入瓣膜尺寸选择时强调"更大号"，期望介入瓣植入后形成左室面宽、瓣环处窄的"锥形"释放，以此降低瓣膜左房移位的风险[5]，但更高的尺寸往往会导致介入瓣舒展不完全，导致术后跨瓣压增高及影响瓣膜耐久性等问题。而 J-Valve 由于独特的定位件存在，通过定位件锚定于外科瓣三个瓣角间，显著增加了介入瓣的稳定性，大大降低了瓣膜左房移位的风险，因此可以避免大型号，而选择实际尺寸，因此瓣膜舒展充分，理论上将会有更小的二尖瓣跨瓣压差和更长的瓣膜预期寿命。

本例手术在术前 MSCTA 评估二尖瓣瓣环与主动脉瓣环夹角为 128.5° 时，左室流出道风险小。术中通过调整 C 臂机位角度（右前斜位 54° ＋足位 8° 后），使 DSA 图像上外科瓣三个瓣角位于同一平面，并且有 2 个瓣角重叠（图 29.6），这样就有利于术者精确对位 J-Vavle 的三个定位件于外科瓣瓣角间（或称之为外科瓣瓣窦）（图 29.7），从而固定瓣膜，减少左房移位的风险。虽然目前在国际上用于经导管二尖瓣瓣中瓣手术的介入瓣主要为 Edwards Sapien 家族系列，但 J-Valve 因为其独特的定位件装置，理论上能够更加有效地锚定介入瓣的位置，大大降低了瓣膜左房移位的风险。

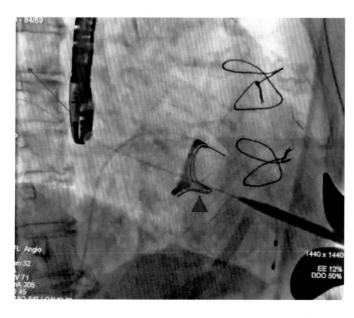

图 29.6　植入前 DSA 图像
△：重叠的外科瓣 2 个瓣角

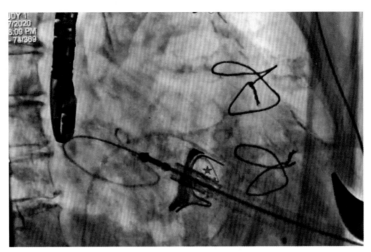

图 29.7　J-Valve 三个定位件对位于外科瓣三个瓣角间
★：重叠的 2 个定位件

【参考文献】

1. YOON S H, WHISENANT B K, BLEIZIFFER S, et al. Outcomes of transcatheter mitral valve replacement for degenerated bioprostheses, failed annuloplasty rings, and mitral annular calcification. EUR HEART J 2019, 40(5):441-451.

2. Liu H, Yang Y, Wang W, et al. Transapical transcatheter aortic valve replacement for aortic regurgitation with a second-generation heart valve. J Thorac Cardiovasc Surg 2018, 156(1):106-116.

3. ZHU L, GUO Y, WANG W, et al. Transapical transcatheter aortic valve replacement with a novel transcatheter aortic valve replacement system in high-risk patients with severe aortic valve diseases. J Thorac Cardiovasc Surg 2018, 155(2):588-597.

4. 张海波，孟旭，王胜洵，等 . 经导管二尖瓣生物瓣毁损的瓣中瓣治疗技术 . 中华胸心血管外科杂志 2019, 35(6):331-333.

5. DVIR D, WEBB J. Mitral valve-in-valve and valve-in-ring: technical aspects and procedural outcomes. EUROINTERVENTION 2016, 12(Y):Y93-Y96.

应用改良"兄弟"导丝技术完成肺动脉瓣衰败术后瓣中瓣植入

上海交通大学附属胸科医院心内科

术者：何奔　潘欣　王承　李艳杰

【病例介绍】

患者，女性，54岁，因"活动后胸闷、气促加重1年"入院。既往史：18岁确诊为法洛四联症，行跨瓣肺动脉成形术和外科根治术。5年前因心脏超声提示肺动脉瓣重度反流合并右心扩大，行经皮肺动脉瓣植入术（Venus P 自膨式肺动脉瓣，26 mm×25 mm，杭州启明公司），手术顺利。术后3个月因口腔牙龈炎未及时诊治，出现肺动脉瓣处赘生物，血培养链球菌属，确诊为细菌性心内膜炎。给予抗生素治疗6周，赘生物消失，瓣膜功能和形态均未受损。1年前再次因口腔炎症导致心内膜炎复燃，抗生素治疗后全身炎症控制，心脏超声提示瓣膜上赘生物消失，但瓣膜功能毁损，出现肺动脉瓣膜增厚开放不利，以及中度以上关闭不全。由于清除了龋齿，同时肺瓣毁损，右心负荷再次增加，建议再次导管瓣中瓣植入。

入院体检：血氧饱和度95%，心率80次/分，心律不齐。颈静脉未见充盈。双肺呼吸音清，未闻及干湿啰音。心脏向两侧扩大，胸骨左缘第2~3肋间闻及2~3级收缩期杂音和1~2级舒张期杂音，肺动脉P2不亢进。

主要实验室检查：血常规、C反应蛋白、血沉等炎症指标均正常，无贫血。肝肾功能正常。血浆 BNP 增高，为238 pg/mL。心电图：持续房颤，完全性右束支传导阻滞，无室性心律失常（图30.1）。

后前位胸片：心脏明显扩大，CTR 70%（图30.2）。

经胸超声心动图：右房室扩大（右心房：80 mm×58 mm，右心室：45 mm），右室舒张末期容积154 mL，中—重度肺动脉瓣反流（视频30.1），肺动脉瓣叶增厚，开放受限，多普勒测定跨肺动脉瓣压差19 mmHg，左、右肺动脉直径均为16 mm，肺动脉瓣瓣环22 mm。据三尖瓣中度反流估测右心室收缩压64 mmHg。

视频 30.1　术前经胸超声心动图

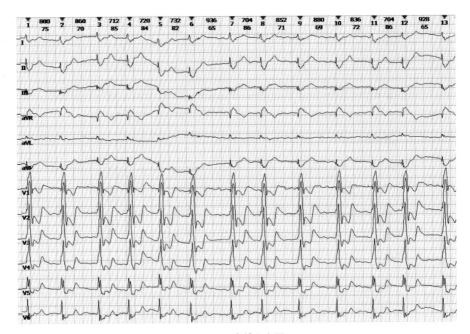

图 30.1　术前心电图

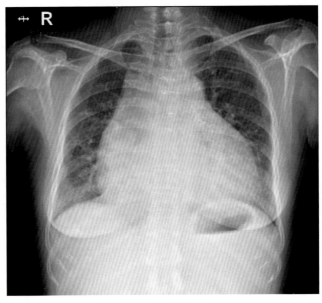

图 30.2　术前胸片

肺动脉 CTA：肺动脉支架位置尚好，直径 26 mm，无支架断裂（图 30.3）。肺动脉瓣膜增厚（图 30.4）。左肺动脉直径 16 mm，右肺动脉直径 15 mm。肺动脉远端显示欠清。

根据以上检查，考虑诊断为先心病法洛四联症纠治术后，反复心内膜炎导致人工肺动脉瓣毁损，右心功能不全。治疗建议瓣中瓣再次植入肺动脉瓣。

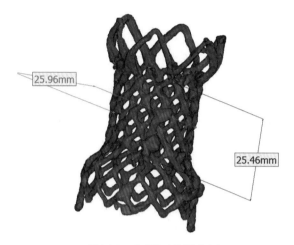

图 30.3　术前肺动脉瓣膜支架

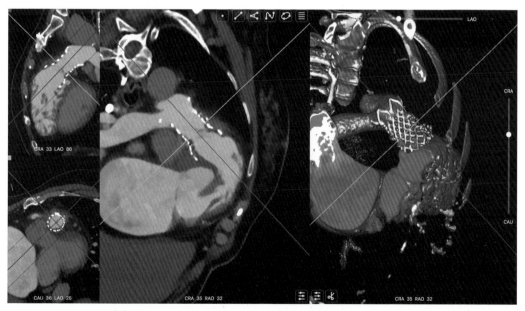

图 30.4　术前肺动脉 CTA 重建

【拟定手术策略】

1. 麻醉方式　全身麻醉。
2. 入路　右股静脉入路。
3. 球囊扩张策略　25 mm Numed 球囊预扩张。
4. 所选瓣膜类型　Venus-P。
5. 瓣膜型号　预装 28 mm（腰部直径）×25 mm（腰部高度）瓣膜。

【手术过程】

穿刺双侧股静脉，常规右心导管，提示右心室压为 55/8（24）mmHg，肺动脉压为 40/14（23）mmHg，右房压 19/12（15）mmHg。猪尾导管肺动脉造影，LAO（左前斜位）投照显示肺动脉大量反流（视频 30.2）。泥鳅导丝引导下送入 6F 多功能导管（MPA），交换 Lunderquist 加硬导丝，建立股静脉—右房—右室—主肺动脉—左肺动脉远端的轨道，由于肺动脉瓣增厚，开放受限，选用 Numed 公司的外周球囊（25 mm×50 mm）预扩张肺动脉瓣膜支架，扩张后右心室收缩压由 55 mmHg 下降至 42 mmHg。

在原肺动脉支架处拟植入瓣中瓣，选择瓣膜为自膨式肺动脉瓣（杭州启明公司，Venus P 28 mm×25 mm）。由于输送系统较粗，直径为 22F，通过性相对较差，加之右心扩大明显，原先肺动脉瓣膜支架限制输送系统，其先端无法到达左肺或右肺动脉。我们选择右股静脉入路，以超硬导丝支撑，反复尝试推送输送系统仍无法通过原先支架处。故采用改良兄弟导丝技术，在对侧股静脉送入轨道钢丝至右肺动脉远端，以双侧股静脉并行双轨道导丝，辅路导丝送入 14F 输送鞘管进一步减少入路曲折（图

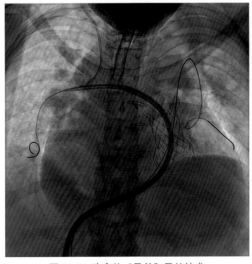

图 30.5　改良的"兄弟"导丝技术

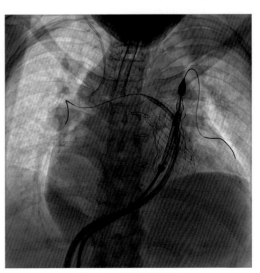

图 30.6　输送系统到位

30.5），最后顺利将 22F 输送系统通过支架（图 30.6），在原先支架部位释放瓣膜支架，DSA 透视下显示支架位置良好。完成后给予 Numed 球囊再次对植入瓣膜支架后扩张一次，使其充分贴壁。重复肺动脉造影显示肺动脉瓣工作良好，无反流（视频 30.3）。多普勒超声心动图也进一步证实植入瓣膜功能良好，心导管测定右心室—肺动脉压差仅为 10 mmHg，肺动脉造影瓣膜反流消失（视频 30.4）。

视频 30.2　术前肺动脉造影

视频 30.3　术后 DSA 造影显示无反流

视频 30.4　术后经胸超声心动图显示无反流

【讨论】

该患者为法洛四联症术后肺动脉瓣大量反流致右心容量负荷增加，有明确指征经导管植入肺动脉瓣，由于患者有反复口腔感染和龋齿，术前及术后未实施抗生素预防，而肺动脉瓣植入后支架处内皮化延迟，人工瓣膜（猪心包）处血流速慢，存在较高术后感染性心内膜炎发生率，国外文献报道其发生率达 8%。一般而言，内科抗生素联合治疗对于心内膜炎有约 30% 的治愈成功率，结合患者肺动脉瓣上有赘生物，血培养提示链球菌属，感染性心内膜炎诊断确定，并给予万古霉素和罗氏芬联合治疗，最终炎症控制，体温正常，肺动脉瓣赘生物消失，血培养阴性。但随访中超声心动图探查发现人工瓣毁损，并再次出现人工瓣增厚，跨瓣压差增加及瓣膜大量反流。本例介入术是国内报道的第一例采用瓣中瓣技术，实施肺动脉自膨瓣膜再次植入的案例。

手术特点：①心脏增大，股静脉途径迂曲；②由于支架瓣膜增厚，存在肺动脉瓣跨瓣压差，故我们先行球囊预扩张，以充分扩张瓣膜；③原先肺动脉瓣支架长，阻挡并影响输送系统植入；④采用改良兄弟导丝技术，通过对侧股静脉穿刺，建立双轨道，保留导丝，并沿导丝送入 14F 输送鞘，减少通路曲折；⑤在原瓣膜支架部位再次植入自膨式肺动脉瓣；⑥球囊后扩张使得支架贴壁良好。⑦术前右心导管和肺动脉造影评估，术后 DSA 评估和心脏超声监护都非常重要，有利于判断植入的瓣膜支架位置和瓣膜形态功能。

随着经皮导管瓣膜置换术日益发展，瓣膜衰败将是长期随访的常见并发症之一，何时处理以及如何处理是将来需要面对的难题，本例患者因感染性心内膜炎导致肺动脉瓣早期衰败，出现瓣膜反流和增厚狭窄，故行肺动脉瓣中瓣植入。由于是国内首例报道，仍缺乏规范的操作流程，因此，在实际操作中仍需经验积累。本例我们采用兄弟导丝技术完成肺动脉瓣植入，取得良好结果，有必要继续随访。

【参考文献】

1. GEVA T. Indications for pulmonary valve replacement in repaired tetralogy of Fallot: The quest continues. Circulation. 2013;128(17):1855–1857.

2. FERRAZ CAVALCANTI P E, SÁ M P, SANTOS C A, et al. Pulmonary valve replacement after operative repair of tetralogy of Fallot: Meta-analysis and meta-regression of 3,118 patients from 48 studies. J Am Coll Cardiol. 2013;62:2227–2243.

3. SHAH R R, POOMMIPANIT P, LAW M A, et al. Anchor balloon, buddy wire, and wire and sheath techniques to deploy percutaneous pulmonary valves in tetralogy of fallot patients. Catheter Cardiovasc Interv. 2018;92(5):915–920.

4. BIANCO M, OMER A R, REITKNECHT F, et al. How should I manage a challenging aortic prosthesis angle during valve-in-valve implantation? Cardiovasc Revasc Med. 2020;S1553-8389(20)30029-4.

5. SHAHANAVAZ S, ASNES J D, GROHMANN J, et al. Intentional Fracture of Bioprosthetic Valve Frames in Patients Undergoing Valve-in-Valve Transcatheter Pulmonary Valve Replacement. Circ Cardiovasc Interv. 2018;11(8):e006453.

跨瓣高难度 TPVR 一例

复旦大学附属中山医院心内科

术者：周达新　潘文志　陈莎莎

【病例介绍】

患者，男性，50 岁。因"阵发性心悸、活动耐量下降 2 个月"入院。入院查体：血压 105/50 mmHg，脉搏 95 次 / 分，呼吸 20 次 / 分，血氧饱和度 99%，神志清，呼吸尚平稳，心界向左扩大，心律齐，肺动脉瓣听诊区闻及 3/6 级舒张期杂音，三尖瓣听诊区闻及 2/6 级收缩期杂音，未触及明显震颤，双肺呼吸音粗，未闻及明显干湿啰音，双下肢轻度凹陷性水肿。入院诊断：法洛四联症术后重度肺动脉瓣反流，心功能 III 级（NYHA）。合并症情况：中度三尖瓣反流，阵发性房扑。

主要实验室检验结果：cTNT 0.018 ng/mL，NT-proBNP 677 pg/mL，Hb 138 g/L，Cr 68 umol/L，ALT 19 U/L，K^+ 3.6 mmol/L，INR 2.06，WBC、PLT 正常范围。心电图：窦性心律，88 次 / 分，I 度 AVB，RBBB（图 31.1）。经胸超声心动图：肺动脉瓣反流（重度），主肺动脉宽 24 mm，平均跨瓣压差 4 mmHg；右心房上下径 × 左右径：70 mm × 60 mm，右心室基底段宽 53 mm，下腔静脉宽 23 mm，TAPSE 14 cm，肺动脉收缩压 29 mmHg；右心室舒张末期容量指数 160 mL/m^2；LVEF 58%；平均压差 68 mmHg；中度三尖瓣反流。

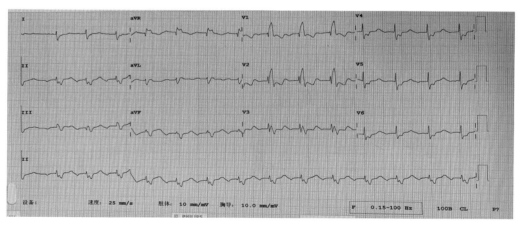

图 31.1　术前心电图

MSCTA　左、右肺动脉分叉处周长 115.5 mm，平均直径 36.8 mm；右室流出道（RVOT）周长 118.6 mm，平均直径 37.8 mm；主肺动脉最窄处（瓣环 annulus）周长 94.6 mm，平均直径 30.1 mm（图 31.2）。

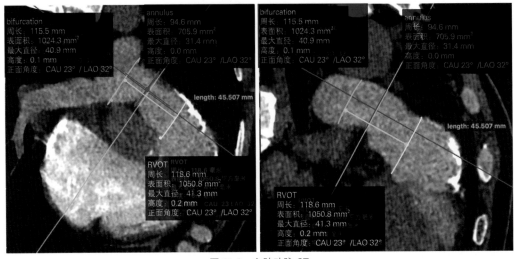

图 31.2　主肺动脉 CT

【拟定手术策略】

1. 麻醉方式　全身麻醉。
2. 入路　右股静脉入路（主路），左侧股动脉及股静脉（辅路）。
3. 所选瓣膜类型　Venus-P。
4. 瓣膜型号　腰部直径 34 mm，腰部长度 25 mm。

【手术过程】

1. 入路准备

穿刺右侧股静脉，并预置 proglide 血管缝合器，在 lunderquist 超硬导丝的支撑下置入 24Fr GORE 鞘（视频 31.1）。

穿刺左侧股动脉，留置 6F 血管鞘，进入猪尾导管，备主动脉根部造影（视频 31.2）；穿刺左侧股静脉，留置 6F 血管鞘，进入猪尾导管，备肺动脉及右心室造影（视频 31.3）。

2. 术前右心导管测压（表 31.1）

表 31.1　术前右心导管测压

肺动脉压力	35/8/23 mmHg
右心室压力	35/9/15 mmHg
右心房压力	25/12/20 mmHg

3. 球囊扩张

尝试调整右心导管至左下肺动脉，右房室扩张，导管在超硬导丝支撑下才进入左下肺动脉（视频 31.4，31.5）。

送入顺应性球囊扩张同时，多角度主动脉根部造影确认冠脉阻塞风险（视频 31.6~31.8），并测量球囊直径（图 31.3），协助确认瓣膜型号。

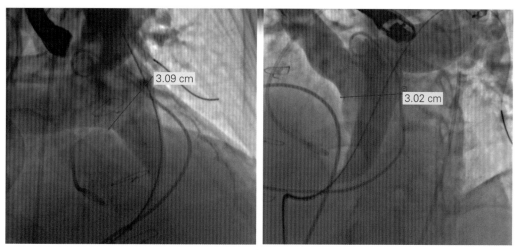

图 31.3　球囊直径测量

4. 装载瓣膜的输送系统跨瓣

主路进入 lunderquist 超硬导丝支撑，输送系统无法跨瓣，遂于辅路再置入另一 lunderquist 超硬导丝加强支撑，但输送系统仍难以跨瓣（视频 31.9）。再经辅路沿 lunderquist 超硬导丝置入一 14Fr 硬鞘拉直路径、加强支撑，输送系统再次尝试跨瓣失败（视频 31.10）。此时，团队急中生智，经辅路 14Fr 鞘送入圈套器，用圈套器套住主路 lunderquist 超硬导丝头端，稳稳牵拉住主路钢丝，使其不会因为输送系统前送阻力而回撤，丧失支撑力（图 31.4）。最终，输送系统跨瓣成功（视频 31.11）。利用 6Fr 右心导管控制圈套器，尽量前送至最远端，将主路钢丝送至最远端，在最远端"解锁"圈套，解锁同时也保证了对输送系统的支撑，避免钢丝对输送系统支撑不足导致系统回撤或损伤血管（视频 31.12）。

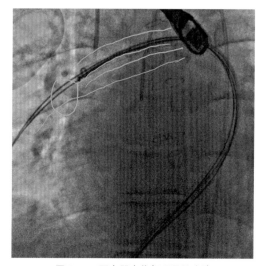

图 31.4　圈套器套住超硬导丝头端

5. 瓣膜释放

在右心室造影定位下，缓慢释放瓣膜，并逐渐回撤输送系统（视频 31.13~31.15）。瓣膜释放后肺动脉造影未见反流及瓣周漏（视频 31.16，31.17），主动脉根部造影提示冠脉不受影响（视频 31.18）。

6. 术后右心导管测压（表 31.2）

表 31.2 术后右心导管测压

肺动脉压力	36/21/28 mmHg
右心室压力	37/1/9 mmHg

7. 入路处理

主路右侧股静脉以预置的 proglide 进行血管缝合，左侧股动脉以 6Fr angio-seal 血管闭合器闭合穿刺处，左侧股静脉压迫止血。

8. 手术结果

患者术后复苏顺利，即刻拔除气管插管；术后恢复良好，无左心衰、感染等。

【讨论】

在经导管肺动脉瓣置换术（TPVR）中，装载有瓣膜的输送系统无法跨瓣是导致手术失败最主要的原因，其发生率约为 2%[1~3]。造成跨瓣困难的因素主要包括：①右房室扩张、转位，路径迂曲；②右室流入道与流出道成角；右室流出道钙化、局部狭窄；③输送系统配置大，整体较硬，通过性差；④钢丝轨道支撑力不足。常规解决方案包括：①寻找可深置导丝的肺动脉分支，通常首选左下肺动脉；②用最硬的导丝作为轨道支撑，通常首选 lunderquist 超硬导丝；③加强辅路支撑，拉直跨瓣路径，包括在辅路以另一超硬导丝和硬鞘支撑。

但是，在本例手术中，常规方案无法解决跨瓣问题，葛均波院士、周达新教授团队以丰富的介入经验为基础，急中生智，术中创造出新的跨瓣技术，后来被命名为"支撑鞘与圈套导丝平行锚定技术"（parallel anchor-supporting sheath and snared wire, PASS），即经辅路的支撑鞘内送入圈套器，用圈套器套住主路钢丝轨道，稳稳抓住主路钢丝远端，使其不会因为输送系统前送阻力而回撤，丧失支撑力，让支撑鞘与被圈套的导丝形成一个锚定整体，提供最强的输送系统支撑力。

【参考文献】

1. HAAS N A, VCASNA R, LASER K T, et al. Lehner A. The standing of percutaneous pulmonary valve implantation compared to surgery in a non-preselected cohort with dysfunctional right ventricular outflow tract - Reasons for failure and contraindications. J Cardiol. 2019 ;74(3):217-222. doi: 10.1016/j.jjcc.2019.03.021.

2. ESMAEILI A, BOLLMANN S, KHALIL M, et al. Percutaneous pulmonary valve implantation for reconstruction of a patch−repaired right ventricular outflow tract. J Interv Cardiol. 2018 ;31(1):106−111. doi: 10.1111/joic.12443.

3. KHAMBADKONE S, COATS L, TAYLOR A, et al. Percutaneous pulmonary valve implantation in humans: results in 59 consecutive patients. Circulation. 2005;112(8):1189−97. doi: 10.1161/CIRCULATIONAHA.104.523266.

双导丝支撑克服严重瓣膜钙化致瓣膜释放
反复移位 TAVR 一例

空军军医大学西京医院心内科

术者：陶凌　李飞　王博　朱存军

【病例介绍】

患者，男性，63岁，4年前每遇劳累、感冒后出现胸闷、气短。3年前门诊超声发现"主动脉瓣膜重度狭窄"，入院行主动脉瓣球囊扩张术，术后症状改善。近1个月症状再次出现且发作频繁，药物不能缓解，遂再次就诊。门诊超声提示：主动脉瓣狭窄伴重度钙化，合并轻度关闭不全（PG_{max} 79 mmHg），主动脉瓣瓣叶增厚、回声增强，AVA 0.9，PG_{max} 79 mmHg，V_{max} 445 cm/s，V_{mean} 313 cm/s，PG_{mean} 45 mmHg，反流 6 mL，舒张期可见关闭不全间隙 1.5 cm，主动脉瓣下两束反流，长度 5.5 cm，面积 6.2 cm^2，容积 6 mL。二尖瓣反流（中量），三尖瓣反流（中量），左心室游离壁搏幅普遍减低，LVEF 43%，肺动脉高压（收缩压 69 mmHg）（图 32.1）。诊断考虑：心脏瓣膜病、主动脉瓣重度狭窄伴轻度关闭不全、主动脉瓣球囊扩张术后。主要实验室检查：NT-proBNP 6048 pg/mL。心电图：窦性心律，完全性左束支传导阻滞。

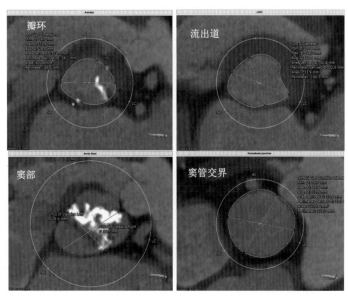

图 32.1　主动脉根部结构

MSCTA ①主动脉根部情况：Type 1 型二叶瓣，周长径 28.2 mm，重度钙化，钙化主要分布于左右窦嵴部及游离缘，左右侧游离缘均可见团块状钙化。双侧冠脉高度尚可，左侧冠脉存在一定风险；②入路：双侧股动脉直径均可作为主入路，建议右侧为主，主动脉扭曲（图 32.2~32.5）。

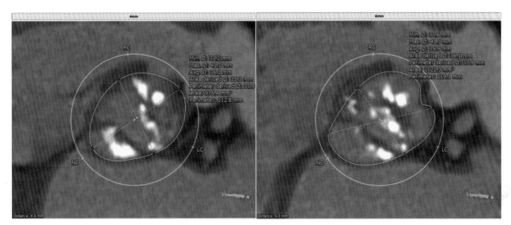

图 32.2　左：瓣上 4 mm 结构；右：瓣上 6 mm 结构

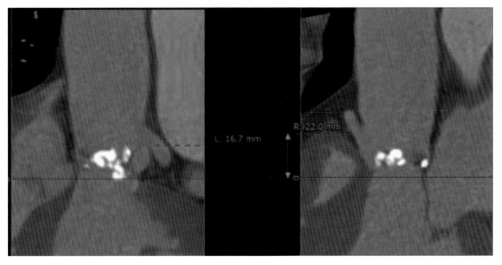

图 32.3　左：左冠开口高度；右：右冠开口高度

术前经食管超声　见图 32.6。

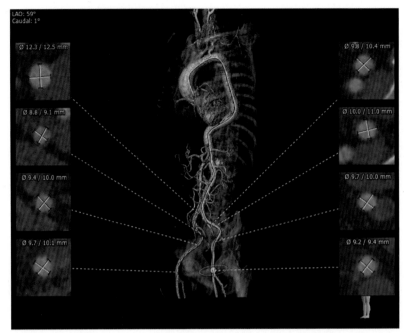

图 32.4　血管入路

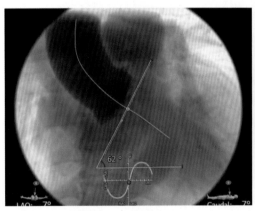

图 32.5　升主动脉角度

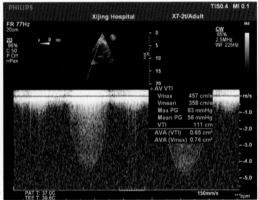

图 32.6　术前经食管超声

【拟定手术策略】

1. 麻醉方式　全身麻醉。

2. 入路　股动脉，22F 鞘。

3. 球囊扩张策略　22 mm。

4. 所选瓣膜类型　24 mm 备 27 mm。

5. 瓣膜型号　微创。

6. 手术难点或亮点　横位心、瓣膜重度钙化、瓣膜移位、瓣周漏、左冠开口可见部分瓣叶。

【手术过程】

1. 入路的建立 穿刺颈静脉置入带锁鞘，留置临时起搏器。穿刺左侧股动脉置入6F 鞘管，JR4 导管配合超滑导丝翻山至右侧股浅动脉，行血管造影显示右侧股动脉。选择最佳穿刺点，在造影指导下穿刺右侧股总动脉置入 6F 鞘管，并预置两把 proglide 血管缝合器，通过猪尾导管交换 lunderquist 超硬导丝于降主动脉，并更换为 22F Gore 大鞘。

2. 导丝跨瓣 根据术前 CT 预测跨瓣角度 LAO 10° / CAU 20°，在 AL1 导管辅助下，直头导丝成功跨瓣，沿导丝送导管至左室，然后交换 J 形导丝，再更换为 5F 猪尾导管，测得峰值跨瓣压差为 89 mmHg。经猪尾导管送入头端塑形的 lunderquist 超硬导丝至左室。

3. 球囊预扩张 采取 22 mm 非顺应性球囊进行预扩张的同时造影，影像提示无反流，球囊无"腰征"，左冠脉不受影响（视频 32.1）。

4. 瓣膜定位与释放 根据术前 CT 测量结果和术中球囊测量情况，采取小型号瓣膜（downsize）策略，选择 24mm Vitaflow 瓣膜。结合术前 CT 预测及实际影像，瓣膜释放角度为 LAO 14° / CRA 7°。瓣膜到位后，采取标准位释放，但瓣膜在释放过程中反复出现向主动脉方向弹出，故回收、撤除瓣膜（视频 32.2）。考虑钙化严重，再次采取 24 mm 球囊预扩张，且无腰征（视频 32.3）。然而，瓣膜在释放过程中仍反复出现脱位（视频 32.4）。故置入第二根 lunderquist 超硬导丝（图 32.7），通过增强支撑力稳定瓣膜释放。瓣膜释放后 TEE 显示瓣膜 PG_{max} 45 mmHg，PG_{mean} 26 mmHg（视频 32.5）。

5. 球囊后扩张及最终造影 由于残余跨瓣压差仍较高，采取 24 mm 球囊后扩张。最终 TEE 显示 PG_{max} 32 mmHg，PG_{mean} 20 mmHg（图 32.9）。主动脉根部造影提示瓣膜位置可，左右冠显影，存在少量反流。

6. 入路处理 撤除大鞘，收紧预置的两把 proglide 缝线进行入路止血。左侧股动脉以 6F angio-seal 闭合器止血。

视频 32.1 23 mm 球囊预扩张

视频 32.2 瓣膜最初定位，但释放时反复弹出

视频 32.3 24 mm 预球囊扩张

视频 32.4 瓣膜释放过程中反复滑脱

视频 32.5 瓣膜成功释放

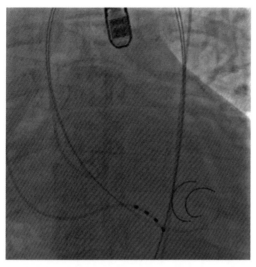

图 32.7　双导丝支撑

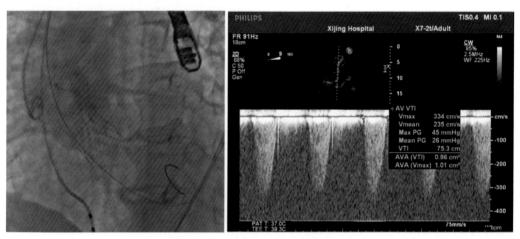

图 32.8　瓣膜释放及经食管超声

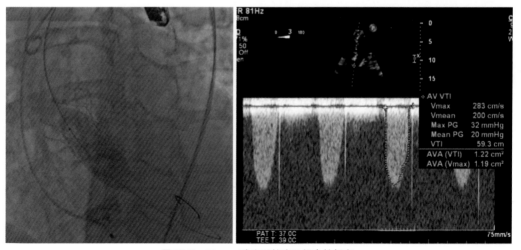

图 32.9　24 mm 球囊后扩张及经食管超声

【讨论】

患者为 Type 1 型二叶瓣，重度钙化，钙化团块主要分布于瓣叶游离缘。首先采用 22 mm 球囊预扩张，造影发现轻度切迹，无明显反流。24 mm Vitaflow 瓣膜标准位定位后，在快速起搏下释放。但由于重度钙化影响瓣膜释放过程中反复出现向主动脉方向的滑脱、移位。采用双加硬导丝支持下，重新定位、释放瓣膜，未再出现瓣膜移位。释放后经食管超声检查发现瓣膜位置可，少量反流。但最大压差及平均压差仍不理想。采用 24 mm 球囊后扩张，再次经食管超声确认平均压差及最大压差改善，主动脉根部造影确认瓣膜位置及少量反流，完成手术。

瓣膜重度钙化是导致瓣膜位置不佳的重要因素，往往会导致瓣膜植入过深或向主动脉方向脱位。本病例患者为 Type 1 型二叶瓣，钙化有嵴型，且钙化延续至瓣叶游离缘。此类型解剖特点对于瓣膜释放及精确定位具有极大挑战。尽管在瓣膜选择上采取了小型号（downsizing）的策略，但是在手术过程中瓣膜仍出现反复移位。最终，团队采用双加硬导丝支撑下，重新成功定位、释放瓣膜。该方法为将来同样的病例提供了参考。

第三部分 左心耳病例

大折角、浅鸡翅型左心耳封堵术一例

同济大学附属东方医院

术者：杨兵 余金波

【病例介绍】

患者，男性，78岁，体重70 kg，冠心病史，心功能分级Ⅱ级（NYHA）。

主要影像学检查结果（图33.1，33.2）

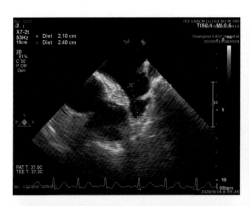 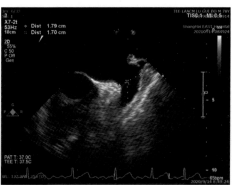

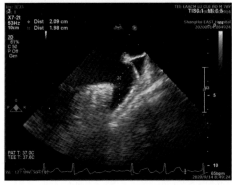 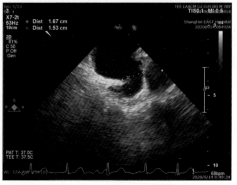

图 33.1 经食管超声图像

表 33.1　经食管超声数据

心耳血流速度	60 cm/s	
左心耳测量数据	开口直径（mm）	深度（mm）
0°	21	24
45°	18	17
90°	21	20
135°	17	16

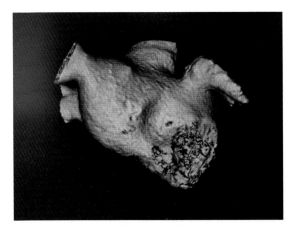

图 33.2　CT 重建

【拟定手术策略】

1. 射频消融 + 左心耳封堵一站式。

2. 麻醉方式　全身麻醉。

3. 手术方式　标准式。

【手术过程】

1. 房间隔穿刺方法

TEE 引导，靠下靠后（视频 33.1~33.3）。

2. 左心耳形态（图 33.3，视频 33.4）

心耳形态分类：鸡翅型。

封堵器选择：心耳开口及深度 19 mm × 14 mm；选择 24 mm WATCHMAN。

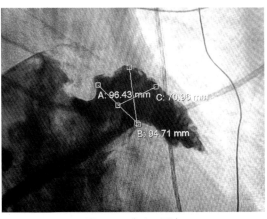

图 33.3　左心耳形态

3. 释放后影像（视频 33.5~33.8，表 33.2）

表 33.2　压缩比及残余漏

角度	0	45	90	135
封堵器直径（mm）	21	21	20	22
压缩比	12.5%	12.5%	16.6%	8.3%
残余分流	0	0	0	0

4. 封堵结果

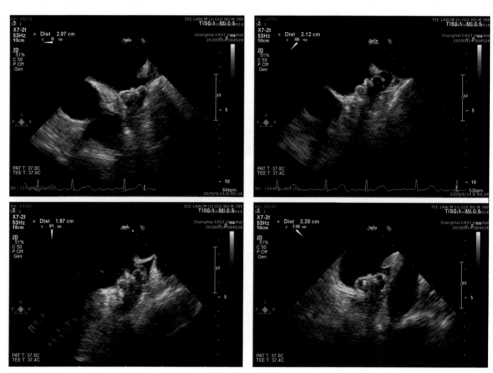

图 33.5　封堵结果

5. 封堵伞前释放评估（TEE、ICE）（视频 33.9~33.13）

视频 33.1~33.3　房间隔穿刺方法

视频 33.4　左心耳形态

视频 33.5~33.8　释放后影像

视频 33.9~33.13　封堵伞前释放评估

【讨论】

1. 适应证　该患者 CHADSVASC 评分 3 分，虽然出血评分只有 1 分，但患者追求生活质量，不愿意长期服用抗凝药，满足指南及共识对适应证推荐指征，故采取一站式手术，恢复正常心律同时卒中预防。

2. 特殊之处　我院目前常规全麻一站式手术，术前 CT、术中经食管超声充分评估患者心耳形态，一站式手术时间较长，全麻可最大限度减少患者不适。

3. 封堵器选择　该心耳属于鸡翅型，内部折角大，更适合塞式，故选择 WAT-CHMAN 封堵器。术前超声心耳 17~21 mm，术中 DSA 测量开口 19 mm，深度仅 14 mm，故选择 24 mm 型号。

4. 操作策略　鸡翅型心耳穿刺位点在 TEE 引导下选择靠下靠后，鞘管与心耳的同轴性佳，同时由于该心耳可用深度极浅，采用多种借深度方式创造深度，展开瞬间对鞘管有一定的把控力，防止封堵器挤出心耳。

5. 是否符合释放标准　展开后位置良好，仅 135° 下缘有 6 mm 露肩，压缩比 8.3%~16.6%，无残余分流，牵拉稳定，满足 PASS 原则。

6. 术后注意点　患者出院后根据房颤消融用药方案，3 个月抗凝后复查，如效果满意即可停用抗凝药。

全麻 TEE 指导下低位反鸡翅型心耳封堵一例

上海交通大学医学院附属瑞金医院

术者：张瑞岩　丁风华

【病例介绍】

患者，男性，80 岁，体重 70 kg，房颤病史数年，脑卒中半个月，发病前因"眼底陈旧性出血"停用拜瑞妥 5 日；合并症：高血压病 10 年，高血压病 3 级（极高危）。

主要实验室检验结果

术前血生化、血脂、血常规检查均正常。

经食管超声影像

见视频 34.1~34.4，图 34.1。

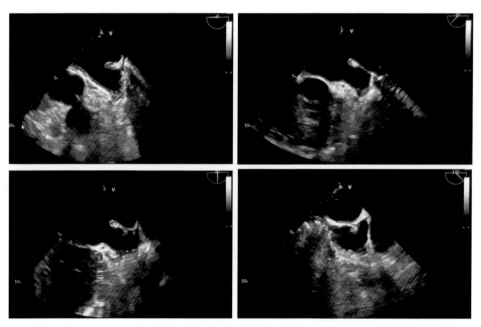

图 34.1　经食管超声影像

视频 34.1~34.4　经食管超声影像

表 34.1　经食管超声数据

左心耳测量数据	开口直径	深度
0°	20 mm	18 mm
45°	13 mm	16 mm
90°	17 mm	16 mm
135°	15 mm	17 mm

上海交通大学医学院附属瑞金医院
心脏超声检查报告

姓名：谢剑英　　　性别：男　　　年龄：80岁
开单科室：心脏内科三病区　　床号：1615　　卡号/住院号：z850273
使用仪器：GE-V-E95　　探头频率：1.7/3.4 MHz　　影像号：300455925
临床诊断：房颤脑卒中　　检查部位：心脏超声

检查途径：经体表　图像等级：丙
检查项目：二维　　M型　　彩色　　多普勒（脉冲式　连续式）组织多普勒
一、M型主要测值（单位mm）：
名称　　　　　　　测量值　　正常参考值
主动脉根部内径　　29　　　　20~37
左房内径　　　　　39　　　　19~40
左室舒张末期内径　46　　　　35~56
左室收缩末期内径　26　　　　20~37
室间隔厚度　　　　10　　　　6~11
左室后壁厚度　　　10　　　　6~11

二、二维超声心动图描述：
1. 各房室无明显扩大。
2. 左室心尖部偏厚，约12mm，静息状态下左室壁各节段收缩活动未见明显异常。
3. 各心瓣膜未见明显增厚，开放不受限。

三、彩色多普勒超声描述：
1. 房、室间隔水平未见明显分流。
2. 二尖瓣轻微反流，舒张期经二尖瓣口血流呈单峰：E=61cm/s。
3. 主动脉瓣未见明显反流。
4. 三尖瓣轻微反流，最大反流速度约2.7m/s，估测肺动脉收缩压约40mmHg，即刻心率约72bpm。

四、左心功能测定：
名称　　　　　　　　测量值　　名称　　　　　　　　测量值
左室舒张末期容量(ml)　98　　左室收缩末期容量(ml)　25
左室射血分数(%)　　74　　　左室短轴缩短率(%)　　43
每搏输出量(ml)　　73

五、组织多普勒检查：
二尖瓣瓣环水平：室间隔侧 E'=10.6cm/s，E/E'=5.7，
左室侧壁 E'=13.2cm/s，E/E'=4.6。

检查意见：
左室心尖偏厚

图 34.2　经胸心脏彩超

【拟定手术策略】

1. 单纯左心耳封堵。

2. 麻醉方式　全身麻醉。

3. 手术方式　标准式。

患者房颤病史数年，因"眼底陈旧性出血"停用拜瑞妥 5 日后发生脑卒中，卒中评分 6 分，出血评分 5 分，是卒中、出血高风险患者，为避免抗凝出血同时预防房颤卒中，遂行左心耳封堵术。术前 TEE 评估为反鸡翅心耳，穿刺位点需靠下靠前，手术具有一定难度，选择全麻全程 TEE 引导下行左心耳封堵。

【手术过程】

1. 房间隔穿刺方法　DSA 引导、TEE 引导。

2. 穿刺位点选择　尽量靠下靠前。

3. 封堵器选择　选择 24 mm WATCHMAN。

4. 封堵器展开　保持轴向缓慢展开封堵器，封堵器位置偏深，微回收调整后位置合适（视频 34.7~34.9）。

5. 释放前 TEE 评估　位置合适无残余分流（视频 34.10~34.13）。

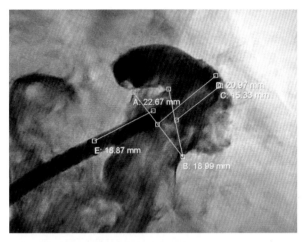

图 34.3　封堵器选择

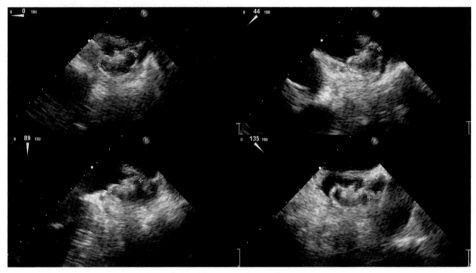

图 34.4　释放前 TEE 评估，压缩比 13%~25%

6. 释放后影像　牵拉稳定后释放（视频 34.14，34.15）。

7. 术后用药及随访　术后采用双抗治疗。

视频 34.5　穿刺位点选择

视频 34.6　封堵器选择

视频 34.7~34.9　　封堵器展开

视频 34.10~34.13　释放前 TEE 评估

视频 34.14，34.15　释放后影像

【讨论】

1. 适应证

患者房颤病史数年，因"眼底陈旧性出血"停用拜瑞妥5日后发生脑卒中，卒中评分6分，出血评分5分，是卒中、出血高风险患者，适合行左心耳封堵术预防卒中同时避免抗凝出血。

2. 特殊之处

术前 TEE 评估为反鸡翅心耳，穿刺位点需靠下靠前，手术具有一定难度，选择全麻全程 TEE 引导下行左心耳封堵。

3. 封堵器选择

该心耳属于反鸡翅，可用空间较小，更适合塞式封堵器，故选择 WATCHMAN。术前 TEE 评估心耳开口 13~20 mm，术中 DSA 测量开口 20 mm 左右，故选择 24 mm 型号。

4. 操作策略

反鸡翅心耳，穿刺位点在 TEE 引导下选择靠下靠前，获得更好的同轴性，同时由于该心耳可用深度较浅，且敞口，因此采用较深的位置展开封堵器再微回收 / 半回收调整的策略，防止封堵器挤出心耳。

是否符合释放标准：封堵器展开后 TEE 评估位置良好，压缩比 13%~25%，无残余分流，牵拉稳定，满足 PASS 原则。

5. 术后注意点

患者术后采用双联抗血小板的用药方案，3 个月后复查。

发达梳状肌菜花型心耳封堵一例

——多次调整，完美封堵

西安国际医学中心

术者：曾广伟

【病例介绍】

患者，男性，54岁，体重88 kg，因"心悸、胸闷3年"入院。持续性房颤病史3年，高血压病病史20年，糖尿病病史2年，肥厚型心肌病病史6年。合并症：无脑梗死病史。

主要实验室检查结果

经胸心脏彩超 左心室、左心房大小：左房大，右房略大；各瓣膜情况：二尖瓣少量反流；心功能情况：LVEF 60%（图35.1）。

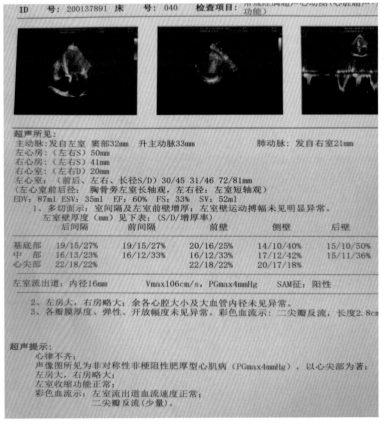

图 35.1 经胸心脏彩超

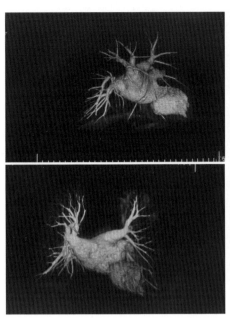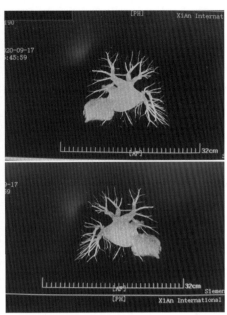

图 35.2　CT 三维重建

【拟定手术策略】

1. 麻醉方式　全身麻醉。

2. 手术方式　标准式。

3. 拟选封堵器类型及型号　Watchman，预计 24 mm 或 27 mm 封堵器。

4. 手术难点或亮点　由于患者不能耐受经食管超声，虽然经 CTA 初步评估左心耳内无明显充盈缺损，但具体左心耳内有无血栓有赖于术中全麻下经食管超声证实。另外，根据现有 CT 影像，患者左心耳深度较浅，如何保证封堵器位置牢固需要术者具有丰富的经验。

【手术过程】

1. 术中食管影像（图 35.3、35.4，视频 35.1）

2. 术中 DSA 影像（视频 35.2~35.6）

3. 术中食管影像（图 35.5）

位置良好，无残余分流（视频 35.7~35.10）。

4. 术中 DSA 影像

牵拉后未位移，满足 PASS 原则释放，完美封堵（视频 35.11，35.12）。

5. 术中食管影像（图 35.6，视频 35.13）。

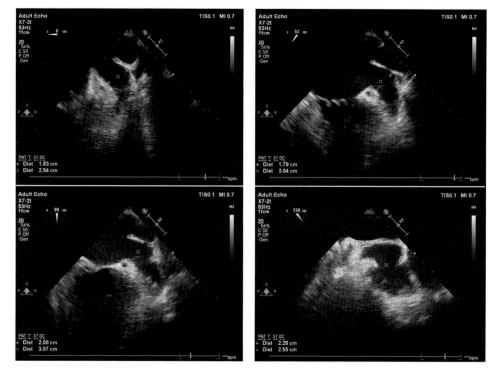

图 35.3　术中食管影像

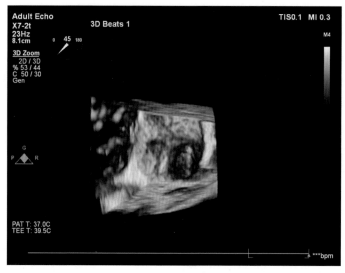

图 35.4　3D TEE，心耳口部近似椭圆形

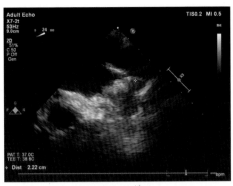

22 mm，压缩比

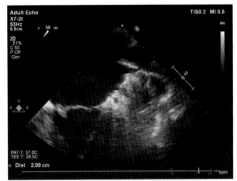

21 mm，压缩比

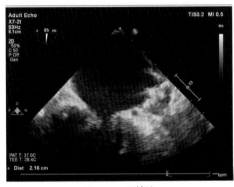

22 mm，压缩比

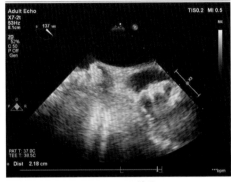

22 mm，压缩比

图 35.5　术中食管影像

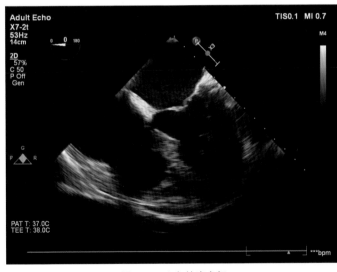

图 35.6　心包检查良好

视频 35.1　间隔条件良好，图像清晰

视频 35.2　靠下靠后穿刺，送猪尾至心耳后造影，轴向良好，发达梳状肌菜花型心耳。开口 23 mm，深度 24 mm，选用 27 mm WATCHMAN 封堵器靠下靠后穿刺，

送猪尾至心耳后造影，轴向良好，发达梳状肌菜花型心耳

视频 35.3　导引鞘定位好后上输送鞘，在对齐锁合前踩电影 1 s，确认 5 mm 软端是否有压缩，确认封堵器是否还在原位置

视频 35.4　27 mm 封堵器第一次展开，位置略深，下缘有约 2 mm 残余分流，且封堵器略歪斜

视频 35.5　微回收一次、半回收一次后，封堵器情况有所改善，残余分流小至 1 mm

视频 35.6　再次半回收调整后，封堵器到达预想位置，平口封堵，残余分流完全消失，形态上压缩也更为合适

视频 35.7~35.10　术中食管影像

视频 35.11，35.12　术中 DSA 影像

视频 35.13　释放后 3D TEE 影像

【讨论】

1. 适应证

该患者卒中评分 3 分，出血评分 4 分，卒中和出血风险都很高，并且患者自身不愿长期服用抗凝药，左心耳封堵是很好的选择。

2. 麻醉方式

由于患者较年轻，心功能良好，可以耐受麻醉和经食管途径，因而采用全麻 + 全程食管超声的手术方式。

3. 封堵器的选择

该患者术前做了 CTA 检查，三维重建显示该心耳结构较为简单，为一菜花样心耳，但深度略显不足；术中食管超声显示心耳开口近似圆形，远端呈双分叶，深度足够，术前 CT 的深度不足可能是由于造影剂充盈不足。DSA 造影和食管超声相吻合，综合测量结果，选择 27 mm WATCHMAN 封堵器。

4. 封堵策略及调整

鞘管与心耳同轴性非常好，猪尾及导引鞘定位上叶展开，借助封堵器肩部封堵心耳口部和下叶。初次释放后由于心耳梳状肌发达，封堵器被拉入心耳，下叶存在残余分流，通过 3 次微回收 + 半回收，成功将封堵器调整到预定的位置，心耳完全封堵。

5. PASS 原则评估

调整后 DSA 和食管下位置良好，无残余分流，牵拉非常稳定，压缩比在标准范围之内，满足 PASS 原则释放。

6. 术后注意事项

术后给予患者 15 mg 利伐沙班抗凝，提醒患者注意观察是否有出血情况，45 天后复查。

低位鸡翅型左心耳封堵一例

上海交通大学医学院附属新华医院

术者：李毅刚　孙　健

【病例介绍】

患者，男性，69 岁，因胸闷不适于 2014 年 5 月行冠脉造影 + PCI 术，2017 年再次因胸闷行冠脉造影 + PCI 术。合并症：高血压病、糖尿病、脑梗死。

主要实验室检验结果

经胸心脏彩超：左房内径 42.7 mm，左室舒张末期内径 51 mm，左室收缩末期内径 35.1 mm，LVEF 60%。

【拟定手术策略】

1. 麻醉方式　局部麻醉。
2. 手术方式　极简式。
3. 一站式或其他联合术式　房颤射频消融 + LAAC。

【手术过程】

1. 房间隔穿刺法

DSA+ 冠状静脉窦电极引导，顶起房间隔后进行穿刺（视频 36.1，36.2）。

2. 左心耳造影（图 36.1）

肝位下造影，心耳远端梳状肌发达，上缘较长、下缘较短，根据鞘管轴向预判封堵器露肩（视频 36.3）。

3. 封堵器展开

封堵器展开时除了以封堵线为标志，也可以使用电极作为参考物（视频 36.4，36.5）。

4. 封堵器牵拉调整

封堵器可做原地小幅度高频次牵拉，使封堵器展开更充分，造影发现上缘残余分流改善（视频 36.6，36.7）。

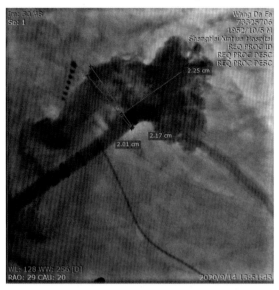

图 36.1　选择 27 mm WATCHMAN 封堵器

5. 封堵器微回收调整

微回收调整封堵器，同样可以以电极为参照物，造影发现上缘完全封堵（视频 36.8，36.9）。

6. 多角度确认封堵器稳定性及残余分流

足位造影确认封堵器下缘露肩情况，二次牵拉，确定封堵器稳定性良好（视频 36.10~36.12）。

7. 封堵器释放

封堵器释放，造影确认封堵效果时，可缓慢旋转鞘管，封堵器上下缘情况尽收眼底（视频 36.13）。

视频 36.1　左前斜下看高低

视频 36.2　右前斜下看前后

视频 36.3　左心耳造影

视频 36.4　二次借深度展开

视频 36.5　展开后造影发现封堵器稍深

视频 36.6，36.7　封堵器牵拉调整

视频 36.8，36.9　封堵器微回收调整

视频 36.10~36.12　多角度确认封堵器稳定性及残余分流

视频 36.13　封堵器释放

【讨论】

1.该患者为 69 岁男性， CHA2DS2-VASc 评分 5 分，HAS-BLED 评分 3 分是左心耳封堵强适应证患者。

2.术中预判封堵器需要露肩，即实际开口大于测量，可选大一号封堵器，保证封堵有效性。

3.由于预估深度足够，鞘管定位时不建议用尽深度，减少后期调整。

4.微调封堵器时，一是选择原地小幅度高频次牵拉封堵器，二是微回收 / 半回收调整，最终使封堵器展开更充分。

5.极简式 DSA 下评估左心耳封堵效果安全可行，但需要多体位确认封堵器状态。

正向短鸡翅型右心耳封堵一例

云南大学附属医院（云南省第二人民医院）

术者：陶四明

【病例介绍】

患者，男性，82岁，体重62 kg，反复阵发心悸半年，复发加重半个月。心功能分级：NYHA Ⅱ级。入院诊断：持续性房颤。合并症：高血压病，COPD，心力衰竭。

经食管超声　TEE显示左心耳符合常见左心耳形态，纵深径足够，余未见特殊（图37.1）。

经胸心脏彩超　左心室、左心房大小：LA 39 mm，LV 41 mm；各瓣膜情况：瓣膜回声正常，开放可（图37.2）。

心功能情况　LVEF 51%，FS 26%。患者既往史中有劳力性呼吸困难及双下肢水肿，术前调整心功能稳定，钠水潴留消除，可长时间平卧休息。

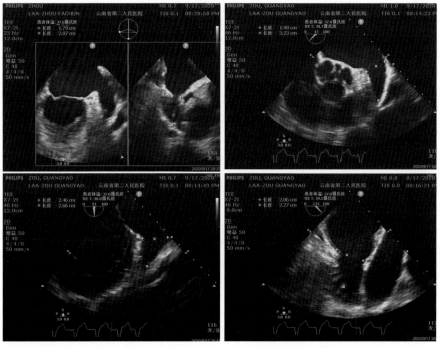

图37.1　经食管超声图像

表 37.1　经食管超声数据

左心耳测量数据	开口直径（mm）	深度（mm）
0°	18	29
45°	19	32
90°	25	27
135°	21	23

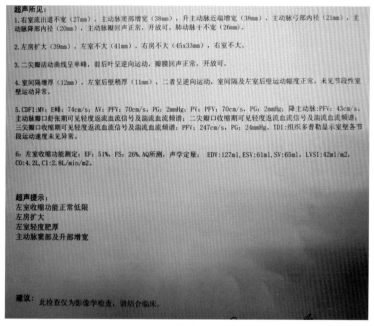

超声所见：

1. 右室流出道不宽（27mm），主动脉窦部增宽（38mm），升主动脉近端增宽（38mm），主动脉弓部内径（21mm），主动脉降部内径（20mm），主动脉瓣回声正常，开放可。肺动脉十不宽（26mm）。

2. 左房扩大（39mm），左室不大（41mm），右房不大（45x33mm），右室不大。

3. 二尖瓣活动曲线呈单峰，前后叶呈逆向运动，瓣膜回声正常，开放可。

4. 室间隔增厚（12mm），左室后壁稍厚（11mm），二者呈逆向运动，室间隔及左室后壁运动幅度正常，未见节段性室壁运动异常。

5. CDFI：MV：E峰：74cm/s；AV：PFV：70cm/s，PG：2mmHg；PV：PFV：70cm/s，PG：2mmHg；降主动脉：PFV：43cm/s。主动脉瓣口舒张期可见轻度返流血流信号及湍流血流频谱；二尖瓣口收缩期可见轻度返流血流信号及湍流血流频谱；三尖瓣口收缩期可见轻度返流血流信号及湍流血流频谱；PFV：247cm/s，PG：24mmHg。TDI：组织多普勒显示室壁各节段运动速度未见异常。

6：左室收缩功能测定：EF：51%，FS：26%，AQ所测，声学定量：EDV：127ml，ESV：61ml，SV：65ml，LVSI：42ml/m2，CO：4.2L，CI：2.8L/min/m2。

超声提示：
左室收缩功能正常低限
左房扩大
左室轻度肥厚
主动脉窦部及升部增宽

建议：此检查仅为影像学检查，请结合临床。

图 37.2　经胸心脏彩超

【拟定手术策略】

1. 麻醉方式　镇静/局部麻醉（患者高龄，有心功能不全病史，选择镇静局麻方式，可有效消除患者紧张疼痛感，同时避免食管超声长时间置于体内，造成患者不适。全麻插管可提高患者全程舒适度，但高龄患者有潜在拔管延迟，可能增加肺部感染、气道并发症风险）。

2. 手术方式　简化式，一站式。拟采用冠状窦导管引导房间隔穿刺（后下原则）；先消融后封堵。释放封堵伞后 DSA 确认，食管超声插管，PASS 原则评定。

【手术过程】

1. DSA 下观察左心耳大小及 LAA 测压（图 37.3）。
LAA 测压：20/9 mmHg。

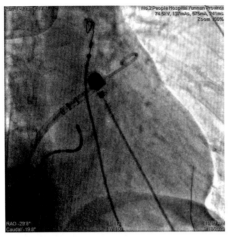

图 37.3　DSA 下观察

2. 封堵器推送，内外鞘锁止及缓慢退鞘展开（图 37.4）。

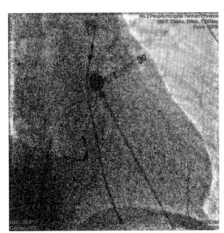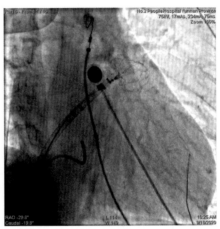

图 37.4　封堵器推送

3. 展开后造影并在超声下观察形态，位置良好（图 37.5）。

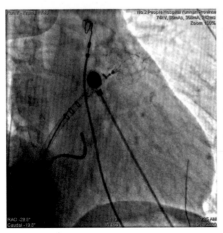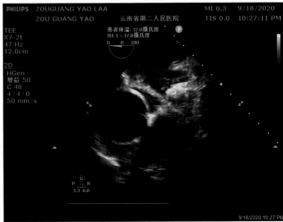

图 37.5　在超声下观察形态

4. 测量压缩比（图 37.6，表 37.2）

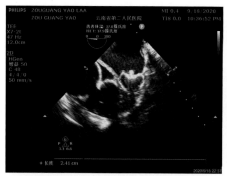 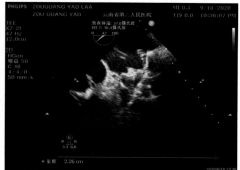

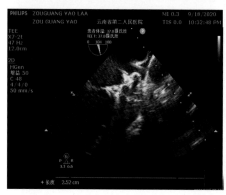 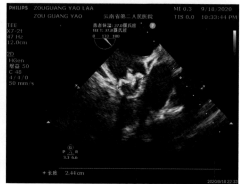

图 37.6　测量压缩比

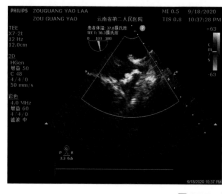 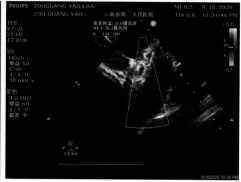

图 37.7　超声血流检测

表 37.2　测量压缩比

左心耳测量数据	器械最宽直径（mm）	压缩比 (%)
0°	24	20
45°	23	23
90°	25	17
135°	24	20

5. 超声血流检测无残余分流，肺静脉脊侧隐窝为盲腔，内壁光滑，无梳状肌，血流进出速度较快，考虑血液滞留并血栓形成可能性小（图 37.7）。

6. 在超声 90° 及 DSA 下进行牵拉，器械稳定（图 37.8）。

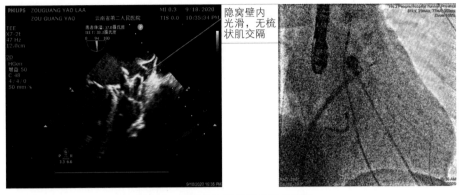

图 37.8　超声 90° 及 DSA 下进行牵拉

7. 进行释放，并在超声下观察位置（图 37.9）。

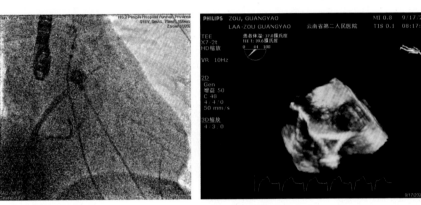

图 37.9　超声下观察位置

8. 完全释放，DSA 显示封堵伞未见移位及变形（图 37.10）。

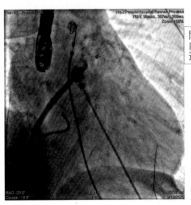
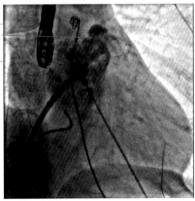

图 37.10　完全释放

9.围手术期管理策略

围手术期患者抗凝治疗：达比加群酯 110 mg，1 天 2 次（年龄 82 岁）；随访：拟 6 周后复查 TEE，再调整抗凝/抗栓方案；其他药物治疗：氨氯地平片，5 mg（1 天 1 次），瑞舒伐他汀片 10 mg（顿服），螺内酯片 20 mg（1 天 1 次），培哚普利叔丁胺片 4 mg（1 天 1 次）。

术后随访期应加强 TEE 监测，重点检查肺静脉侧隐窝处潜在血栓。同时延长抗凝治疗至 3 个月，完全封堵盘内皮化，降低隐窝与封堵伞接触面血栓形成风险。

【讨论】

1.围手术期影像准备欠缺心脏 CTA，缺乏对心耳形态全貌认识。

2.TEE 测量 LAA 仅测量了主分叶，DSA 造影应该加右头位造影，可能显示上叶全貌。

3.肺静脉脊侧巨大隐窝与双分叶形态致使封堵策略两难全（堵闭完全与稳定性）。33 mm 的封堵伞可能兼顾封堵隐窝，但下缘露肩过多，以及分叶裆部对封堵伞的外推力，担心其稳定性。盖式封堵伞担心边缘对二尖瓣影响及上缘覆盖盘边缘翘边。

4.超声血流检测无残余分流，提示肺静脉脊侧隐窝为盲腔，内壁光滑，无梳状肌，血流进出速度较快，血液滞留并血栓形成可能性小。

"鸡冠型"左心耳完美封堵

上海交通大学医学院附属第九人民医院

术者：韩志华　张庆勇

【病例介绍】

患者，女性，79 岁，一年前无明显诱因出现活动后胸闷、气促等，收入我院。入院诊断：心房颤动、永久性心脏起搏器（DDD）植入术后，原发性高血压病 3 级，2 型糖尿病，骨质疏松病史。

主要实验室检验结果

经胸心脏彩超　左房内径 42 mm，左室舒张末期内径 50 mm，左室收缩末期内径 34 mm，EF 61%，超声诊断：①左房增大，左室舒张功能减退；②二尖瓣轻中度反流，主动脉瓣、三尖瓣轻度反流。

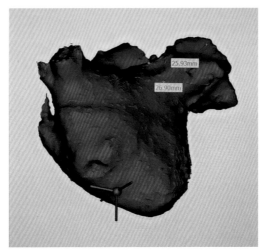

图 38.1　左房 CT

视频 38.1　左房 CT（图 38.1）

视频 38.2，38.3　术前 TEE 检查，心耳内部梳状肌发达，收缩力较强

视频 38.4，38.5 术前 TEE 检查，收缩力较强，心耳周边存在积液，选择 WATCHMAN 最为合适

视频 38.6，38.7 "奇怪"的房间隔

【手术过程】

1. 左心耳造影（视频 38.8）
2. 封堵器展开（视频 38.9）

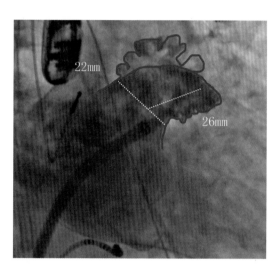

图 38.2 "鸡冠型心耳"，选择 30 mm 封堵器进行封堵；顺时针轴向获得最大深度，展开时保持逆时针，减少下缘露肩

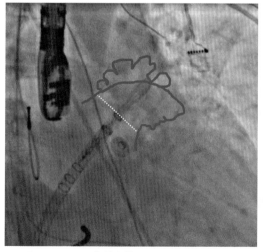

图 38.3 心耳收缩力较强，展开时刻关注封堵器与心耳壁的距离

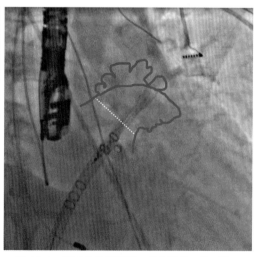

图 38.4 展开的最后瞬间，顶住鞘管，达到第三次借深度的目的

3. PASS 原则

（1）Position（视频 38.10）。

（2）牵拉稳定（Anchor）（视频 38.11）。

（3）Seal（视频 38.12~38.14，图 38.5）。

（4）Size（图 38.6）。

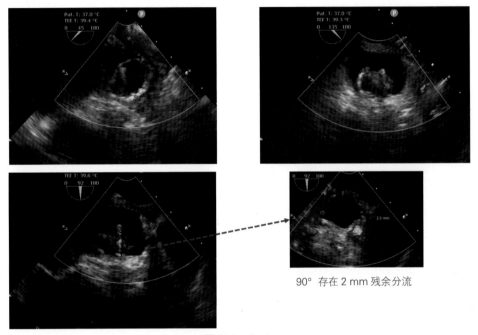

90° 存在 2 mm 残余分流

图 38.5　Seal

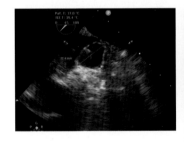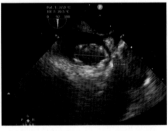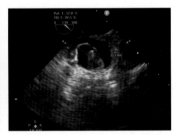

图 38.6　各角度压缩比为 23%~30%

4. 符合 PASS 原则，释放（视频 38.15）。

5. 术后用药及随访

术后即刻 TEE 及 6 小时常规复查 TTE，均无心包积液，24 小时后给予拜瑞妥。2 个月、6 个月、1 年随访复查 TTE、TEE/CTA，根据患者复查结果以及临床情况，个体化调整术后抗凝方案，如无异常，NOAC 2 个月后，改为双抗至 6 个月，之后终生单抗治疗。

陈旧性肺结核、梳状肌特别发达的菜花型心耳一例

福建省立医院心内科

术者：郭延松　吴志勇　陈新敬

【病例介绍】

患者，男性，53岁，体重75 kg。入院诊断：心功能Ⅱ级，陈旧性肺结核，菜花型心耳。合并症情况：高血压病。既往史、手术史：缺血性脑卒中史，消化道出血史。

主要实验室检验结果

胸部CT：气管及左、右主支气管无阻塞。右肺上叶见多发斑片状、条索状密度增高影，部分呈结节状、团块状钙化，边缘较清。双肺见散在斑片状、条索状密度增高影，边缘较模糊。肺纹理增多、增粗。纵隔内小淋巴结征。双侧胸腔未见明显积液征。所摄入肝右叶见斑片状稍高密度影（图39.1）。

心脏彩超：主动脉及肺动脉未见增宽。各房室腔未见明显扩大，室间隔及左室壁未见增厚，房室间隔连续完整。各瓣膜回声、开放未见异常。CDFI：二尖瓣反流。室壁运动分析：未见明显节段性运动减弱。TDI：E'<A'，Sa=9 cm/s（图39.2）。

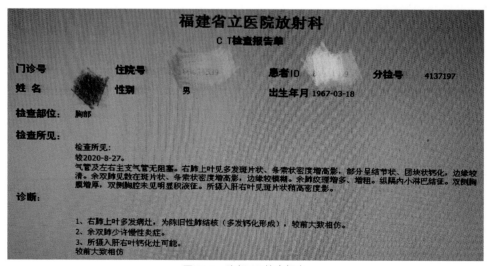

图39.1　胸部CT检查报告

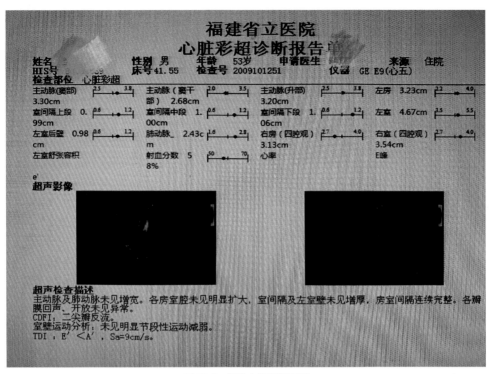

福建省立医院
心脏彩超诊断报告单

姓名	性别 男　年龄 53岁	申请医生 来源 住院

HIS号 床号 41.55　检查号 2009101251　仪器 GE E9（心五）

检查部位　心脏彩超

主动脉(窦部) 3.30cm | 主动脉（窦干部） 2.68cm | 主动脉(升部) 3.20cm | 左房 3.23cm
室间隔上段 0.99cm | 室间隔中段 1.00cm | 室间隔下段 1.06cm | 左室 4.67cm
左室后壁 0.98cm | 肺动脉 2.43cm | 右房（四腔观） 3.13cm | 右室（四腔观） 3.54cm
左室舒张容积 | 射血分数 58% | 心率 | E峰

e'

超声影像

超声检查描述
主动脉及肺动脉未见增宽。各房室腔未见明显扩大，室间隔及左室壁未见增厚，房室间隔连续完整。各瓣膜回声、开放未见异常。
CDFI：二尖瓣反流。
室壁运动分析：未见明显节段性运动减弱。
TDI：E'＜A'，Sa=9cm/s。

图 39.2　经胸心脏彩超图像

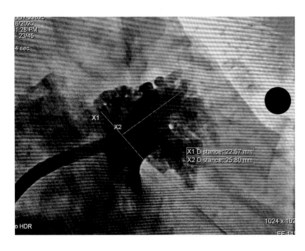

图 39.3　梳状肌特别发达的菜花型心耳
DSA 测量：开口 22.5 mm，深度 25.8 mm；结合术前 TEE 选择 WM 27 mm 封堵器

视频 39.1~39.4　经食管超声
视频 39.5　RAO30°／CAU20° 肝位心耳造影（图 39.3）
视频 39.6　RAO30°／CRA20° 头尾心耳造影

【拟定手术策略】

1. 一站式或其他联合术式　单纯左心耳封堵。
2. 麻醉方式　局部麻醉。

3. 手术方式 优化术式。

4. 封堵器 WM 27 mm 封堵器。

【手术过程】

1. 房间隔穿刺方法（视频 39.7~39.10）

2. 封堵过程（视频 39.11，39.12）

3. 牵拉试验（视频 39.13，39.14）

两次牵拉试验，封堵器均无位移。

4. 封堵伞 TEE 评估（视频 39.15、39.16，图 39.4）

封堵器 TEE 超声影像可以看出：封堵器位于心耳口部，位置理想；无残余分流。封堵器测量数据见表 39.1。

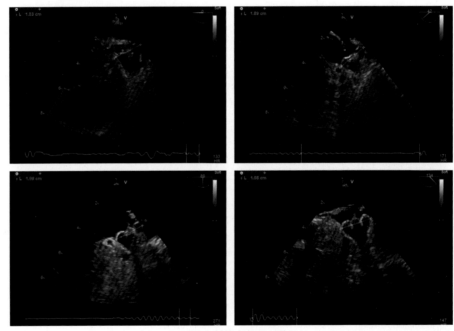

图 39.4　封堵伞 TEE 评估

表 39.1　封堵器测量数据

	0°	45°	90°	135°
残余漏大小（mm）	0°	0	0	0
封堵器直径（mm）	18	19	20	20
压缩比（%）	33	30	26	26

5. 释放后影像（视频 39.17，39.18）

经 TEE 评估后，符合 PASS 原则，释放封堵器。

6. 术后用药情况及随访

（1）利伐沙班 15 mg，1 天 1 次，服用 2 个月。

（2）2 个月后复查心脏彩超和经食管超声。

视频 39.7~39.10　TTE+DSA 引导下房间隔穿刺

视频 39.11　RAO30°／CAU20° 肝位封堵器造影

视频 39.12　RAO30°／CRA20° 头尾封堵器造影

视频 39.13，39.14　牵拉影像

视频 39.15，39.16　封堵伞 TEE

视频 39.17，39.18　封堵伞释放后影像

【讨论】

1. 适应证

从 CHA2DS2-VASc 评分 3 分和 HAS-BLED 评分 4 分看，患者具备卒中史、出血史和高血压病史，高卒中风险及高出血风险，不能长期服用抗凝药，符合左心耳封堵的适应证。

2. 局麻选择

患者配合度高，降低全身麻醉的手术风险，减少手术时间。

3. 封堵器选择

WATCHMAN 封堵器，临床研究证据和植入最多的封堵器；结合 TEE（最大开口 20 mm）和术中 DSA 造影测量（开口 22.5 mm，深度 25.8 mm），选择 27 mm 的封堵器。

4. 封堵策略

TTE+DSA 引导下房间隔穿刺，心耳远端的梳状肌特别发达，实际可利用深度少，采用了借深度的操作技巧。患者窦性心律，术中心脏跳动频率高、幅度大，手术操作需要谨慎安全。

5. 释放标准

术中 DSA 造影 +TEE 评估，封堵器位于心耳口部，牵拉试验稳定，压缩比为 26%~33%，4 个角度均无残余分流，符合 PASS 原则释放标准。

6. 术后注意

术后抗凝方案：利伐沙班 15 mg，1 天 1 次，服用 2 个月；因为患者有出血史，要定期门诊随访观察；2 个月后复查心脏彩超和经食管超声。

【总结】

1. 手术要点

TTE + DSA 引导下房间隔穿刺（IC 术者）；患者窦性心律，心脏跳动频率高、幅

度大，操作需要谨慎安全。心耳远端梳状肌特别发达，实际可利用深度少。

2. 不足之处

TEE 影像（多普勒彩超）和 DSA 影像（释放过程等）未能保存完整。

3. 如何改进

之后留意影像保存。

4. 并发症的总结

无并发症。

5. 病例总结

本例为 TTE+DSA 引导下房间隔穿刺优化术式的左心耳封堵手术，特别适合房间隔穿刺不是非常熟练同时麻醉又不好协调的情况，既能保证房间隔穿刺的成功率，也能保证穿刺的安全性。整个手术过程安全规范，DSA+TEE 超声评估封堵的效果，符合 PASS 原则，是一例比较完美的左心耳封堵手术。

术前 TEE 和 CT 精准测量
助力浅心耳一步到位

深圳市人民医院

术者：袁杰

【病例介绍】

患者，女性，59 岁，体重 70 kg，无症状非瓣膜持续性房颤患者。心功能 I 级（NYHA）。冠脉造影血管无明显狭窄，3 个月前 TEE 检查提示左心耳血栓形成，给予利伐沙班 20 mg，1 天 1 次口服，抗凝治疗至今，本次入院前心脏 CT 检查提示左心耳未见充盈缺损。合并症：高血压病。

主要实验室检查结果

生化：葡萄糖（空腹）6.27 mmol/L，略高；HbA1c 6.7%，略高；其他肝、肾功能，离子等生化指标未见异常。血脂：甘油三酯 2.39 mmol/L，偏高；总胆固醇 3.10 mmol/L，高密度脂蛋白 0.77 mmol/L，低密度脂蛋白 1.49 mmol/L。血常规：未见异常。凝血：未见异常。其他：甲状腺功能、尿常规、大便常规及潜血均无异常。

主要影像学检查见图 40.1~40.3。

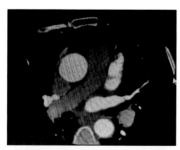
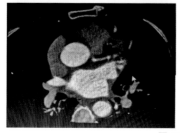
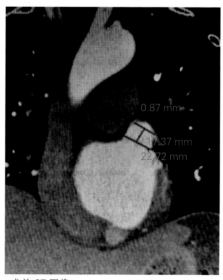

图 40.1 术前 CT 图像

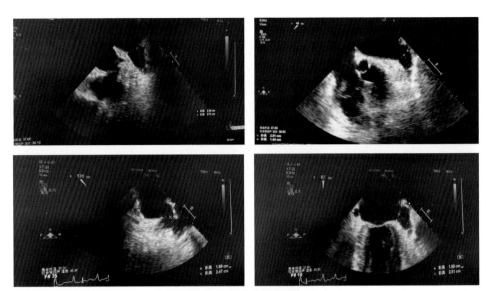

图 40.2　经食管超声图像

表 40.1　经食管超声数据

左心耳血流速度	收缩期 55 cm/s	舒张期 37 cm/s
左心耳测量数据	开口直径（mm）	深度（mm）
0°	23	27
45°	20	14
90°	19	25
135°	17	25

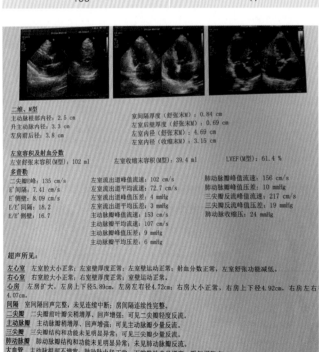

图 40.3　经胸心脏彩超检查结果
左房前后径 38 mm，左房上下径 59 mm，左房左右径 47 mm；右房上下径 49 mm，右房左右径 41 mm；左室舒张末内径 47 mm，射血分数 61%；二尖瓣、主动脉瓣、三尖瓣少量反流；肺动脉瓣未见反流；心包未见异常

【拟定手术策略】

1. 一站式或其他联合术式　单纯 LAAC。

2. 麻醉方式　全身麻醉。

3. 手术方式　标准式——全麻 + 全程 TEE 指导 +X 线。

4. 解读　针对房颤治疗的 ABC 方案，因该患者为无症状持续性房颤，因此本次采用的术式是单纯 LAAC 预防栓塞（ABC 方案中的 A）。麻醉方式采用全麻，既可以在手术当日 TEE 全程指导，又可以使患者术中很好制动，保障手术安全进行。

【手术过程】

1. 房间隔穿刺方法（视频 40.2）

2. 右肩位 X 线造影影像（图 40.4，视频 40.3）

3. 心耳形态

心耳形态分类：梳状肌发达兼具鸡翅型（上叶）与菜花型特征（图 40.5，视频 40.4）。

4. 封堵过程

1 次展开，体外借深度约 1.5 mm，缓慢展开，封堵器形态合适，待其自膨胀约 30 s（视频 40.5）。压缩比及残余漏数据见表 40.2。

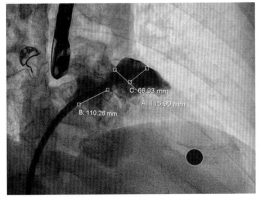

图 40.4　测量（RAO30°/CRAN20°）开口 23 mm，深度 13 mm

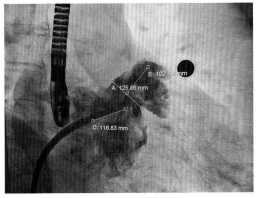

图 40.5　肝位测量（RAO30°/CAUD20°）开口 25 mm，深度 20 mm；结合右肩位测量数据，提示该心耳为类圆形开口，开口 +4~6 mm，决定选用 WATCHMAN 30 mm 封堵器

5. 封堵伞释放前评估

Anchor 锚定：牵拉稳定，封堵器与心耳无相对位移（视频 40.6）。

牵拉前后造影对比，无位置变化，无残余分流，完美封堵（视频 40.7，40.8）。

封堵伞释放前 TEE 评估尺寸见图 40.6。

6. Position（位置）与 Seal（彩流）

TEE 下各角度位置合适，无明显露肩，无残余分流，瓣膜、冠脉血管无影响，无心包积液（视频 40.9~40.11）。

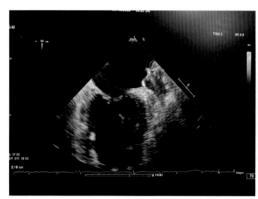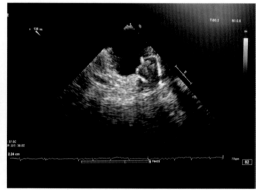

图 40.6　size（尺寸）：WATCHMAN 30 mm，90°、135° 压缩比为 26%~27%

表 40.2　压缩比与残余漏

角度	0°	45°	90°	135°
残余漏大小	无	无	无	无
封堵器直径	22 mm	22 mm	21.9 mm	22.4 mm
压缩比	26.7%	26.7%	27%	25.3%

7. 释放后影像

满足 PASS 原则，释放封堵器，完美封堵（视频 40.12）。

8. 术后用药情况及随访

术后 4 h 常规再次 TTE 检查，如无心包积液等异常，给予低分子肝素（剂量根据体重）皮下注射；24 h 后给予利伐沙班 20 mg，1 天 1 次，口服。

45 天、3 个月、6 个月随访复查 TTE、TEE/CTA，根据复查结果以及临床情况，个体化调整术后抗凝方案。如无异常，NOAC 3 个月后，改为双抗至半年，之后根据有无合并 ASCVD 决定是否长期单抗治疗。

随访注意事项：DRT、心包等。

视频 40.1　术前 CT 影像

视频 40.2　TEE+X 线下引导下房间隔穿刺

視频 40.3　造影（RAO30°／CRAN20°），分叶完全重叠

视频 40.4　肝位造影（RAO30°／CAUD20°），左心耳解剖为梳状肌发达，兼具鸡翅型（上叶）和菜花型心耳特征，且相对腰宽口小，远端分叶有部分重叠，鞘管轴向佳

视频 40.5　一次展开：肝位造影（RAO30°／CAUD20°），膨胀更充分，位置合适，无残余分流，无明显露肩

视频 40.6　X 线下牵拉

视频 40.7　牵拉前造影

视频 40.8　牵拉后造影

视频 40.9~40.12　Position（位置）与 Seal（彩流）

视频 40.13　释放后影像

视频 40.14　再次评估无心包积液

【总结】

本例左心耳解剖特点为梳状肌发达，兼具鸡翅型（上叶）和菜花型心耳形态特征，房间隔穿刺位点合适，鞘管轴向佳。

难点 1：左心耳内部梳状肌很发达，可利用的有效空间相对小，封堵器展开瞬间容易被发达的梳状肌挤出心耳或过大露肩。

应对策略——鞘管轴向好，可以考虑猪尾带鞘管走上叶，利用上叶的鸡翅部分。

难点 2：选 30 mm WATCHMAN 封堵器，心耳相对深度欠缺。

应对策略——体外借深度，手法技巧是鞘管远端定位到心耳体部猪尾位置展开，稳定且缓慢释放封堵器，封堵器展开瞬间，鞘管对封堵器有个相对借力，以防其被挤出心耳或露肩过多。

【讨论】

手术过程中要结合术前各检查影像，术中仔细分析、观察 X 线下左心耳造影结果，获取准确的左心耳解剖特征，有利于封堵器类型和大小尺寸的选择以及制定手术策略。

房间隔穿刺点的选择很关键，尤其对于梳状肌发达或者多分叶的心耳，鞘管的轴向非常重要，可以帮助术者在术中获得更大的有效距离和空间。

在封堵器释放过程中，注意掌握释放技巧，以防封堵器被挤出心耳或有过大的露肩。

不足之处：该病例内部可用空间相对小，从封堵结果来看，压缩比为 26%~27%，稍大，或许也可以考虑 27 mm WATCHMAN 封堵器封堵，但由于该例左心耳相对口小腰宽，小一号的封堵器也会担心其稳定性。

TEE 指导下左心耳封堵一例

南京市第一医院心内科

术者：周陵　谢渡江　张娟

【病例介绍】

患者，男性，81 岁，体重 81 kg。入院诊断：持续性心房颤动，心功能 Ⅱ 级。重要的关联既往史、手术史：高血压病，2 型糖尿病，冠心病史：2 年前 PCI 术，植入 5 枚支架。合并症：1 年前出现口齿不清、左侧肢体乏力，诊断为急性脑梗死，经药物治疗后好转，长期服用阿司匹林。

主要实验室检验结果

经食管超声影像见图 41.1，经食管超声数据见表 41.1。通过 CT 三维重建，左心耳呈鸡翅样，心耳开口与左上肺静脉口部平齐；测得心耳开口 24.59 mm，深度约 26.76 mm（图 41.2）。

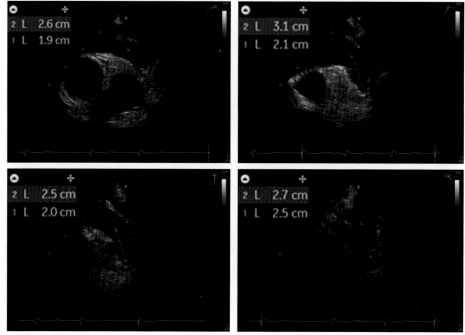

图 41.1　经食管超声

经胸心脏彩超图像与测量结果：LAD 52 mm，LVDd 57 mm；主动脉瓣退行性变并关闭不全（轻—中度），二尖瓣关闭不全（轻度），三尖瓣关闭不全（轻度），LVEF 64%，肺动脉高压（轻度）。

表 41.1　经食管超声数据

心耳血流速度	31 cm/s	
左心耳测量数据	开口直径（mm）	深度（mm）
0°	19	26
45°	21	31
90°	20	25
135°	25	27

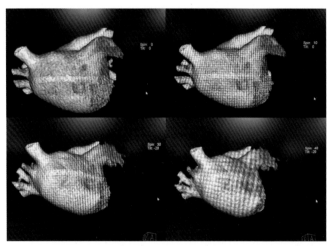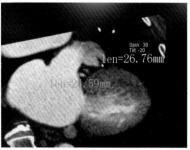

图 41.2　CT 三维图像

左心耳呈鸡翅样，心耳开口与左上肺静脉口部平齐，测得心耳开口 24.59 mm，深度约 26.76 mm

【拟定手术策略】

1. LAAC
2. 麻醉方式　全身麻醉。
3. 手术方式　标准式。

【手术过程】

1. 房间隔穿刺方法

TEE 引导，应用 PTCA 导丝辅助穿刺（视频 41.1，41.2）。

2. 封堵过程（图 41.3~41.5，视频 41.3~41.8）。

视频 41.1~41.2　房间隔穿刺

视频 41.3~41.5　工作位 DSA 影像

视频 41.6~41.8　封堵过程动态影像

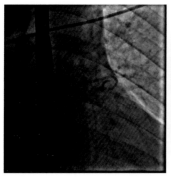 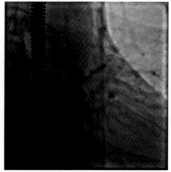 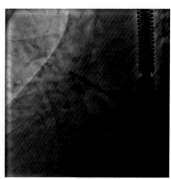

图 41.3　RAO 30° / CRA 20°　　图 41.4　RAO 30° / CAU 20°　　图 41.5　RAO 40° / CAU 20°

表 41.2　压缩比及残余漏

	封堵器直径	压缩比	残余漏大小
0°	23 mm	23%	0
45°	24 mm	20%	0
90°	24 mm	20%	0
135°	24 mm	20%	0

3. 封堵伞释放前评估（TEE）

PASS 原则：Position（视频 41.9~41.12）、Anchor（视频 41.13，41.14）、Seal（视频 41.15~41.18）、Size（图 41.6）。

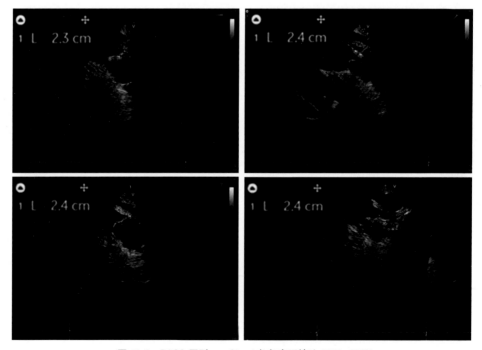

图 41.6　PASS 原则——Size（各角度压缩比 20%~23%）

4. 释放后影像

封堵器释放后各角度形态未变化，手术结束时无心包积液（视频 41.19~41.21）。

5. 术后用药情况

（1）抗凝　利伐沙班，20 mg，1 天 1 次。

（2）45 天后复查 CT 和 TEE。

（3）术后 24 小时复查经胸心脏超声。

视频 41.9~41.12　PASS 原则——Position

视频 41.13，41.14　PASS 原则——Anchor

视频 41.15~41.18　PASS 原则——Seal

视频 41.19~41.21　释放后影像

【讨论】

1. 手术流程规范，患者术前 CT、TEE 检查完整，上台后补液、ACT 监测、三联三通的使用等环节无一遗漏，充分展现。

2. 经食管超声图像质量高，指导房间隔穿刺，评估心耳形态大小，评估 PASS 原则，利用三维重建观察封堵效果，充分利用 TEE 功能。

3. 团队配合度高，手术连贯流畅。

【术者点评】

1. 患者 CHA2DS2-VASc 评分 7 分，属于卒中极高危人群；HASBLED 评分 3 分，意味着高出血风险，符合左心耳封堵手术指征。

2. 全麻下全程经食管手术是最安全的手术方式。

3. 术前 CT 测得心耳开口 25 mm，与 TEE 下 135° 开口大小一致，且可用深度足够，因此 30 mm WATCHMAN 封堵器是最佳选择。

4. 由于心耳有效深度足够，因此操作时只需把控好鞘管逆钟向的力度，确保尽量平口封堵，一步到位。

5. 封堵器展开后 TEE 详细评估 PASS 原则，各项均满足释放标准。

6. 由于患者属于高卒中风险、高出血风险人群，因此术后在抗凝、防止 DRT 产生和抗凝出血风险上要做好平衡。

全麻标准流程左心耳封堵 + 射频消融一站式一例

上海交通大学医学院附属第六人民医院

术者：魏盟　李京波

【病例介绍】

患者，女性，68 岁，体重 46 kg，持续性房颤，患者因“反复气促 5 年，加重 2 周”入院。出现气促症状，伴胸闷、头晕，无心悸、无恶心呕吐、无胸痛，查体心率 106 次 / 分，S1 强弱不等，心律绝对不齐。高血压病 3 级（极高危）。

主要实验室检验结果

血液检验报告见图 42.1。

经胸心脏超声　左心室、心房大小：LA 48 mm × 68 mm；各瓣膜情况：二尖瓣反流（轻度）；三尖瓣反流（中度）；心功能情况：LVEF 65%；肺动脉压力：肺动脉压轻度增高。

经食管超声影像及数据见图 42.2，表 42.1。

检验结论：

NO.	项目	结果	单位	参考值
1	谷草转氨酶	[illegible]	U/L	8～37
2	线粒体谷草转氨酶	5	U/L	0～15
3	肌酸激酶	111	U/L	21～190
4	CK-MB	20	U/L	0～25
5	乳酸脱氢酶	304 ↑	U/L	114～240
6	α羟丁酸脱氢酶	293 ↑	U/L	72～182

备　注：
检验结论：

NO.	项目	结果	单位	参考值
1	快速C反应蛋白	17.82 ↑	mg/L	0.00～10.00
2	白细胞	10.5 ↑	X10^9/L	3.5～9.5
3	红细胞	3.22 ↓	X10^12/L	3.80～5.10
4	血红蛋白	96 ↓	g/L	115～150
5	细胞比积	30.0 ↓	%	35.0～45.0
6	RBC平均容量	93.2	fl	82.0～100.0
7	RBC平均血红量	29.8	pg	27.0～34.0
8	RBC血红浓度	320	g/L	316～354
9	血小板	116 ↓	X10^9/L	125～350
10	淋巴细胞百分比	8.1 ↓	%	20.0～50.0
11	嗜碱性细胞百分比	0.1	%	0.0～1.0
12	嗜酸性细胞百分比	0.3 ↓	%	0.4～8.0
13	单核细胞百分比	7.4	%	3.0～10.0
14	中性细胞百分比	83.9 ↑	%	40.0～75.0
15	幼稚粒细胞百分比	0.20	%	0.00～2.00
16	淋巴细胞绝对值	0.9 ↓	X10^9L	1.1～3.2
17	嗜碱性细胞绝对值	0.01	X10^9L	0.00～0.06
18	嗜酸性细胞绝对值	0.03	X10^9L	0.02～0.52
19	单核细胞绝对值	0.8 ↑	X10^9L	0.1～0.6
20	中性细胞绝对值	8.8 ↑	X10^9L	1.8～6.3
21	幼稚粒细胞绝对值	0.02	*10^9/L	0.00～0.20
22	平均血小板体积	12.2	fl	9.4～12.6
23	血小板平均宽度	15.4	%	9.8～16.2
24	血小板压积	0.140 ↓	%	0.160～0.380
25	红细胞分布宽度	15.00 ↑	%	11.60～14.40
26	有核红细胞比例	0.01	%	
27	有核红细胞绝对值	0.10	*10^9/L	

图 42.1　检验报告

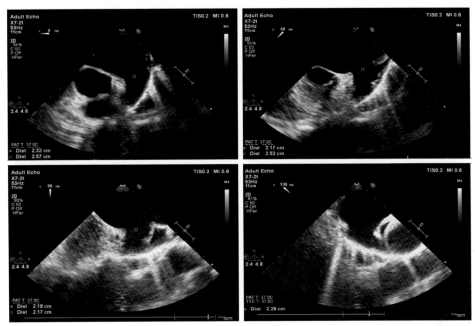

图 42.2　经食管超声影像

表 42.1　经食管超声数据

心耳血流速度		
左心耳测量数据	开口直径（mm）	深度（mm）
0°	23	26
45°	22	25
90°	22	22
135°	23	20

【拟定手术策略】

1. 一站式或其他联合术式　房颤射频消融 +LAAC。

2. 麻醉方式　全身麻醉。

3. 手术方式　标准式。

4. 房间隔穿刺　DSA 下冠状静脉窦电极引导。

【手术过程】

1. 肝位造影

敞口菜花型浅心耳，开口 24 mm，深度 22 mm，考虑消融后嵴部水肿以及左心房压偏低（8~9 mmHg），故选择 30 mm WATCHMAN 封堵器，通过猪尾寻找远端小分叶，创造更多有效深度（视频 42.1，图 42.3）。

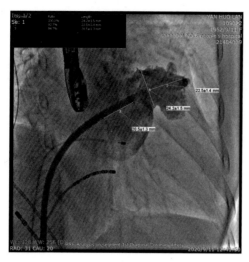

图 42.3 肝位造影

2. 封堵器展开

封堵伞预借 2 mm，鞘管保持逆时针张力缓慢展开，展开时，右手向远端顶住钢缆，防止封堵伞弹出。

展开后造影，封堵效果完美（视频 42.2，42.3）。

3. 封堵器牵拉

封堵器牵拉稳定（视频 42.4）。

4. 封堵伞释放前评估（TEE、ICE）

各角度压缩比为 20%~23%（图 42.4，视频 42.5~42.8）。

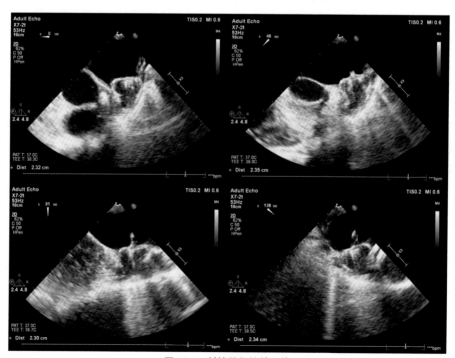

图 42.4 封堵器释放前评估

表 42.2　封堵伞释放前残余漏与压缩比

	0°	45°	90°	135°
残余漏大小	0	0	0	0
封堵器直径	23 mm	24 mm	23 mm	23 mm
压缩比	23%	20%	23%	23%

5. 术后用药情况及随访

给予达比加群 110 mg，3 个月后进行经食管超声复查。第一次术后复查：封堵器位置未见明显改变，各边缘未见边缘血流通过，各角度未见明显露肩，心包腔内未见明显回声。

视频 42.1　肝位造影

视频 42.2，42.3　封堵器展开

视频 42.4　封堵器牵拉

视频 42.5~42.8　封堵伞释放前评估

视频 42.9　释放后影像

【讨论】

1. 该患者 CHA2DS2-VASc 评分及 HAS-BLED 评分均为 3 分，故选择左心耳封堵有明确适应证。

2. 该患者选择消融封堵一站式手术，全麻为标准流程。

3. 封堵器的型号选择要从多个角度考虑，只根据 DSA 下心耳口部的测量值选择封堵器不够全面，需结合超声的测量值以及心耳内部空间综合分析。该患者手术为消融封堵一站式，考虑消融后嵴部水肿以及左心房压偏低（8~9 mmHg），故选择 30 mm 封堵器。

4. 心耳深度较浅时，可以用小圈猪尾，探寻远端是否有小分叶，创造更多的有效深度。

5. 牢记 PASS 原则，需要术者与超声医生团队协作，仔细识别，严格控制释放条件。

6. 术后常规抗凝 3 个月，经食管超声复查如无器械表面血栓，改双联抗血小板至半年，然后阿司匹林长期口服治疗。

腔内超声指导下的一站式手术一例

四川大学华西医院心内科

术者：付华

【病例介绍】

患者，女性，76岁，反复心悸4年，再发加重4个月。4年前无明显诱因突发心悸，持续时间长，不能自行缓解，外院输液治疗，诊断为"房颤、冠心病、高血压病3级"；近4年平均每年发作一次，均需输液缓解。近4个月再发加重。入院诊断：①阵发性房颤，②高血压病3级，③2型糖尿病。

主要实验室检验结果

经胸心脏彩超 左房增大，室间隔增厚，升主动脉及肺动脉增宽，左室收缩功能测量正常；LA 45 mm，LV 49 mm，RA 30 mm，RV 21 mm；EF 66%（图 43.2）。

经食管超声影像及数据见图 43.1，表 43.1。

CT 三维重建影像见视频 43.1，43.2。

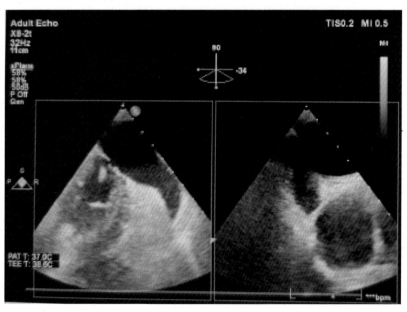

图 43.1 经食管超声

表 43.1　经食管超声数据

左心耳测量数据	开口直径（mm）	深度（mm）
0°	22	25
45°	22	25
90°	21	24
135°	24	23

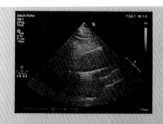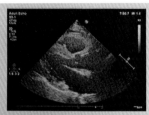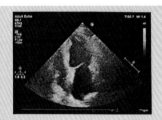

二维及M型测值(径线mm，面积cm²)：

LV 49	LA 45	RV 21	RA 30	IVS 13	LVPW 10	AO 33	AAO 40

MPA 28

多普勒测值(速度m/s，压差mmHg)：

Emv 0.5	Amv 0.8	AV 1.2	PV 1.1	Em 5cm/s	Am 10cm/s	Emv/Em 10

心功能：

EDD 49mm	ESD 31mm	EDV 111ml	ESV 38ml	SV 73ml	EF 66%	FS 37%

检查所见：

　　左房增大，余房室大小正常。升主动脉及肺动脉增宽，主动脉窦部内径正常。室间隔增厚，左室后壁厚度正常，二者搏幅正常。静息状态下未见确切节段性左室壁运动异常。各瓣膜结构未见明显异常。房、室间隔连续。心包腔未见积液。主动脉弓降部近段未见明显异常。

　　多普勒检测：二尖瓣前向血流频谱及前瓣环组织多普勒频谱E峰＜A峰，瓣上微量反流。心内未见确切分流。

　　左室收缩功能测值见上。

图 43.2　经胸心脏彩超测量结果

【拟定手术策略】

1. 麻醉方式　局部麻醉。

2. 手术方式　ICE 指导下的左心耳封堵术。

3. 一站式或其他联合术式　房颤射频消融 +LAAC。

4. 左心耳形态　仙人掌型。

5. DSA 引导下房间隔穿刺。

【手术过程】

1. ICE 导管送入左房

①在三维扇面上标记穿刺点，方便 ICE 导管在三维的指导下进入左房（视

频43.3）；②保留一根钢丝在左房；③进入后将ICE导管置于左上肺静脉（视频43.4）。

2. DSA造影

①DSA测量心耳开口22 mm，深度23 mm；②仙人掌型。心耳内梳状肌发达，可用空间少；③选用27 mm封堵伞（图43.3，视频43.5）。

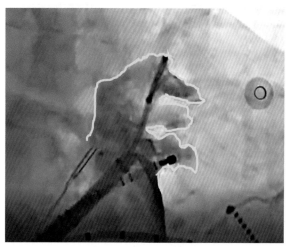

图43.3　DSA造影图像

3. 术中展开影像（视频43.6，43.7）。

4. ICE检查并释放封堵器

封堵器展开后先在LSPV切面评估封堵情况，对应TEE45°或0°（图43.4）。

左房中部切面，对应TEE 90°（图43.5）。

二尖瓣切面，对应TEE 135°（图43.6）。

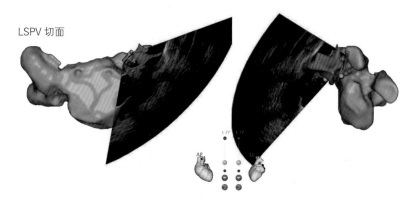

图43.4　LSPV切面，对应TEE 45°或0°

左房中部切面

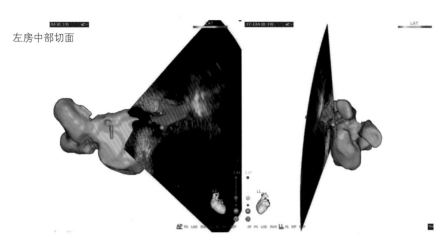

图 43.5 左房中部切面，对应 TEE 90°

二尖瓣切面

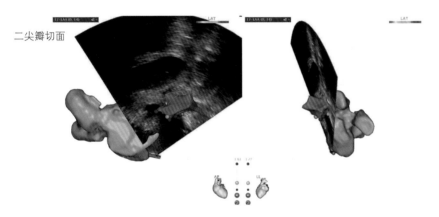

图 43.6 二尖瓣切面，对应 TEE 135°

5. 封堵伞释放前评估（ICE）（图 43.7，视频 43.8~43.10）

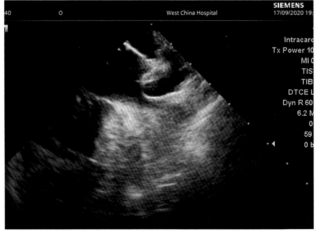

图 43.7 压缩比为 18%~25%

6. 术后用药情况及随访

抗栓：0~45 天抗凝 + 单抗血小板，45~90 天抗凝，90 天以后单抗血小板。

随访时间：出院 45 天复查 TEE 进行首次随访，6 个月后再次复查 TEE 随访，根据医嘱长期服用阿司匹林。

视频 43.1，43.2 CT 三维重建

视频 43.3，43.4 ICE 导管送入左房

视频 43.5 DSA 造影

视频 43.6，43.7 术中展开影像

视频 43.8 位置合适

视频 43.9 牵拉稳定

视频 43.10 无残余分流

【讨论】

手术难点与要点

1. ICE 过房间隔：导丝指引下穿过房间隔。

2. 心耳内梳状肌发达，可用空间少，需要注意选伞型号。

3. 如何用 ICE 来验证 PASS 原则：LSPV 切面、左房中部切面、二尖瓣切面。

44

多种影像指导下低位、早分叶左心耳封堵手术一例

泰州市人民医院心内科

术者：阮中宝　陈各才　金凯

【病例介绍】

患者，男性，55岁，体重60 kg。入院查体：生化正常，血脂正常，尿酸562 μmol/L，其余正常，凝血INR 1.02，PT 12.5 s，APTT 35.1 s，TT 106.7 s，Fbg 2.49 g/L，D-dimer 630 μg/L。入院诊断：持续性房颤，心功能Ⅲ级。合并症：高血压病3级、扩张型心肌病。

经食管超声测量结果：由于双分叶，小角度2叶重叠，所测开口直径为其中1叶（视频44.1~44.5，表44.1）。经胸心脏彩超：LAD 47 mm，LVDd 68 mm，LVEF 34%，扩张型心肌病复查，二尖瓣轻度反流，主动脉瓣退变伴轻度反流（图44.1）。CT三维重建：A位下可见左心耳开口低于左上肺静脉口；RAO 16° / CAUD 28° 展开最充分；开口长径27 mm，短径26 mm，深度26 mm；工作角度测量开口24 mm，深度25 mm（图44.2）。胸部X线片：双下肺纹理增多、增粗，心影增大（图44.3）。

表44.1　经食管超声测量结果

心耳血流速度	32.2 cm/s	
左心耳测量数据	开口直径（mm）	深度（mm）
0°	16	20
45°	17	19
90°	20	21
135°	23	25

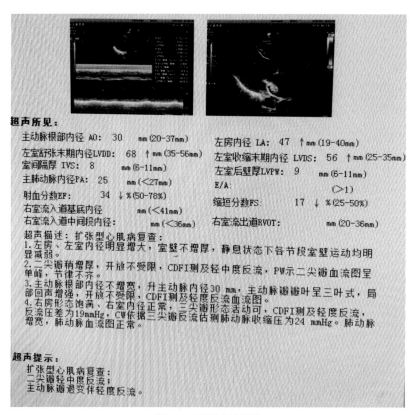

图 44.1　经胸心脏彩超

超声所见：

主动脉根部内径 AO:　30　mm (20-37mm)　　左房内径 LA:　47　↑mm (19-40mm)

左室舒张末期内径LVDD:　68　↑mm (35-56mm)　　左室收缩末期内径 LVDS:　56　↑mm (25-35mm)

室间隔厚 IVS:　8　mm (6-11mm)　　左室后壁厚LVPW:　9　mm (6-11mm)

主肺动脉内径PA:　25　mm (<27mm)　　E/A:　(>1)

射血分数EF:　34　↓%(50-78%)　　缩短分数FS:　17　↓%(25-50%)

右室流入道基底内径　　mm (<41mm)

右室流入道中间段内径　　mm (<36mm)　　右室流出道RVOT:　mm (20-36mm)

超声描述：扩张型心肌病复查：

1.左房、左室内径明显增大，室壁不增厚，静息状态下各节段室壁运动均明显减弱。

2.二尖瓣稍增厚，开放不受限，CDFI测及轻中度反流，PW示二尖瓣血流图呈单峰，节律不齐。

3.主动脉根部内径不增宽，升主动脉内径30 mm，主动脉瓣瓣叶呈三叶式，局部回声增强，开放不受限，CDFI测及轻度反流血流图。

4.右房形态饱满、右室内径正常，三尖瓣形态活动可，CDFI测及轻度反流，反流压差为19mmHg，CW依据三尖瓣反流估测肺动脉收缩压为24 mmHg。肺动脉增宽，肺动脉血流图正常。

超声提示：

扩张型心肌病复查：

二尖瓣轻中度反流；

主动脉瓣退变伴轻度反流。

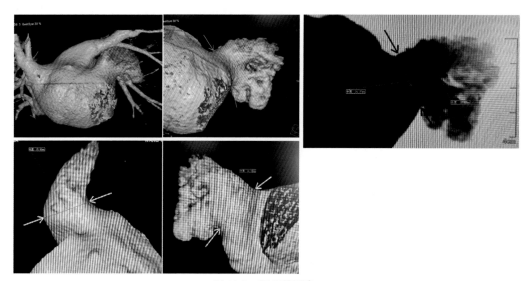

图 44.2　CT 三维重建

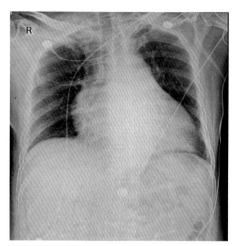

图 44.3　胸部 X 线片

视频 44.1~44.4　经食管超声影像

视频 44.5　经食管测量结果

【拟定手术策略】

1. 单纯左心耳封堵。
2. 麻醉方式　镇静。
3. 手术方式　简化式。

【手术过程】

1. 房间隔穿刺方法

TEE 引导，使用穿刺内芯辅助（视频 44.6，44.7）。

2. 封堵过程（视频 44.8）

心耳形态分类：早分叶、双分叶的低位心耳；工作位 DSA 图像；压缩比及残余漏
（见表 44.2）。

表 44.2　压缩比及残余漏

	0°	45°	90°	135°
残余漏大小（mm）	0	0	0	0
封堵器直径（mm）	24	22	23	22
压缩比	20%	23%	23%	27%

3. 封堵伞释放前评估（视频 44.9~44.11）

4. 释放后影像（视频 44.12）

5. 并发症

无并发症。

术中 2 次发现鞘管气泡，及时回抽，重新冲洗排气：

（1）第一次在回撤猪尾导管后计划造影观察鞘管位置时，发现气泡造影剂前有气泡，立即回抽造影剂，注射器重新排气，再次推送造影剂无气泡。可能原因：回撤猪尾导管速度过快，鞘管内负压导致气体进入鞘管。

（2）第二次在封堵器冲洗后进入导引系统时，发现封堵器 5 m 软端内有气泡，及时回撤封堵器，重新冲洗封堵器，反复排气。可能原因：进鞘管时衔接不当，导致小气泡残留。

6. 术后用药情况及随访

（1）术后用药方案：抗心衰治疗金四角；抗凝给予利伐沙班 15 mg，1 天 1 次，服用 2 个月。

（2）出院前复查经胸心脏超声，结果良好。

视频 44.6，44.7　房间隔穿刺

视频 44.8　封堵过程

视频 44.9~44.11　封堵伞释放前评估

视频 44.12　释放后影像

【讨论】

1. 手术难点与要点

低位心耳，对于穿刺要求高；早分叶的心耳，上下两叶的有效空间有限，选择小伞容易挤压进分叶中，造成很大残余漏，选择打伞深度不够，影响封堵器的成型。

2. 不足之处

由于心脏转位，左心耳也有一定的转位，经食管超声在评估 PASS 原则时很难提供正切位的图像，封堵器始终有一定的翻转，增加了评估难度。

3. 改进方法

可能由复杂心耳评估经验丰富的医生操作可以提高图像质量，或者采用腔内超声尝试评估。

4. 并发症的总结

回撤猪尾导管的速度不能过快，需要缓慢回撤；冲洗完封堵器后，50 mL 螺口注射器保留满管生理盐水，封堵器边推水边递送进入鞘管。WATCHMAN 左心耳封堵器是预装一体化，无须手动安装，减少了术中气栓的风险。

5.病例总结

该病例回顾发现，虽然是双分叶，上叶深度深，但实际可用空间很小，最终封堵时，封堵器在两分叶的公干部分展开，实际上是一个低位的浅心耳。对于低位浅心耳成功封堵的关键在于穿刺位置和轴向，这一例手术最终 WATCHMAN 封堵器的压缩比为 20%~23%，无明显残余分流，露肩不超过 1/3，牵拉稳定，符合 PASS 原则。

TAVR 合并房颤：象鼻样反鸡翅型心耳一例

珠海市人民医院心内科

术者：姜小飞

【病例介绍】

患者，男性，72 岁，体重 53 kg，既往主动脉瓣重度狭窄，曾行 TAVR 术。

主要实验室检验结果

生化：总蛋白 60.0 g/L 偏低，白蛋白 38.1 g/L 偏低，乳酸脱氢酶 253 U/L 偏高，其他肝肾功能、离子等生化指标未见异常。血脂：甘油三酯 0.67 mmol/L，总胆固醇 3.28 mmol/L，高密度脂蛋白 1.14 mmol/L、偏高，低密度脂蛋白 1.85 mmol/L。血常规：淋巴细胞百分比 18.6%、偏低，血小板体积分布宽度 13.30%、偏低，凝血：PT15.8、偏高，INR 1.37、偏高，APTT 43.9、偏高，血浆纤维蛋白原 1.49、偏低。经食管超声：TAVR 瓣膜工作状态良好，无明显瓣周漏及压力阶差（视频 45.1、45.2，图 45.1）。经胸心脏彩超（图 45.2）：左房前后径 40 mm，左房上下径 52 mm，左房左右径 53 mm、右房上下径 44 mm，右房左右径 54 mm，左室舒张末内径 43 mm，射血分数 65%；TAVR 术后，主动脉人工瓣功能良好、二尖瓣轻度反流、三尖瓣中度反流、肺动脉中度高压，心包未见异常。

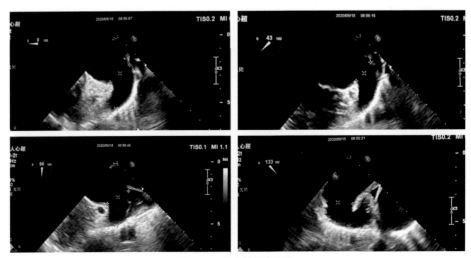

图 45.1　经食管超声图像

表 45.1　经食管超声数据

左心耳测量数据	开口直径（mm）	深度（mm）
0°	20	25
45°	17	26
90°	21	23
135°	22	20

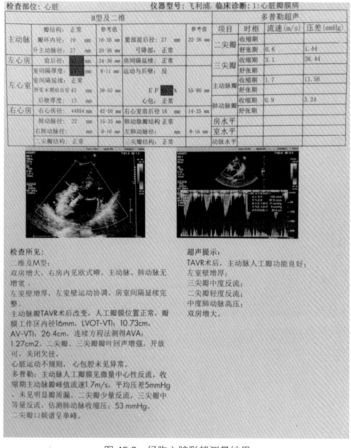

图 45.2　经胸心脏彩超测量结果

【拟定手术策略】

1. 一站式或其他联合术式　房颤冷冻消融＋LAAC。
2. 麻醉方式　全身麻醉。
3. 手术方式　标准式。
4. 房间隔穿刺方式　冠状静脉窦电极引导。

【手术过程】

1. 心耳形态分类

短颈、反鸡翅型心耳（视频 45.3，图 45.3）。

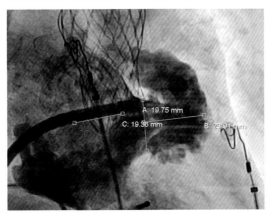

图 45.3 肝位测量（RAO30° / CAUD20°），开口 20 mm，深度 24 mm，结合术前 TEE 测量数据，提示该心耳为类圆形开口，开口 +4~6 mm，决定选用 WATCHMAN 27 mm 封堵器

2. 封堵过程

肝位造影（RAO30° / CAUD20°），封堵器位置合适，形态良好，无残余分流，下缘些许露肩（视频 45.4）。

3. Anchor 锚定

牵拉稳定，封堵器自动复位，与心耳无相对位移（视频 45.5）。

4. 封堵伞释放前评估（TEE）

TEE 下各角度位置合适，无残余分流，瓣膜、冠脉血管无影响，无心包积液（视频 45.6~45.9，图 45.4）。压缩比及残余漏数据见表 45.2。

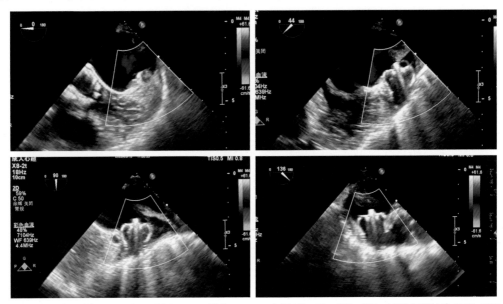

图 45.4 Size（尺寸）：WATCHMAN 27 mm，露肩 4 mm，小于 1/3；0°、45°、90°、135° 压缩比为 17%~26%

表 45.2　压缩比及残余漏

角度	0°	45°	90°	135°
残余漏大小	无	无	无	无
封堵器直径	20.1 mm	20.5 mm	22.3 mm	21.0 mm
压缩比	25.6%	24%	17.4%	22.2%

5. 释放后影像（视频 45.10，45.11）

6. 再次评估心包积液（视频 45.12）

7. 术后用药及随访

术后 4 h 常规再次 TTE 检查，如无心包积液等异常后，予以低分子肝素（剂量根据千克）皮下注射，24 h 后予利伐沙班 20 mg，1 天 1 次，口服。

45 天、3 个月、6 个月随访复查 TTE、TEE/CTA，根据复查结果以及临床情况，个体化调整术后抗凝方案，如无异常，NOAC3 个月后，改为双抗至半年，之后根据有无合并 ASCVD 决定是否长期单抗治疗。

视频 45.1，45.2　经食管超声

视频 45.3　肝位造影（RAO30° / CAUD20°），左心耳解剖为反鸡翅型心耳，心耳颈部较短，房间隔穿刺位点偏下，鞘管轴向偏高

视频 45.4　一次展开

视频 45.5　X 线下牵拉

视频 45.6~45.9　Position 位置及 Seal 彩流

视频 45.10　释放后动作电影图像

视频 45.11　释放后 TEE 三维影像

视频 45.12　心包积液图像

【总结】

1. 病例总结

本例左心耳解剖特点为反鸡翅型心耳，颈部较短，在口部即开始折返，房间隔穿刺位点偏上，鞘管轴向偏高。

2. 难点 1 及应对策略

房间隔穿刺位点偏上，鞘管轴向偏高，没有完美适应心耳轴向。

应对：展开过程中顺势而为，尽量将猪尾送入远端分叶处，借用反鸡翅翅根部的深度。

3. 难点 2 及应对策略

反鸡翅折角较大，本身会给封堵器一个向下的压力，产生相互作用力增加下缘露肩。

应对：封堵器远端缓慢展开，上缘先固定在远端，封堵器下缘顺势滑落展开，展开过程中封堵器会顺应心耳轴向展开，最后达到理想封堵效果。

【讨论】

1. 对于主动脉瓣狭窄 / 反流的患者，若行机械瓣置换术则需要终生抗凝，现以TAVR 替代治疗可摆脱终生抗凝的困扰。而同时合并房颤的患者，若进行抗凝治疗反而减弱 TAVR 的优势，所以我们选择冷冻消融＋ LAAC 一站式治疗。

2. 手术过程中要结合术前各检查影像，术中仔细分析、观察 X 线下左心耳造影结果，获取准确的左心耳解剖特征，有利于封堵器类型和大小尺寸的选择以及制定手术策略。

3. 房间隔穿刺点的选择很关键，尤其对于反鸡翅型心耳，穿刺位点有别于常规靠下靠后穿刺，应靠下靠前穿刺，以顺应心耳轴向。

4. 在封堵器释放过程中，注意掌握释放技巧，封堵器远端缓慢展开，上缘先固定在远端，封堵器下缘顺势滑落展开，展开过程中封堵器会顺应心耳轴向展开，展开瞬间再加大鞘管逆时针张力以减小下缘露肩。

不足之处：该病例穿刺位点偏上导致鞘管轴向偏高，封堵器展开过程中由于钢缆有个向上"钓鱼式"的张力而轻微露肩。

优化抗栓策略：冠心病合并房颤行左心耳封堵

上海交通大学医学院附属第九人民医院

术者：张俊峰　何清

【病例介绍】

患者，男性，54 岁，体重 70 kg；活动后气促 5 个月，加重 2 个多月，阵发性胸痛 3 个月。入院查体：血压 142/94 mmHg，心率 120 次 / 分，心律不齐，未闻及杂音，双肺呼吸音粗，未闻及啰音，腹部（—），双下肢无水肿。高血压病史 4~5 年，发现持续性房颤 6 个月。无糖尿病、脑卒中病史，无烟酒等不良嗜好。

主要实验室检验结果

经胸心脏超声　左心室收缩末期 43 mm ↑，左心室舒张期末期 63 mm ↑，左心房 55 mm ↑；右房略大，中度二尖瓣反流，轻度主动脉瓣反流；LVEF 58%，肺动脉收缩压 37 mmHg（<40 mmHg）。冠脉造影见视频 46.1，46.2。

左房 CT 见图 46.1。

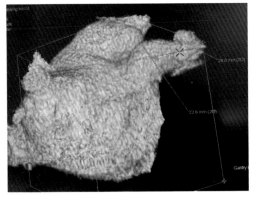

RAO30° / CRA20°

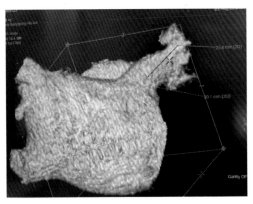

RAO30° / CAU20°

图 46.1　左房 CT

【手术过程】

1. 左心耳造影（视频 46.3，图 46.2）

2. 初次展开

初次展开选择外口进行封堵，再展开时封堵器下缘没有得到有效的束缚，展开后的瞬间，梳状肌将封堵器弹出心耳（图 46.3，视频 46.1~46.6）。

3. 第二次展开

第二次展开选择内口进行封堵，再展开时封堵器头端得到有效的束缚，并且展开瞬间顶住鞘管缓慢展开，完成封堵（视频 46.7）。

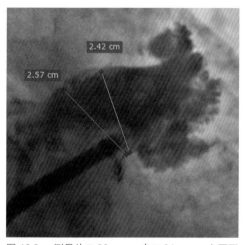

图 46.2 测量外口 26 mm，内口 24 mm，心耳下缘梳状肌较发达，选择 30 mm 封堵器进行封堵

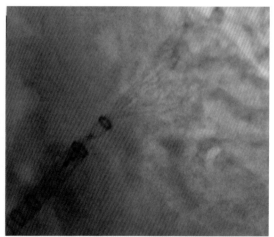

图 46.3 初次展开

4. PASS 原则（视频 46.8~46.11，图 46.4）。

5. 术后用药情况及随访

（1）术后即刻 TEE 和 6 小时常规复查 TTE，均无心包积液，给予低分子肝素（剂量根据体重）皮下注射，24 小时后给予泰毕全（110 mg，1 天 2 次）+ 阿司匹林 + 波立维。

（2）拟术后随访，PCI 术后 1 个月停阿司匹林，加泰毕全（110 mg，1 天 2 次）+ 波立维。

（3）45 天、3 个月、6 个月随访复查 TTE、TEE/CTA，根据复查结果以及临床情况，个体化调整术后抗凝方案。如无异常，NOAC 45 天后，改为双抗至 1 年，之后根据复查冠脉造影情况决定是否长期单抗治疗。

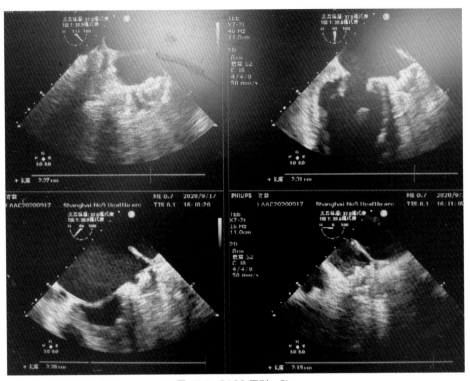

图 46.4　PASS 原则—Size

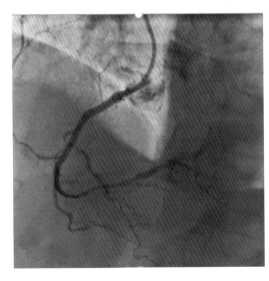

图 46.5　最后结果：经旋磨后近中段植入 2 枚支架，术后采取三联方式治疗（阿司匹林 + 氯吡格雷 + 利伐沙班）

视频 46.1，46.2　冠脉造影　　　　　　视频 46.3　左心耳造影

视频 46.4　初次展开　　　　　　　　　视频 46.5　全回收

视频 46.6　难回收时，采用冷盐水辅助回收　　视频 46.7　第二次展开

视频 46.8　PASS 原则—Position　　　　视频 46.9　PASS 原则—Anchor

视频 46.10　PASS 原则—Seal　　　　　视频 46.11　释放

冠心病合并房颤、多次脑梗死

——上下缘不对称左心耳封堵一例

天津医科大学总医院心内科

术者：蔡衡

【病例介绍】

患者，男性，73岁，因"间断心悸9个月"入院。诊断：阵发性房颤，于2020年3月行RFCA治疗，术后维持窦性心律。既往史：冠心病，陈旧性心肌梗死，行PCI治疗术后12年；高血压病病史20年；脑梗死2次（2000年，2008年）；胆囊结石胆囊切除术后30年。有吸烟、饮酒史。

入院诊断：①心律失常，阵发性房颤，RFCA术后；②冠状动脉粥样硬化性心脏病，陈旧性心肌梗死，冠脉支架植入术后，心功能Ⅰ级（NYHA）；③高血压病3级（极高危）；④陈旧性脑梗死；⑤胆囊切除术后。

主要实验室检查结果（图47.1~47.5，表47.1）

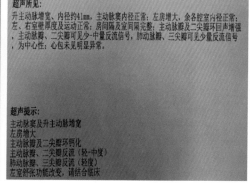

图 47.1　经胸心脏彩超

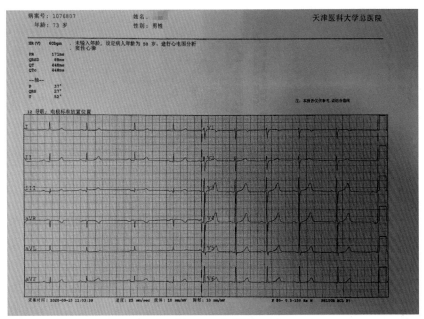

图 47.2　心电图

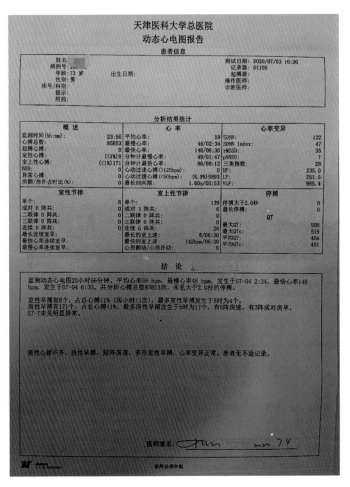

图 47.3　动态心电图

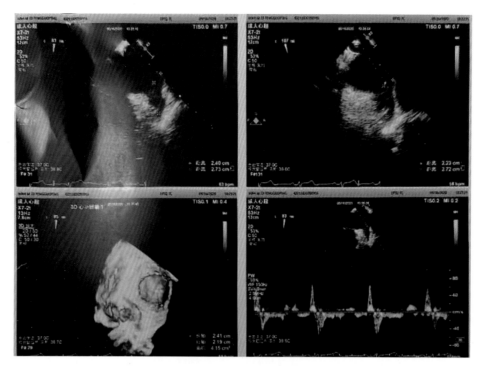

图 47.4　经食管超声图像

超声所见：

左心耳呈菜花状，开口大小约24mm×22mm，深度27mm，血流速度正常；左房及左心耳内未见血栓回声，房间隔可见一裂隙样结构，宽约2mm，并可见连续左向右分流。

超声提示：

卵圆孔未闭
左房及左心耳内未见血栓

图 47.5　经食管超声数据

表 47.1　经食管超声数据

左心耳测量数据	开口直径（cm）	深度（cm）
0°		
45°	2.20	2.84
90°	2.42	2.75
135°	2.37	2.78

【拟定手术策略】

1. 麻醉方式　局部麻醉。

2. 手术方式　标准式。

3. 一站式或其他联合术式　RFCA 术后，单纯封堵。

4. 拟选封堵器类型及型号　选用 27 mm WATCHMAN 封堵器封堵。

【手术过程】

1. 左心耳形态（视频 47.1）

2. 房间隔穿刺方法

DSA 引导（视频 47.2）。

3. 鞘管定位 mark 环对齐

猪尾导管引导下 27mark 环对齐心耳口部线（视频 47.3，47.4）。

4. 展开后造影

封堵器展开，形态良好，TEE 显示下缘露肩 6~9 mm（视频 47.5~47.9）。

5. 微回收调整依旧露肩较大（视频 47.10，47.11）

6. 全回收调整，猪尾重新定位

全回收封堵器，走上叶重新定位，猪尾回撤，大鞘掉到上下叶中间，可用深度不太够（视频 47.12，47.13）。

7. 反复调整，鞘管到达上叶，封堵器展开（视频 47.14，47.15）。

8. 展开后位置微调

造影显示下缘略有残余分流，微回收向外调整（视频 47.16，47.17）。

9. DSA 即刻效果

肝位造影封堵完全，位置良好（视频 47.18）。

10. TEE 各角度确认位置良好，无残余分流（视频 47.19~47.21）。

11. TEE 及 DSA 牵拉稳定

牵拉稳定（视频 47.22，47.23）。

12. TEE 各角度压缩比 18%~25%（图 47.6）。

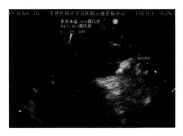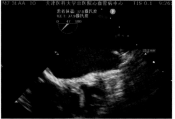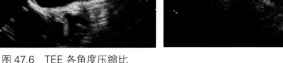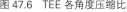

图 47.6　TEE 各角度压缩比

13. 符合 PASS 原则，释放封堵器（视频 47.24~47.26）。

视频 47.1　左心耳形态

视频 47.2　DSA 引导

视频 47.3，47.4　mark 环对齐

视频 47.5~47.9　展开后造影

视频 47.10，47.11　微回收调整

视频 47.12，47.13　全回收调整，猪尾重新定位

视频 47.14，47.15　封堵器展开

视频 47.16，47.17　微调位置

视频 47.18　DSA 即刻效果

视频 47.19~47.21　TEE 各角度位置

视频 47.22，47.23　TEE/DSA 牵拉稳定

视频 47.24~47.26　释放封堵器

【讨论】

1. 该患者 CHA2DS2-VASc 5 分，HAS-BLED 4 分，属于左心耳封堵的强适应证患者。

2. 左心耳为菜花型，上下缘不对称，心耳开口 23 mm 左右，选择 27 mm WATCHMAN 左心耳封堵器。

3. 首次封堵决定封堵外口，封住上缘残腔，由于心耳相对较浅，按外口封堵线展开封堵器，下缘露肩偏多，全回收调整，通过体外、体内二次借深度，最终平口完美封堵内口。

Lambre 左心耳封堵密封盘的调整一例

西部战区总医院

术者：李德　王珍

【病例介绍】

患者男性，68 岁，体重 65 kg，因"1 年前出现心悸，体检发现房颤"于我院就诊。心电图显示为房颤（图 48.1）。既往高血压病史 1 年多，脑梗死病史；1 年前行"前列腺增生"手术；长期饮酒。CHA2DS2-VASc 评分为 5 分，HAS-BLED 评分为 4 分。

术前经胸心脏超声显示，左房前后径 46 mm，左室舒张末期内径 46 mm，左室收缩末期内径 32 mm，升主动脉稍增宽，二尖瓣轻度反流，三尖瓣轻一重度反流，心功能情况：LVEF 58%（图 48.2）。术前经食管超声显示，左房和左心耳内未见明显血栓；心耳测量：最大开口直径为 24 mm，最大深度为 31 mm（图 48.3）。

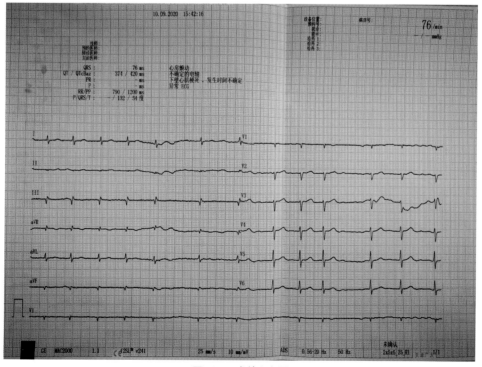

图 48.1　术前心电图

超声图像:

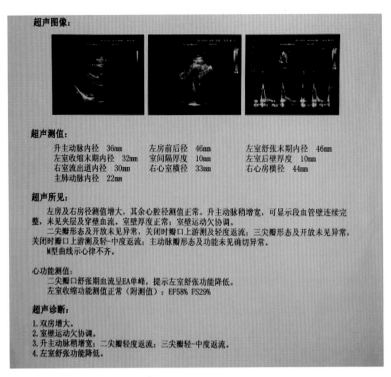

超声测值:

升主动脉内径　36mm	左房前后径　46mm	左室舒末期内径　46mm
左室收缩末期内径　32mm	室间隔厚度　10mm	左室后壁厚度　10mm
右室流出道内径　30mm	右心室横径　33mm	右心房横径　44mm
主肺动脉内径　22mm		

超声所见:

左房及右房径测值增大,其余心腔径测值正常。升主动脉稍增宽,可显示段血管壁连续完整,未见夹层及穿壁血流。室壁厚度正常;室壁运动欠协调。

二尖瓣形态及开放未见异常,关闭时瓣口上游测及轻度返流;三尖瓣形态及开放未见异常,关闭时瓣口上游测及轻-中度返流;主动脉瓣形态及功能未见确切异常。

M型曲线示心律不齐。

心功能测值:

二尖瓣口舒张期血流呈EA单峰,提示左室舒张功能降低。

左室收缩功能测值正常(附测值):EF58% FS29%

超声诊断:

1. 双房增大。
2. 室壁运动欠协调。
3. 升主动脉稍增宽;二尖瓣轻度返流;三尖瓣轻-中度返流。
4. 左室舒张功能降低。

图48.2　经胸心脏超声检查结果

超声图像:

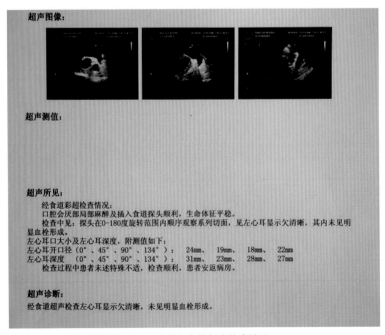

超声测值:

超声所见:

经食道彩超检查情况:

口腔会厌部局部麻醉及插入食道探头顺利,生命体征平稳。

检查中见:探头在0-180度旋转范围内顺序观察系列切面,见左心耳显示欠清晰,其内未见明显血栓形成。

左心耳口大小及左心耳深度,附测值如下:

左心耳开口径(0°、45°、90°、134°):　24mm、 19mm、 18mm、 22mm

左心耳深度 (0°、45°、90°、134°):　31mm、 23mm、 28mm、 27mm

检查过程中患者未述特殊不适,检查顺利,患者安返病房。

超声诊断:

经食道超声检查左心耳显示欠清晰,未见明显血栓形成。

图48.3　术前经食管超声检查结果

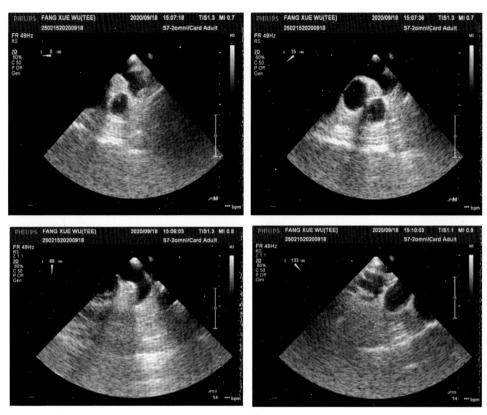

图 48.3（续）

【拟定手术策略】

1. 麻醉方式　全身麻醉。
2. 入路　右股静脉入路。
3. 选择器械　Lambre 左心耳封堵器。
4. 所选器械型号　2228。

【手术过程】

手术在全麻及经食管超声的指导下进行。常规穿刺股静脉，将钢丝放入上腔静脉。超声下，采用穿刺针于房间隔后下位置进行穿刺（图 48.4）。

穿刺成功后，将导丝置于左上肺静脉，交换加硬导丝。沿加硬导丝置入 Lambre 鞘管，对左心耳进行造影（图 48.5）。

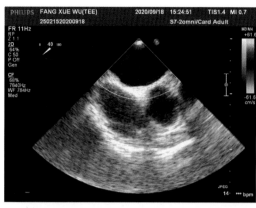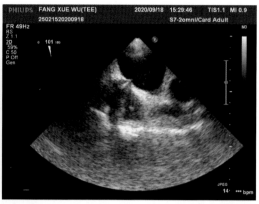

图 48.4　房间隔穿刺

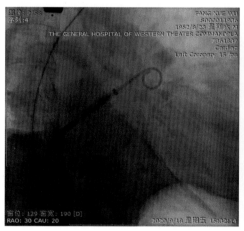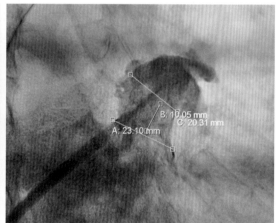

图 48.5　左心耳造影和测量

　　造影显示，左心耳整体呈鸡翅型，远端存在较小的长分叶，测量锚定区为 20 mm，密封区为 23 mm，按照固定盘直径加 2~6 mm 的原则，根据心耳的形态以及分叶情况，选择 Lambre 封堵器 2228 进行封堵。伞器展开情况良好，但超声和造影显示，部分封堵盘超出肺静脉脊部，且有一定程度的翘边（图 48.6）。

　　伞器的调整：用钢缆刚好轻轻推动密封盘，并顺钟向旋转鞘管，密封盘展开后置于脊部内侧（图 48.7），超声下观察对肺静脉和二尖瓣无明显影响（图 48.8）。

　　封堵伞释放：通过牵拉测试（图 48.9），判断封堵伞的稳定性正常。确认符合 COST 原则后释放。释放后，再次通过经食管超声判断封堵伞的位置以及有无残余分流（图 48.10），并详细观察有无心包积液（图 48.11）。

　　术后管理：患者麻醉清醒顺利，转入 CCU 观察 4 小时后，复查经胸超声，确认无心包积液，伞器位置正常后，转入病房。常规使用 NOAC 进行抗凝治疗。

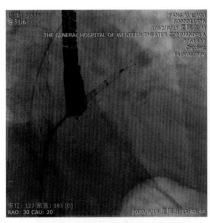

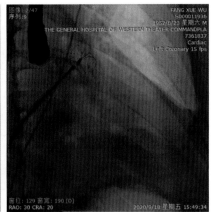

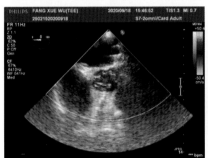

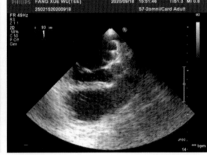

图 48.6　第一次展开后造影和超声检查

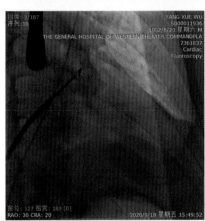

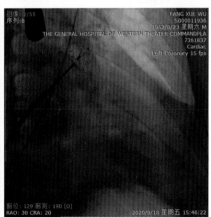

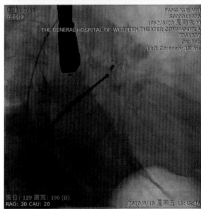

图 48.7　封堵器的调整，造影观察

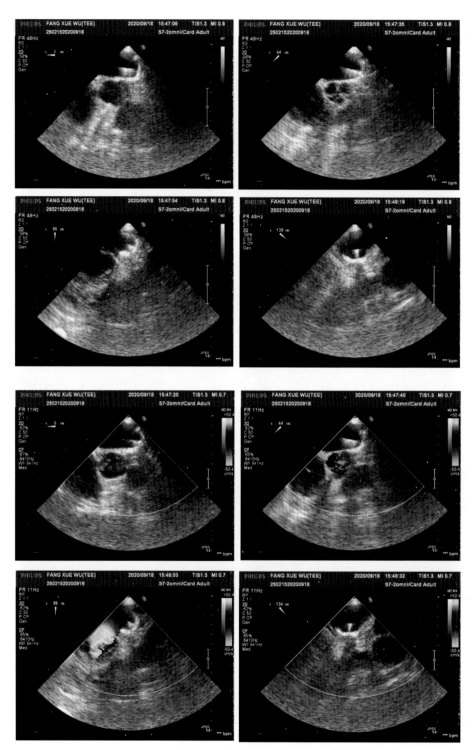

图 48.8　调整后的经食管超声以及血流图像

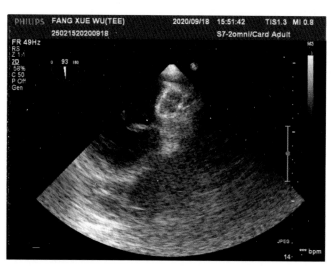

图 48.9　牵拉测试

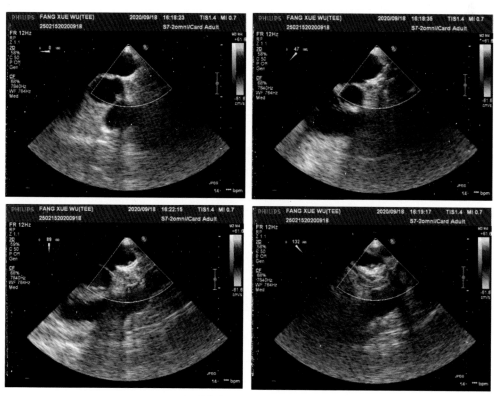

图 48.10　封堵伞释放后经食管超声检查结果

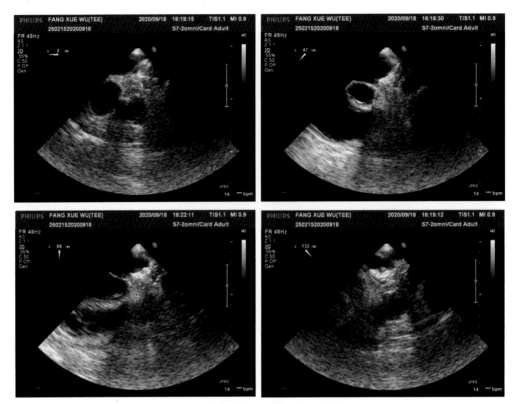

图 48.10（续）

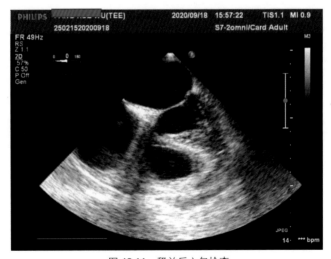

图 48.11 释放后心包检查

【讨论】

手术难点与亮点

Lambre 作为盘式封堵器，与塞式封堵器相比，可以适应更多的心耳类型，例如浅心耳以及大开口心耳等类型，对心耳深度的要求不高，易于操作；但因其有较大的密封盘，可能会对周围的结构，例如二尖瓣、肺静脉有影响。同时，如果放置位置不佳，例如本例患者，可能产生翘边现象，存在一定的远期血栓形成、内皮化速度慢的风险，因此，需要术中密切关注，并予以调整。

通常的调整方式一般为伞器全回收后，选择其他轴向、更换放置策略或者更换其他型号的封堵器。但是伞器的回收存在损伤心耳的可能，发生心脏压塞的案例临床上较为常见。因此，如何进行较小幅度的调整，最大限度地保证手术安全性变得越来越重要。

本案例中，第一次展开后，封堵伞的密封盘伸入肺静脉内，存在术后内皮化速度慢以及血栓形成的可能性。常规的做法一般为将伞器完全回收，更换较小尺寸的封堵伞，或者选择其他封堵策略，例如在心耳较深处展开。这些操作方式均可能产生损伤心耳的可能，且需要一定的操作经验。本例的创新操作是使用钢缆，将密封盘轻轻向内推动，并顺时针转动鞘管，将密封盘置于心耳内部，避免了伞器回收对心耳的损伤。

同时，因 Lambre 封堵器采用了氮化钛涂层及其他特殊的工艺，外盘较 ACP 封堵器更为柔软，尽管密封盘置于心耳内部，对心耳的损伤仍大大降低，目前该器械已经应用了数年时间，尚未见心耳损伤的报道。

ICE 指导下零射线左心耳封堵一例

宁波市第一医院心律失常诊疗中心

术者：储慧民　何斌

【病例介绍】

患者，女性，69 岁。因"发作心悸 10 个月，加重 3 个多月"入院。入院查体：体温 37.0℃，脉搏 80 次 / 分，呼吸 18 次 / 分，血压 113/72 mmHg。神志清，精神可，口唇无紫绀，颈静脉无怒张，肝颈静脉反流征阴性。双肺呼吸音清，未闻及干湿性啰音。心前区无隆起，未触及震颤，叩诊心浊音界无明显扩大，心率 94 次 / 分，心律绝对不齐，心音强弱不等，未闻及病理性杂音，腹部平坦，腹肌无紧张，无压痛、反跳痛，肝脾肋下未触及，双下肢无浮肿。神经系统查体未发现阳性体征。入院诊断：阵发性心房颤动，心功能 II 级（NYHA）。合并症情况：脑梗死；冠状动脉粥样硬化性心脏病；慢性支气管炎伴肺气肿；高血压病 I 级（极高危）。

主要实验室检验结果

aTNT：0.26 ng/mL，NT-proBNP：1932 pg/mL，eGFR：60 mL/（min·mm^2），KAP 轻链 5.12; 风湿全套：抗核抗体 1∶100，抗 Jo 抗体阳性，电解质正常范围。心电图：窦性心律，左心室高电压，ST 段变化，QT 间期延长，U 波变化。心率 81 次 / 分，PR 间期 156 ms，QRS 间期 90 ms，QT/QTc=402/466 ms（图 49.1）。

经胸超声心动图　①左心、右房增大，左室壁整体收缩活动减弱（LVEF 42%），舒张功能限制性异常。心肌回声呈毛玻璃样改变，各瓣膜增厚；心肌淀粉样变性待排，建议进一步检查。②二尖瓣瓣尖稍错位伴中重度反流。③三尖瓣轻中度反流，中度肺动脉高压。④心包腔少量积液。

头颅 MRI+ 弥散功能成像　①考虑脑桥及左侧小脑半球陈旧性梗死灶，请结合临床及复查；②双侧基底节区多发腔隙灶；③轻度老年性脑改变、脑白质变性。

经食管心脏彩超　二维 + 三维探查：①左心耳内未见血栓形成。②心房壁增厚，心内膜回声增强，伴形变减低。③各瓣膜增厚，二尖瓣稍错位伴中重度反流，三尖瓣轻中度反流。④左心耳大小：0°：心耳口 22 mm，深 24 mm，锚定区 19 mm；45°：心耳口 19 mm，深 22 mm，锚定区 17 mm；90°：心耳口 23 mm，深 25mm，锚定区

21 mm。135°：心耳口 23 mm，深 24 mm，锚定区 23 mm。 三维超声示左心耳基本可分为一大叶，心耳口大小 23 mm × 19 mm，面积 3.1 cm^2。PW：心耳口血流排空速度 0.18 m/s（图 49.2）。

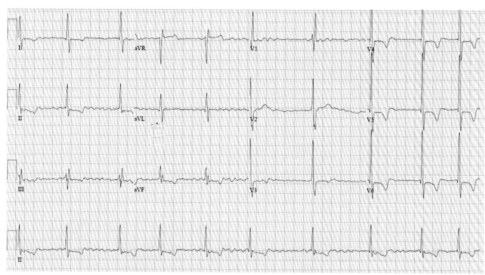

图 49.1　术前心电图提示心房颤动

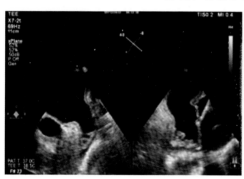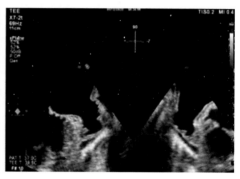

经食管二维 + 三维探查：
1. 食管探头插入顺利。
2. 左、右心房壁及房间隔增厚，以左房壁为著，厚约 3 mm，心内膜回声增强，左房壁形变显著减低。各心腔内未见异常回声。
3. 左心耳大小：0°：心耳口 22 mm，深 24 mm；锚定区 19 mm。
　　　　　　45°：心耳口 19 mm，深 22 mm；锚定区 17 mm。
　　　　　　90°：心耳口 23 mm，深 25 mm；锚定区 21 mm。
　　　　　　135°：心耳口 23 mm，深 24 mm；锚定区 23 mm。
　　三维超声示左心耳基本可分为一大叶，心耳口大小 23 mm × 19 mm，面积 3.1 cm^2。左心耳内未见血栓形成。PW：心耳口血流排空速度 0.18 m/s。
4. 各瓣膜增厚，开放正常，关闭时二尖瓣稍错位，CDFI：主动脉瓣未见明显反流，二尖瓣中重度反流，三尖瓣轻中度反流。

超声提示（仅供临床参考）：
二维 + 三维探查：
　　左心耳内未见血栓形成。
　　心房壁增厚、心内膜回声增强，伴形变减低。
　　各瓣膜增厚。
　　二尖瓣稍错位伴中重度反流，三尖瓣轻中度反流。

图 49.2　术前经食管心脏彩超

【拟定手术策略】

1. 麻醉方式　局部麻醉。
2. 入路　右股静脉入路。
3. 左心耳封堵策略　ICE 指导下零射线左心耳封堵术。
4. 所选瓣膜类型　Lambre 左心耳封堵器。
5. 瓣膜型号　24/30 mm 封堵。

【手术过程】

1. ICE 指导下左心房三维建模

ICE 导管在 RA 内，自基准位（home view）顺钟向转动导管，可打 P 弯使探头晶体扫描方向朝向左房，观察房间隔、左房体部、左心耳、肺静脉等结构，使用 Soundstar 超声导管（Biosense Webster 公司，美国），可在 Carto 3 三维电解剖标测系统中，描记构建左房、左心耳、左侧肺静脉以及右侧肺静脉的三维模型（图 49.3）。

2. 零射线房间隔穿刺

在 ICE 指导下，精准地选择房间隔穿刺位点并全程实时监测穿刺过程。首先，ICE 导管置于 RA 内，自 home view 打 P 弯并加 R 弯，暴露 RA 上端及上腔静脉（SVC）。长导丝送入 SVC（图 49.4A）后，经导丝将 Swartz 鞘送入 SVC，然后送入房间隔穿刺针，下拉穿刺针和鞘，在卵圆窝切面出现"帐篷征"（tenting sign，图 49.4B），穿刺间隔，确认突破感后注入生理盐水见 LA 内显影，提示穿刺针在 LA 内。将导丝送入 LSPV

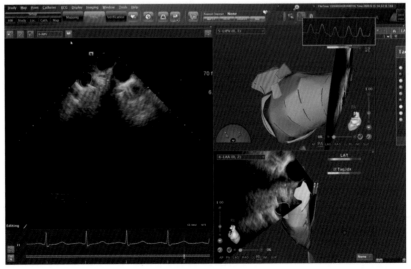

图 49.3　ICE 在 Carto 3 三维电解剖系统中，构建左房三维模型，注意重点标记房间隔及左心耳、肺静脉

（图 49.4C），后用 Swartz 鞘充分扩张穿刺点，并在心房模型中标记穿刺点位置（图 49.4D）。将 Swartz 鞘退至 RA，在三维电解剖系统中，同时在前后位（AP）及右侧位（RL）下，将 ICE 导管打 A 弯及 R 弯，沿穿间隔标记点位置送入 LA（图 49.4E、F）。

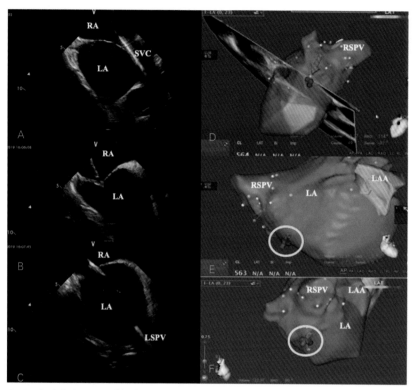

SVC：上腔静脉；RA：右心房；LA：左心房；LSPV：左上肺静脉；RSPV：右上肺静脉；
LAA：左心耳

图 49.4　ICE 指导下房间隔穿刺术

A. 导丝送入 SVC；B. ICE 指导房间隔穿刺时的 tenting 征；C. 穿刺针通过房间隔后将导丝送入 LSPV；D. 三维系统下用标记房间隔穿刺点；E、F. 不同投照位下将 ICE 导管由 RA 送入 LA

3. 封堵前利用"三轴六向法"扫描及测量 LAA

X 轴（左侧肺静脉），前后向：左侧肺静脉由后向前扫描 LAA。ICE 导管轻微打 P 弯 +L 弯，扇面朝向 LA 后壁左上方，送入 LSPV，测得 LAA 口部为 25.33 mm，着陆区直径 19.74 mm（图 49.5 上排所示）。

Y 轴（右侧肺静脉），左右向：右侧肺静脉（RPV）口部由右向左扫描 LAA。将 ICE 导管打 P 弯 +R 弯，在左房顶部近右侧肺静脉口部，ICE 扇面指向 LAA 及 LSPV 进行扫描和测量，测得 LAA 口部为 20.45 mm、着陆区直径 17.51 mm（图 49.5 中排所示）。

Z 轴（二尖瓣环），上下向：二尖瓣环（MA）口部由下向上扫描 LAA。将 ICE

导管送至近二尖瓣环附近，旋转导管并加 L 弯，扇面从下方指向 LAA 进行扫描和测量，测得 LAA 口部为 23.92 mm、着陆区直径 23.50 mm（图 49.5 下排所示）。

结合三个轴向的心耳口部及着陆区直径，选择 24/30 mm Lambre 封堵器。

4. ICE 指导左心耳封堵操作过程

ICE 导管置于 LSPV 内打 P 弯，扇面指向 LAA。交换加硬导丝并送至 LSPV 或 LA 内，经导丝更换封堵器输送鞘，送至 LSPV 附近，将猪尾导管送至 LAA 内，超声切面可见明显导管标记，据此定位着陆区及回旋支冠状动脉（LCX）位置。在猪尾导管指引下将输送鞘送进 LA。撤出猪尾导管，送固定盘至 LAA 着陆区。展开 Lambre 固定盘，最大受力部位应位于 LCX 内侧。随后继续展开封堵盘在 ICE 指导下行牵拉测试。

5. 封堵效果的再评估

封堵盘展开后，采取"三轴六向法"利用 ICE 从各角度对封堵效果进行评估，包括封堵器位置（最大受力部位与 LAA 口部及 LCX 的位置关系）、封堵严密性（采用 ICE 的多普勒血流探测封堵器心耳侧与 LA 之间是否存在分流）及稳定性（牵拉测试），如图 49.7 所示。同样采用"三轴六向法"对左心耳封堵器进行评估。在 X 轴及 Y 轴

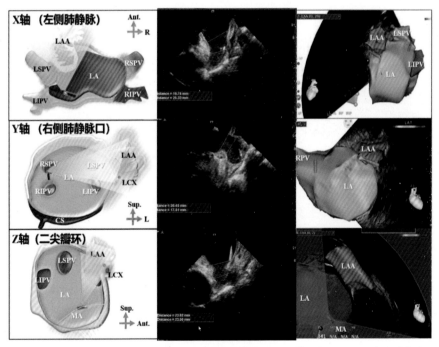

LAA：左心耳；LSPV：左上肺静脉；LIPV：左下肺静脉；LA：左心房；RSPV：右上肺静脉；RIPV：右下肺静脉；LCX：回旋支冠状动脉；Ant.=anterior，前侧；Sup.=superior，上方；R=right. 右侧；L=left. 左侧；MA：二尖瓣环；RPV：右肺静脉

图 49.5 "三轴六向法"评估左心耳尺寸

自上排至下排分别为从 X 轴、Y 轴及 Z 轴对心耳进行评估的示意图、超声影像及三维电解剖示意图。X 线的投射体位为 AP 位

下封堵满意，无残余分流，Z轴下可见2mm残余分流，释放封堵器落后残余分流消失，考虑封堵鞘牵拉所致。

6.封堵器释放及心包腔检查

在ICE超声影像实时监视下，松解输送钢缆，释放封堵器。随即建议多角度检查心包腔是否存在心包积液，以第一时间进行相应处理。

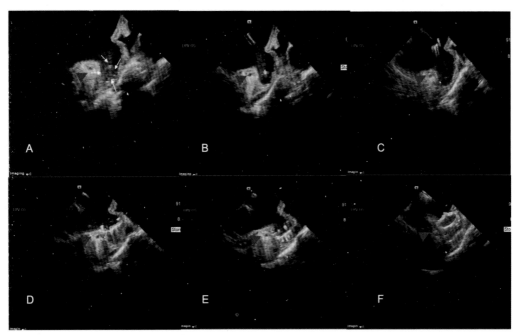

图49.6　ICE指导下的左心耳封堵过程

A.将猪尾导管送至LAA内（白色箭头），注意回旋支位置（黄色箭头）；B.确定输送鞘位于左心耳口部外；C.固定盘出鞘管，可见金属伪影；D.封堵盘半展开进入心耳口部；E.封堵鞘盘进入心耳深部，位于回旋支内侧；F.封堵盘展开

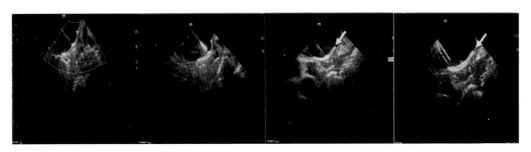

图49.7　封堵器展开后，同样采用"三轴六向法"对左心耳封堵器进行评估，X轴及Y轴下封堵满意，无残余分流，Z轴下可见2mm残余分流，释放封堵器落后残余分流消失，考虑封堵鞘牵拉所致

【讨论】

ICE 指导 LAAC 术的优势及局限性

心腔内超声心动图（intracardiac echocardiography, ICE）是目前临床心脏介入手术中最常用的影像学技术之一，在左心耳封堵（left atrial appendage closure, LAAC）手术中，ICE 以相较于经食管超声心动图（transesophageal echocardiography, TEE）更为灵活便捷的操作、更为丰富全面的观察角度、更为良好的耐受性及安全性、更低的 X 线暴露及造影剂用量，正逐步受到越来越多术者及患者的青睐。我们采用国内主流的 LOVE 术式（LAAC with zero fluoroscopy via ICE guidance，即心腔内超声指导下零射线左心耳封堵术），在局部麻醉下顺利完成左心耳封堵术一例。

1. LOVE 术式的优选适应人群

理论上，所有符合左心耳封堵手术指征[1,2]的患者，都可以在 ICE 指导下进行手术。但以下特殊人群（满足任意一条）应优先推荐使用 ICE 指导进行手术。

（1）不能耐受或不愿接受 TEE 检查的患者，或因合并食管病变（感染、溃疡、占位等）不适合进行 TEE 检查的患者。

（2）术者预判可能存在房间隔穿刺困难的患者（如右位心、脊柱畸形、心脏转位、术者 X 线下房间隔穿刺经验较少等）。

（3）合并肾功能不全，或对造影剂过敏者。

（4）因特殊体质或生理状态，不适合接受 X 线暴露者，或对 X 线照射存在过敏者。

（5）X 线下左心耳封堵效果无法准确判断者。

（6）房颤射频消融联合左心耳封堵一站式手术者。

（7）因特殊体质或病理状态，不能耐受全身麻醉者。

2. ICE 指导零射线 LAAC 存在显著的技术优势

首先，ICE 导管操作灵活，可在左房内通过"三轴六向法"从多角度、近距离评估左心耳，不遗留影像学"死角"。超声影像最大的优势在于无 X 线暴露，结合三维电解剖标测系统重建包括左心耳、左心房、肺静脉等手术相关心腔结构，实时显示超声导管的空间位置及扇面，显著减少整个手术中对 X 线的依赖，从而减少医患双方的辐射风险[3,4]。

其次，超声下可通过注射生理盐水显影，减少或完全替代造影剂的使用，可减少造影剂肾损伤的风险，对肾功能不全，尤其是尿毒症的房颤患者意义重大[3,5]。

再者，ICE 导管采取股静脉入路，因此全程可于局部麻醉下完成，可避免全麻手术的相应风险；手术全程无须插入食管探头，不仅可避免传统 TEE 指导手术给患者带来的不适体验，而且不会产生食管心超探头造成的食管黏膜机械性损伤，以及食管探头在图像采集时的热效应造成的黏膜热损伤[6]，尤其适用于同时行房颤射频消融的一站式手术病例。

另外，ICE 可全程实时监视心腔内血栓形成及心包积液情况，在出现心脏压塞症状之前给术者更多的时间进行抢救处理，从而降低手术并发症发生率，提升手术安全性[5,7]。

最后，ICE 操作可仅由术者一人或在助手配合下完成，可摆脱对超声科及麻醉科专科医师的技术依赖，对于多数中心来说，可更为便利地控制手术进度，并减少专业人员的技术成本，减少手术总体开支，提高手术效率[4]。

当然，目前使用 ICE 导管指导 LAAC 手术还存在一些不可回避的局限性。首先，ICE 属于有创操作，无法适用于术后患者的门诊随访；其次，ICE 导管属于一次性耗材，不可避免会增加手术耗材成本；再者，ICE 导管操作存在一定的学习曲线，术者需通过经验积累方可掌握技术要领。因此，包括 LOVE 术式在内的规范化手术流程对普及该技术至关重要。

3. LOVE 术式的注意要点

LOVE 术式（图 49.8）可极大地减少左心耳封堵术中 X 线暴露及造影剂的使用，既可以在 X 线下实现无造影剂的心腔内超声指导下左心耳封堵术，同时也是目前唯一可以实现在三维标测系统辅助下完全零射线左心耳封堵术的术式（国内储慧民教授团队率先在国际上报道了首个零射线左心耳封堵队列）[8]，这对于患者及医护人员的健

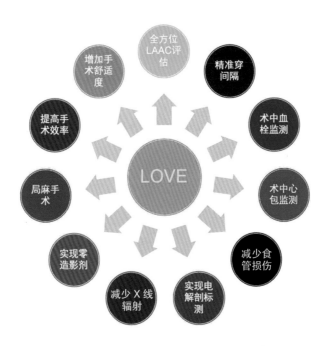

图 49.8　LOVE 术式较传统左心耳封堵术式的优点

康都大有裨益。但由于 ICE 导管操作存在客观学习曲线，并需要遵循规范化操作流程，因此不建议初学者尝试在完全零射线下进行手术，也不强求所有病例均实现零射线手术。

ICE 指导下心腔内导管的操作必须时刻保证 ICE 扫描追踪到器械的头端，不同的器械在超声下的回声表现特征存在较大差异。空腔器械可以在管腔内注射生理盐水，超声下的回声显影指导提示器械的位置和操作。

ICE 指导左心耳封堵术中所采用的左房的监测位置，应根据不同心耳的结构来定。在封堵前进行心耳口部及深度评估时，推荐进行"三轴六向"地系统性评估。待封堵器展开后，为评估其封堵效果、稳定性及器械边缘残余分流，多选用 X 轴（左肺静脉）或 Y 轴（右肺静脉）监测，少部分选用 Z 轴（二尖瓣环）监测，即实现"二轴四向"即可。

【参考文献】

1. 中华心血管病杂志编辑委员会. 中国左心耳封堵预防心房颤动卒中专家共识 (2019). 中华心血管病杂志. 2019;47:937-955.
2. 黄从新, 张澍, 黄德嘉, 等. 左心耳干预预防心房颤动患者血栓栓塞事件: 目前的认识和建议（2019）. 中华心律失常学杂志. 2019;23:372-392.
3. RIBEIRO J M, TEIXEIRA R, PUGA L, et al. Comparison of intracardiac and transoesophageal echocardiography for guidance of percutaneous left atrial appendage occlusion: A meta-analysis. Echocardiography (Mount Kisco, NY). 2019;36:1330-1337.
4. HEMAM M E, KUROKI K, SCHURMANN P A, et al. Left atrial appendage closure with the Watchman device using intracardiac vs transesophageal echocardiography: Procedural and cost considerations. Heart rhythm. 2019;16:334-342.
5. KORSHOLM K, JENSEN J M and NIELSEN-KUDSK J E. Intracardiac Echocardiography From the Left Atrium for Procedural Guidance of Transcatheter Left Atrial Appendage Occlusion. JACC Cardiovascular interventions. 2017;10:2198-2206.
6. FREITAS-FERRAZ A B, BERNIER M, VAILLANCOURT R, et al. Safety of Transesophageal Echocardiography to Guide Structural Cardiac Interventions. Journal of the American College of Cardiology. 2020;75:3164-3173.
7. BERTI S, PASTORMERLO L E, SANTORO G, et al. Intracardiac Versus Transesophageal Echocardiographic Guidance for Left Atrial Appendage Occlusion: The LAAO Italian Multicenter Registry. JACC Cardiovascular interventions. 2018;11:1086-1092.
8. CHU H, DU X, SHEN C, et al. Left atrial appendage closure with zero fluoroscopic exposure via intracardiac echocardiographic guidance. Journal of the Formosan Medical Association. 2020.

Lambre 风向标型复杂心耳一例

——如何根据内外盘轴向预判钢缆解脱后封堵盘移动

温州医科大学附属第二医院

术者：李岳春

【病例介绍】

患者，男性，81 岁。间断心悸 22 年，因"活动后胸闷气促 5 个多月"入院。入院查体：脉搏 95 次 / 分，呼吸 20 次 / 分，血压 129/89 mmHg，神志清，双肺呼吸音清，未闻及明显啰音，心率 105 次 / 分，房颤心律，未闻及明显心脏杂音，双下肢无凹陷性水肿，肌张力正常，余查体无异常。合并症情况：心律失常、高血压、糖尿病 4 年；充血性心衰，心功能 II 级。入院诊断：持续性房颤，卒中评分：CHA2DS2-VASc=5，出血评分：HAS-BLED=2。

术前主要检查结果：心电图提示心房颤动。

经胸心脏超声 ①左房：40 mm，左室舒张末内径 56 mm，EF 39%~45%，主动脉窦部 30 mm；②左心及右房增大，室间隔偏厚，二尖瓣轻中度反流，肺动脉高压（轻度），左室收缩及舒张功能减低；③术前 35 天经 TEE 检查发现左心耳低回声团，考虑血栓形成，左心房及左心耳内自发显影，升主动脉斑块形成（图 50.1）。服用利伐沙班 10 mg，1 天 2 次，抗凝 5 周后，再次 TEE 检查血栓消失（如图 50.2）。

表 50.1 术前 2 天经食管超声数据

心耳血流速度	0.18 m/s		
左心耳测量数据	开口直径（mm）	锚定区直径（mm）	深度（mm）
0°	28	19	30
45°	24	19.5	33
90°	24	18	31
135°	27	18	32

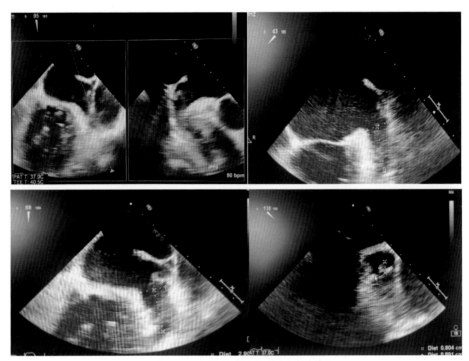

图 50.1　术前 35 天经食管超声检查

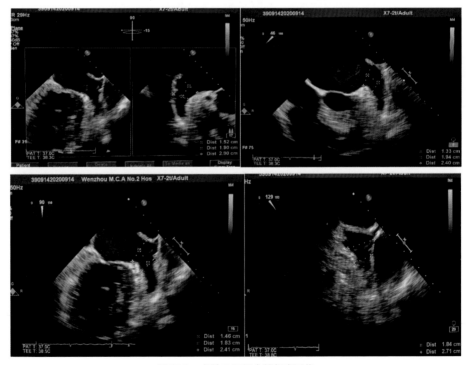

图 50.2　术前 2 天经食管超声图像

【**拟定手术策略**】

1. 麻醉方式　局部麻醉。
2. 穿刺入口　右股静脉。
3. 术式　标准式。
4. 拟选封堵器类型及型号　Lambre-2234。
5. 手术难点或亮点　敞口心耳，梳状肌发达。

【**手术过程**】

1. 穿刺准备

患者在局麻下行左心耳封堵术，常规消毒、铺巾。经右颈内静脉穿刺置电极于冠状静脉窦。经右股静脉穿刺，植入 Swartz 鞘管，随后在 TEE 下于房间隔后下方穿刺（图50.3），撤掉穿刺针，送导丝至左上肺静脉，随后通过左房加硬导丝置换为左心耳封堵输送系统，沿左房导丝送入 5F 猪尾导管至左心房。

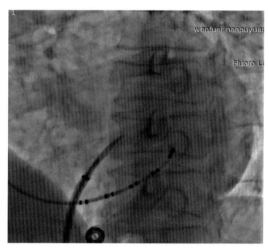

图 50.3　房间隔穿刺图

2. 造影

将猪尾导管由左心房调整至左心耳开口部，行左心耳头位和足位造影，充分暴露心耳并测量，造影显示心耳为鸡翅型，开口较大，内部较窄且深，上缘有囊袋（图50.4，50.5）。

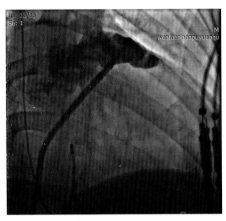 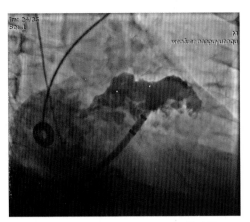

图 50.4　RAO30° / CRA 20° 头位造影　　　　图 50.5　RAO 30° / CAU 20° 足位造影

3. 测量

心耳开口区 28 mm，锚定区 18 mm，结合术前 TEE 与术中 DSA 测量结果，选择 Lambre-2234 封堵器植入（图 50.6）。

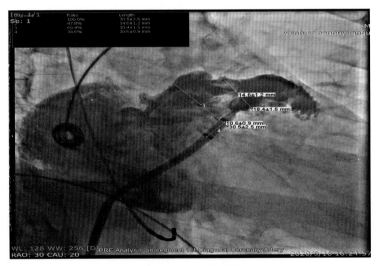

图 50.6　DSA 测量图

4. 固定盘打开

采用渐进式打开封堵器，口部半打开固定盘，整体推送，造影观察：固定盘位于囊袋上缘，二者相贴。继续整体推送至难以推动，内盘完全展开并到达理想区域（图 50.7，50.8）。

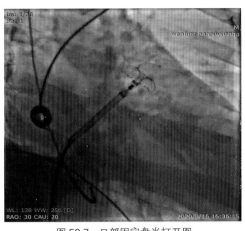
图 50.7　□部固定盘半打开图

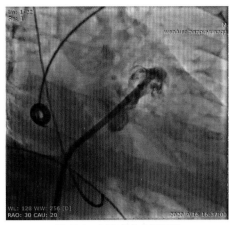
图 50.8　固定盘完全打开图

5. 密封盘打开

固定输送钢缆，缓慢后撤输送鞘管至封堵盘完全打开，置于嵴上（图 50.9）。

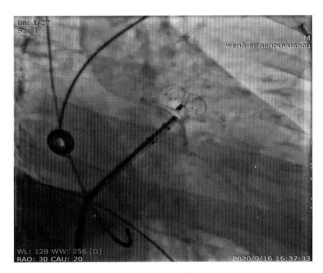
图 50.9　封堵盘打开图

6. 牵拉测试

DSA、TEE 双指导下行牵拉试验，测试固定盘稳定性（图 50.10，50.11）。可见固定盘锚定良好。

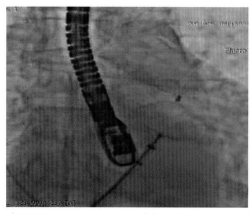
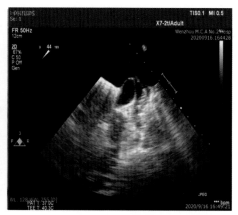

图 50.10　DSA 下牵拉测试图　　　　图 50.11　TEE 下牵拉测试图

7. 检查封堵情况

封堵器安全放置后，DSA 及 TEE 多角度观察未影响周围组织，但 135° TEE 切面及足位造影显示上缘约有 2 mm 残余分流。

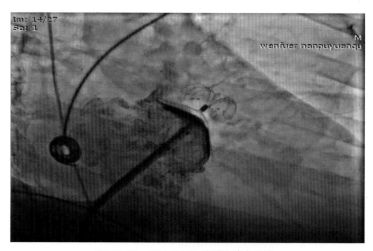

图 50.12　DSA 显示上缘稍有残余分流

8. 处理方案

术者判断造成残余分流的原因是由于钢缆与连接件不同轴所致，钢缆解脱后能自行完成贴靠。随后在 DSA 及 TEE 观察指导下，鞘管抵住封堵盘，逆时针旋转钢缆，释放封堵器。

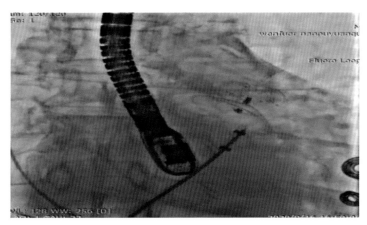

图 50.13　解脱钢缆，释放封堵器

9. 手术结果

钢缆解脱后向下拉力消失，封堵盘顺势向上向里移动，发现上缘贴合更好，与术者预判结果一致。超声及造影亦证实封堵器恰能完全覆盖心耳，未见明显残余分流，满足 COST 原则，术中透视未见心包积液，撤出导管、拔鞘管，结束手术。

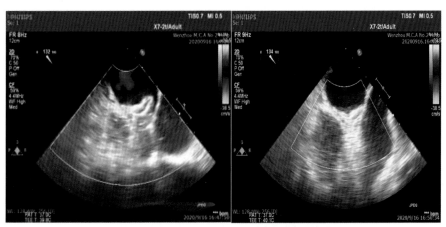

图 50.14　TEE 指导下释放前与释放后残余分流对比

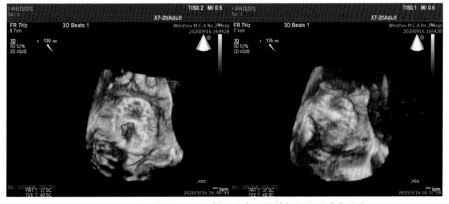

图 50.15　TEE 指导下，3D 效果观察释放前与释放后残余分流

【讨论】

1. 为什么选用 Lambre 封堵器，该封堵器对于血栓封堵有何优势？

心耳为风向标型，口部上缘有明显囊袋，该位置是既往血栓生成区域，因此需要将囊袋封堵住。塞式封堵器可以在心耳里展开形成封堵，但不能解决囊袋的危险区域，仍有血栓形成可能。而盖式封堵器，Lambre 大盘小伞特殊型号，固定盘越过囊袋放置于心耳内侧，封堵盘盖住囊袋，覆盖既往血栓形成的区域。

Lambre 释放技巧：固定盘展开的位置和形态是 Lambre 封堵器封堵成功的关键。固定盘两种释放方式："原地"释放或"渐进式"释放。"原地"释放有时在空间狭小或者梳状肌发达的心耳内不能完全展开 U 形钩，不仅可能影响封堵盘封堵效果，而且可能增加心包积液等风险。该病例采用"渐进式"释放，渐进式技巧可使 U 形钩充分展开，受力均匀，锚定更好。

2. 释放前上缘残余分流约 2 mm。此时如何思考残余分流形成的原因及调整策略？

（1）由于房间隔穿刺点偏低，导致封堵器的连接件与钢缆不在一条线上，钢缆位于连接件下方，钢缆向下的拉力使得封堵盘上缘未贴合好，释放后将向上贴合。

（2）将封堵器回收后做顺时针微调，使封堵盘贴合好后再行释放。

（3）由于穿刺轴向过低，微调可能不足以达到预期效果，重新房间隔穿刺。

（4）更换更大型号。更大型号固定盘则偏大，展开会不完全。

综合考虑，由于固定盘已达锚定区，且展开充分，并符合 COST 原则，选择第一种，不做调整，直接释放，释放后封堵盘将向上贴合心耳，残余分流可能消失或减小。

左心耳封堵手术转播一例

复旦大学附属中山医院

术者：周达新 陈莎莎

【病例介绍】

患者，男性，66 岁，体重 82 kg。心功能分级 Ⅱ 级。重要的关联既往史、手术史：高血压病，急性脑梗死。合并症：冠心病，2015 年行冠脉支架植入术。抗凝用药现状：患者脑梗后目前仅接受双联抗血小板治疗；自行停用达比加群，拒绝长期口服抗凝药。

主要实验室检验结果

甘油三酯 2.57 mmol/L，血常规正常，凝血 INR 1.08。

经食管超声图像及数据见图 51.1，表 51.1。

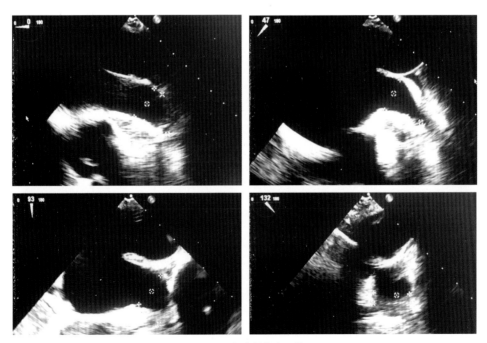

图 51.1　经食管超声图像

表 50.1　经食管超声数据

心耳血流速度	0.18 m/s		
左心耳测量数据	开口直径（mm）	锚定区直径（mm）	深度（mm）
0°	28	19	30
45°	24	19.5	33
90°	24	18	31
135°	27	18	32

胸部 X 线片见图 51.2。

经胸心脏超声结果见图 51.3。

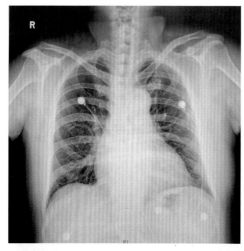

图 51.2　胸部 X 线片

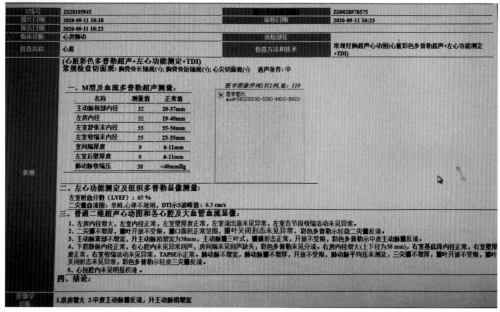

图 51.3　经胸心脏超声

【拟定手术策略】

1.单纯左心耳封堵　患者卒中评分4分，出血评分4分，并且具有脑梗死病史，脑梗后目前仅接受双联抗血小板治疗；自行停用达比加群，拒绝长期口服抗凝药，为了停用抗凝药、预防再次卒中，因此行左心耳封堵术。

2.手术方式选择　患者沟通无障碍，手术配合度高，术前TEE检查评估左心耳结构清晰，手术难度不大，为了节省时间以及相关费用，采用更加无创及简便的简化式手术。

3.麻醉方式　局部麻醉。

4.手术方式　简化术式。

5.选择封堵器类型及型号　WATCHMAN 27 mm。

术前TEE评估左心耳开口大小17~20 mm，DSA下测量左心耳开口21~22 mm，可用空间呈锥形，适合塞式封堵器，因此选择WATCHMAN 27 mm封堵器。

【手术过程】

1.房间隔穿刺方法

左心耳形态见视频51.1，51.2。

2.封堵策略选择（视频51.3，51.4）

3.多体位评估（视频51.5~51.9）

4.满足PASS原则后释放（视频51.10~51.12）

5.并发症　无。

6.术后用药情况及随访

PCI术后，继续服用双抗治疗。

视频51.1　左心耳形态，开口21 mm，深度20 mm

视频51.2　左心耳形态，开口22 mm，深度21 mm

视频51.3　鞘管进入心耳远端，调整到合适的位置和轴向

视频51.4　选择27 mm WATCHMAN缓慢展开

视频51.5~51.7　多体位造影评估封堵器位置及残余分流

视频51.8　边造影边牵拉，明确封堵器稳定性

视频51.9　压缩比18%~22%

视频51.10~51.12　多体位造影，完美封堵

【讨论】

1.本病例是一例成功的简化式左心耳封堵。

2.总结出了DSA下PASS原则的评估方式，具有教学意义。

3.术前完善的评估、术中精细化操作，保证了术者安全高效地开展左心耳封堵术。

巨大 ASD 合并房颤 "一站式" 封堵
治疗手术转播一例

陆军军医大学西南医院

术者：宋治远　李华康

【病例介绍】

患者，男性，63 岁，患者因"活动后心悸、气促 1 年余"入院，心功能分级 NYHA Ⅱ级。合并症：高血压病，巨大房间隔缺损（ASD）。诊断：心律失常、持续性心房颤动；先天性心脏病、ASD（巨大型）；中度肺动脉高压；高血压病（Ⅲ级，极高危）；颈动脉粥样硬化症。

主要实验室检验结果：肌酐 78.8 μmol/L；肾小球滤过率 86.19 ml/min/L；总胆固醇 4.28 mmol/L，低密度脂蛋白胆固醇 2.37 mmol/L；白细胞 5.23 10^9/L，血红蛋白 156 g/L，血小板 131 10^9/L；凝血功能 INR 0.97。

X 线胸片：双肺纹理增多、紊乱，右肺门增浓，心影增大，肺动脉段突出（图 52.1）。

经胸心脏彩超测量结果

房室大小：左心室 45 mm，左心房 43 mm，右心室 36 mm，右心房 52 mm。

各瓣膜情况：二尖瓣中度关闭不全、三尖瓣重度反流。

心功能情况：LVEF 41%；肺动脉压力：54 mmHg。

房间隔缺损情况：ASD 最大直径 37 mm；距主动脉根部 3.8 mm，距心房后缘 9 mm，距二尖瓣瓣环 20 mm，距上下腔静脉残端充足。

术前经食管超声：ASD 最小径 31 mm，最大径 37 mm，前缘 3 mm（图 52.2）。左心耳测量见图 52.3。

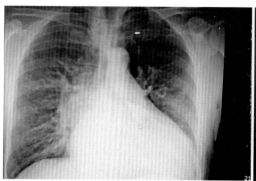
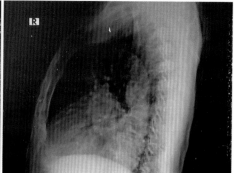

图 52.1　X 线胸片

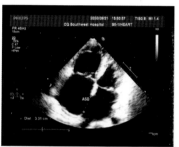
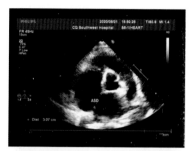
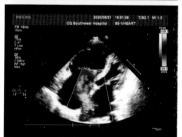
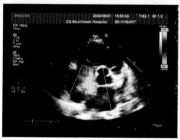

图 52.2　术前经食管
超声（ASD）

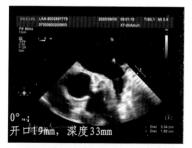
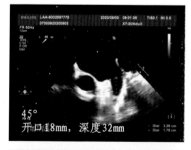
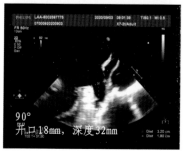
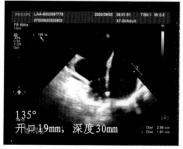

图 52.3　术前经食管
超声（左心耳）

【拟定手术策略】

1. 一站式或其他联合术式 ASD 封堵术 +LAAC。

2. 麻醉方式 全身麻醉。

3. 手术方式 标准式（TEE 全程引导下）。

4. 手术难点 巨大型 ASD 合并房颤的一站式介入治疗。

5. 手术策略 拟先行 ASD 试封堵。试封堵成功，则回收封堵器，行 LAAC，最后封堵 ASD；试封堵失败，转外科手术修补，左心耳切除。

6. 双侧股静脉穿刺通路选择 右股静脉途径行 ASD 封堵，左股静脉途径行 LAAC。

【手术过程】

1. 术中经食管超声（左心耳与 ASD）见图 52.4，52.5。ASD 最大径 37 mm。

2. ASD 试封堵 选择 46 mm ASD 封堵器（上海形状记忆）试封堵成功（视频 52.1~52.3）。

3. 左心耳造影 经房间隔缺损处置入 WATCHMAN 专用鞘管，DSA 下多角度造影显示：

心耳呈菜花样，内部梳状肌丰富；DSA 下测量：左心耳开口直径 22 mm，深度 25 mm（视频 52.4~52.7）。

4. 左心耳封堵术 选择 30 mm WATCHMAN 封堵器展开，一次成功，封堵器锚定在心耳口部，封闭完全（视频 52.8，52.9）。

5. PASS 原则评估 压缩比 25%~27%，无明显残余分流（图 52.6）。

6. 牵拉试验 DSA 下牵拉试验，无明显移位，符合 PASS 原则，释放左心耳封堵器（视频 52.10~52.12）。

7. 再次行 ASD 封堵术 46mm ASD 封堵器再次展开，固定好，推拉试验无移位（视频 52.13~52.15）。

8. ASD 封堵术 释放 ASD 封堵器（视频 52.16~52.18）。

9. 术后 3D-TEE 检测 3D-TEE 下可见双伞均堵闭完全，封堵效果好（视频 52.19，52.20）。

10. 术后用药情况及随访 持续行心电、血压、血氧饱和度监护 24 小时；新冠肺炎感染防护；术后低分子肝素重叠华法林抗凝：口服华法林 2.5 mg，1 天 1 次，2 个月后复查 TEE，以决定是否停用华法林，改为双联抗血小板药物。

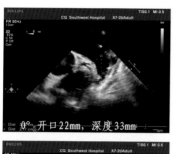

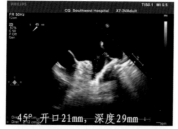

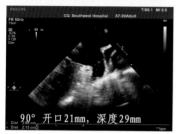

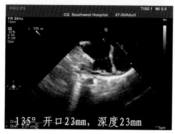

图 52.4 术中经食管超声
（左心耳）

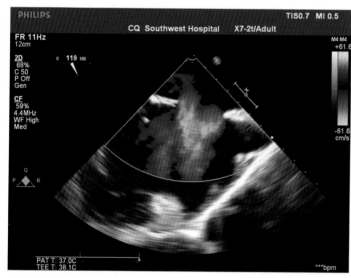

图 52.5 术中经食管超声
（ASD）

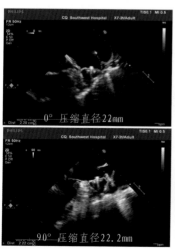

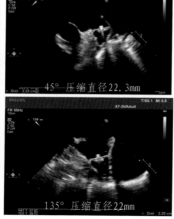

图 52.6 PASS 原则评估

视频 52.1~52.3　选择 46 mm ASD 封堵器 (上海形状记忆) 试封堵成功

视频 52.1~52.7　经房间隔缺损处置入 Watchman 专用鞘管，DSA 下多角度造影显示：心耳呈菜花样，内部梳状肌丰富

视频 52.8~52.9　选择 30 mm WATCHMAN 封堵器展开，一次成功，封堵器锚定在心耳口部，封闭完全

视频 52.10~52.12　DSA 下牵拉试验，无明显移位，符合 PASS 原则，释放左心耳封堵器

视频 52.13~52.15　46 mm ASD 封堵器再次展开，固定好，推拉试验无移位

视频 52.16~52.18　释放 ASD 封堵器

视频 52.19，52.20　3D-TEE 下可见双伞均堵闭完全，封堵效果好

【讨论】

1. 手术难点

由于本例房颤患者存在 37 mm 巨大型 ASD，除选择 46 mm 大伞封堵 ASD 难度大外，行左心耳封堵时轴向不佳，鞘管无足够支撑力，行左心耳封堵的鞘管操作难度也非常大。

2. 手术要点

对于本例巨大 ASD，必须先行 ASD 试封堵，如不能封堵成功，则需要进行外科修补，同时外科切除左心耳；如试封堵成功，方可进行 LAAC+ASD 一站式封堵治疗。

3. 小结 ASD

合并房颤患者，可同时行左心耳封堵 +ASD 封堵，一站式解决 ASD 封堵治疗与房颤卒中预防两个临床问题。